呼吸系统疾病中西医治疗

主 编

周晰溪 严 泉 陈东银

副主编

张宁平 周丽萍 唐 云 赵月华

编著者

夏漾辉 李继铭 张明慧

高 靖 王 恺 夏永莲

周利军 黄 超 张立群

周 敏 陈月英 石惠娟

张 琳

金盾出版社

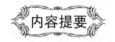

内容提要

本书简要介绍了呼吸系统常见病的病因、临床表现、辅助检查、诊断与鉴别诊断、生活调理、预防等；详细介绍了疾病的西医治疗方法和中医辨证治疗、验方、单方、其他疗法及药膳食疗方。全书通俗易懂，内容丰富，方法简便，是广大患者及家庭疾病防治的必备用书，亦可供基层医务人员学习参考。

图书在版编目(CIP)数据

呼吸系统疾病中西医治疗/周晰溪，严泉，陈东银主编 .—北京：金盾出版社，2019.3
　ISBN 978-7-5186-1474-5

　Ⅰ.①呼…　Ⅱ.①周…②严…③陈…　Ⅲ.①呼吸系疾病—中西医结合疗法　Ⅳ.①R56

中国版本图书馆 CIP 数据核字(2018)第 187812 号

金盾出版社出版、总发行

北京太平路 5 号(地铁万寿路站往南)
邮政编码：100036　电话：68214039　83219215
传真：68276683　网址：www.jdcbs.cn
北京万友印刷有限公司印刷、装订
各地新华书店经销
开本：850×1168 1/32　印张：9.75　字数：243 千字
2019 年 3 月第 1 版第 1 次印刷
印数：1～5 000 册　定价：30.00 元

前　言

　　人的呼吸与自然中的空气息息相关,人通过呼气将体内代谢的二氧化碳排出体外;吸气将自然界的新鲜氧气吸入体内,并通过肺组织将氧气运送到全身。呼吸系统不仅有呼吸功能,而且还对全身免疫、代谢、生化、内分泌等系统具有调节功能,所以人与自然之关系表现得最为紧密。

　　呼吸系统疾病是常见病、多发病,来源于外因和内因:外因是空气中的有害物质(如粉尘、病原微生物、过敏原、吸毒、吸烟等)侵入或被人吸入,而出现呼吸系统疾病,易多发、易传播、难控制;内因是由于人体内的各种变化,如中医学认为正气存内,邪不可干,体内的抵抗力不足,一般风邪都能抵抗得了。当体内抵抗力减弱,如不良的生活习惯(吸烟、周围环境空气污染)、酗酒、饮食不节、不良的休息方式、不注意气候变化增减衣物、不爱运动、小病不在乎、治疗不彻底等,就可导致机体抵抗力下降,当然这种外因和内因结合,哪一方处于劣势时都会出现疾病。所以,人想要健康,必须保持好旺盛的精神状态和良好的生活方式。了解呼吸道疾病基础知识,掌握一些简易的疾病防治具体方法,即中西医结合对呼吸系统疾病防治方法，常能收到事半功倍的效果，也是广大呼吸道疾病患者及家庭的迫切需求。

作者在长期临床实践中，发现呼吸系统疾病治疗与康复和饮食密切相关，因此组织内科同仁们编写了《呼吸系统疾病中西医治疗》一书。本书简要介绍了呼吸系统常见病的病因、临床表现、辅助检查、诊断与鉴别诊断、生活调理、预防等，详细介绍了西医治疗方法和中医辨证治疗、验方、单方、其他疗法及药膳食疗方。中医学认为，"药食同源"，可用日常饮食调理和治疗呼吸系统疾病，减少患者经济支出和药物的不良反应对患者机体的作用，使患者尽早康复，获得花钱少、见效快的效果，这也是编写本书的目的。该书言简意赅，通俗易懂，内容全面，方法简便，是广大患者及家庭疾病防治的必备用书，亦可供基层医务人员学习参考。

本书在编写过程中，参考了部分医学院校教材、呼吸内科专著和公开发表的资料，在此一并向原作者致谢。限于写作水平，书中错误还望专家和广大读者提出宝贵意见，我们将虚心接受并改正。

作　者

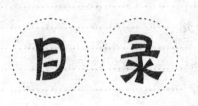

一、急性上呼吸道感染

急性上呼吸道感染是鼻腔、咽或喉部急性炎症的统称。常见病原体为病毒,少数由细菌引起。不同病毒所致的上呼吸道感染症状各有不同。

(一)病　因

1. 病原体　主要有呼吸道合胞病毒、流感病毒、腺病毒等。细菌感染较少见,而且常继发于病毒感染之后,主要有 A 组溶血性链球菌、肺炎球菌、葡萄球菌等。其中,链球菌往往引起原发性咽炎,并可引发机体变态反应,导致风湿热、心肌炎、肾炎等变态反应性疾病;葡萄球菌感染则可继发全身各个部位的化脓性感染,对机体产生极大的影响。

2. 诱发因素　营养不良和缺乏锻炼,以及有过敏体质的儿童,因身体防御能力低,容易发生上呼吸道感染,特别是在消化不良、佝偻病及有原发性免疫缺陷病或后天获得性免疫功能低下的患儿,并发这类感染时往往出现严重的症状。因此,加强锻炼、改善营养状况与环境卫生等,对预防上呼吸道感染极为重要。

(二)诊断要点

1. 临床表现

(1)普通感冒:又称"伤风",一年四季均可发病,先有全身不适,轻度畏寒,一般不发热或有轻度发热、头痛,初期有咽干、咽痒,在起病同时或数小时后则发生喷嚏、鼻塞、流清水样鼻涕,3～5日后鼻涕转为黄稠,如无其他并发症,5～7日即可自行痊愈。

(2)急性咽喉炎:多在冬春季节发病,主要表现为咽痛、声音嘶哑、干咳、发热、全身酸痛不适。检查可见咽部和扁桃体充血发红,并有灰白色渗出物,病程1周可愈。

(3)咽-结膜炎及疱疹性咽炎:多见于儿童,夏季易流行。咽-结膜炎常由腺病毒引起,主要表现为发热、咽痛、眼结膜充血,病程3～5日。疱疹性咽炎由柯萨奇病毒A引起,主要表现为发热、咽痛,检查可见咽部充血发红,软腭、悬雍垂、前咽及扁桃体上可有灰白色小水疱及浅表溃疡,周围黏膜红晕,病程约1周可愈。

(4)流行性感冒:流行性感冒是由流感病毒引起的,发病突然,传播迅速,且具有高度传染性,往往发病急骤,全身症状重,开始就有明显的头痛、寒战、肌肉酸痛、高热(体温可达40℃),可伴有鼻塞、喷嚏、流涕、咽痛、干咳、咳少量黏痰等呼吸道症状,但往往比较轻。患者食欲缺乏,少数有恶心、便秘等消化道症状。"流感"来势凶猛,往往会伴发肺炎、心血管系统及神经系统的损害,幼儿、年老体弱及原有心肺慢性病患者如治疗不及时,甚至可导致死亡。

2. 辅助检查

(1)血常规检查:周围血中白细胞计数多正常或偏低,淋巴细胞比例升高;细菌引起的急性上呼吸道感染,周围血中白细胞计数和中性粒细胞比例多升高,有时出现核左移。

(2)胸部X线检查:患者出现咳嗽,咳痰,少量黏痰时,胸部透视或胸片检查,排除肺部感染。

3. 诊断与鉴别诊断

(1)诊断:根据患者的临床症状出现有鼻塞、流清鼻涕、头痛、发热,有些患者寒战怕冷,体检发现患者的咽部充血,患者如发

热、双肺呼吸音增粗,即可诊断为上呼吸道感染。

(2)鉴别诊断:发生急性上呼吸道感染时,要排除下呼吸道感染等,下呼吸道感染的症状较上呼吸道感染为重。注意与气管炎和肺炎相鉴别:两者的血常规白细胞计数、淋巴细胞比例较高,发热和咳嗽较重,双肺听诊可出现痰鸣或肺有湿啰音等。

(三)西医治疗

1. 抗病毒治疗 在发病 48 小时内应用抗病毒药有一定效果。常用口服抗病毒药有以下几种。

(1)利巴韦林每次 100～200 毫克,每日 3 次,口服,7 日为 1个疗程。

(2)金刚烷胺每次 100 毫克,每日 2 次,口服,65 岁以上患者剂量减半,连服 5～7 日为 1 个疗程。

(3)奥他米韦每次 75 毫克,每日 2 次,口服,连服 5～7 日为 1个疗程。

(4)板蓝根冲剂每次 1 包,每日 3 次,冲服,连服 5～7 日为 1个疗程。

(5)金莲清热颗粒每次 1 包,每日 4 次,冲服,连服 5～7 日为 1 个疗程。

2. 抗感染常用药 如有细菌感染,可根据感染的病原体及药物敏感试验选择抗生素治疗。对于弱、幼、老者及患有心肺基础疾病易合并细菌感染者,可经验用抗生素。

(1)青霉素 V 每次 0.5 克,每日 3 次,饭后口服,7～10 日为 1个疗程。

(2)阿莫西林每次 0.5 克,每日 3 次,口服,7～10 日为 1 个疗程

(3)头孢氨苄缓释片每次 0.5 克,每日 2 次,口服,7～10 日为

1个疗程。

（4）红霉素每次0.3～0.5克，每日3～4次，口服，7～10日为1个疗程。

（5）左氧氟沙星每次0.2克，每日2次，口服，4～7日为1个疗程。

3. 对症治疗　对于发热、头痛、肌肉酸痛等全身症状，可选用解热镇痛药。

（1）对乙酰氨基酚每次0.3～0.6克，口服，需要时每日3次，每日最大剂量＜2克。

（2）有喷嚏、鼻塞、流涕等黏膜卡他症状时，可选用减少鼻咽充血和分泌物的抗组胺药（如氯苯那敏）。上述症状也可应用抗感冒合剂。

（3）酚麻伪敏每次15～30毫克，口服，每日3次。

（4）剧烈干咳者，可给予镇咳药（如复方甘草片、急支糖浆、可待因等）。

（5）右美沙芬每次10～20毫克，口服，每日3～4次。

（6）华素片含片每次2片，含服，每日4～6次，5～7日为1个疗程。

（7）草珊瑚含片每次2片，含服，每日4～6次，5～7日为1个疗程。

（四）中医治疗

1. 辨证施治　流感多由体表卫气不固，营卫不和，在气候突变之时，受时令不正之气侵袭而致。其邪正相争于肺卫、肌表，病变以实为主。一般分为以下几种证型。

（1）风寒袭肺

主症：恶寒不发热，或发热不甚，头痛无汗，肢体酸痛，鼻塞，

流清涕,声重,喷嚏,喉痒,咳嗽,痰白质稀,口不渴,舌苔薄白,脉浮紧。

治法:辛温解表。

方药:荆防败毒散加减。荆芥、豆豉、紫苏叶、牛蒡子各10克,防风20克,薄荷(后下)3克,甘草3克,辛夷花5克。

用法:每日1剂,水煎分2次温服。

(2)风热犯肺

主症:发热微恶风,头痛乏力,全身酸痛,鼻塞,流浊涕,喷嚏,咽痛口渴,咳嗽痰稠,舌苔薄黄,脉浮数。

治法:辛凉透表,清热解毒。

方药:银翘散加减。连翘、金银花各30克,苦桔梗、薄荷(后下)、牛蒡子各18克,竹叶、荆芥穗各12克,生甘草、淡豆豉各15克。

用法:每日1剂,水煎分2次温服。

(3)邪热壅肺

主症:恶寒渐解,身热增高,有汗或无汗,口渴鼻痛,咳逆气急而喘,甚则唇青,咯血,痰少而黏,咯吐不利,舌红苔薄白或黄,脉滑数。

治法:宣肺平喘,清热解毒。

方药:加味麻杏石甘汤。麻黄5克,杏仁12克,生石膏(先煎)45克,生甘草6克,羌活10克,荆芥10克,板蓝根30克,炒牛蒡子10克,薄荷(后下)6克。

用法:每日2剂,水煎,只服头煎,连服2日,每次200~300毫升,热退停药。

(4)邪入膜原

主症:寒热往来,午后热重,头身重痛,胸脘痞满,头眩口腻,咳痰不爽,舌苔白或白如积粉,脉弦滑。

治法:和解表里。

方药:正柴胡饮。柴胡 6～9 克,防风、陈皮、芍药各 6 克,甘草 3 克,生姜 3 片。

用法:每日 1 剂,水煎 2 次,每次 200～300 毫升,趁热服用,每日 2～3 次。

(5)表寒里热

主症:恶寒发热,身热渐增,无汗头痛,全身酸痛,口鼻干燥,心烦不眠,眼眶酸痛,舌苔薄白或薄黄,脉浮数。

治法:辛凉解肌,清泄郁热。

方药:柴葛解肌汤:柴胡、黄芩、芍药各 6 克,干葛根 9 克,甘草、羌活、白芷、桔梗各 3 克,生姜 3 片,大枣 2 枚,石膏 5 克。

用法:每日 1 剂,水煎分 2 次温服。

(6)热入心肝

主症:高热不退,神昏谵语,手足抽搐或颈项强直,舌质红绛,脉弦数。

治法:清心开窍,凉血息风。

方药:清宫汤加减:玄参、麦冬(连心)各 9 克,莲子心 2 克,竹叶卷心、连翘心各 6 克,犀角(水牛角代)30 克。

用法:每日 1 剂,水煎分 2 次温服。

2. 中成药

(1)银翘解毒片每次 3～4 片,每日 3 次,口服,5～7 日为 1 个疗程。

(2)桑菊感冒片每次 3～4 片,每日 3 次,口服,5～7 日为 1 个疗程。

(3)VC 银翘片每次 3～4 片,每日 3 次,口服,5～7 日为 1 个疗程。

(4)风寒感冒冲剂每次 1～2 袋,每日 3 次,冲服,5～7 日为 1 个疗程。

(5)风热感冒冲剂每次 1～2 袋,每日 3 次,冲服,5～7 日为 1

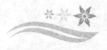

个疗程。

3. 验方

(1)柴胡香薷饮:柴胡、厚朴、竹叶、香薷、炒扁豆、藿香、金银花、连翘各 10 克,黄芩、焦栀子各 5 克。每日 1 剂,水煎分早晚温服。

(2)三清喝汤剂:柴胡 18 克,黄芩、连翘各 15 克,半夏 12 克,党参、荆芥穗、防风各 10 克,生姜 3 片,大枣 3 枚,炙甘草 6 克,生石膏(先煎)、金银花、葛根各 30 克,知母 12 克。每日 1 剂,水煎分早晚温服。

(3)感冒汤:防风 15 克,细辛 3 克,白芷、苍术、黄芩、藁本各 10 克,川芎 15 克,羌活、黄芪、贯众各 20 克,板蓝根 40 克。每日 1 剂,水煎分早晚温服。

(4)桑菊饮:桑叶 1.5 克,菊花 3 克,杏仁、桔梗、苇根各 6 克,连翘 5 克,薄荷(后下)、甘草各 2.5 克。每日 1 剂,水煎分 2 次服。

(5)九味羌活丸:羌活、防风、苍术各 6 克,细辛 2 克,川芎、白芷、生地黄、黄芩、甘草各 3 克。每日 1 剂,水煎分 2 次服。

(6)败毒散:柴胡、前胡、川芎、枳壳、羌活、独活、茯苓、桔梗、人参各 9 克,甘草 5 克。散寒祛湿,益气解表。每日 1 剂,水煎分 2 次服。

4. 外治方

(1)葱白、生姜各 15 克,食盐 3 克。捣成糊状,用纱布包好,涂搽前胸、后背、手心、足心、肘窝,搽毕让患儿安卧,不久汗出退热,症状减轻。适用于风寒型上呼吸道感染。

(2)每晚洗完足后,用云南白药膏的 1/2 份,各贴足底涌泉穴,至第二日晚洗足前撕下,洗完足后再贴新的第二次膏药,连用 5～7 次。

(3)防风、连翘各 50 克,生姜 20 克。上药煮水 2 000 毫升,煮沸 20 分钟,睡前烫足 20～30 分钟,并按揉足底涌泉穴,每晚 1 次,

连用 5～7 次。

5. 针刺疗法

（1）取合谷、大椎、风池、肺俞穴。头痛者，配太阳、印堂穴；鼻塞流涕者，配迎香穴。针刺以快速捻转，中强度刺激，泻法为主。根据病情每日可针刺 1～2 次，每次 2～3 穴，每穴捻转 1～3 分钟，不留针，或每次留针 10～20 分钟。

（2）取身柱、风门、风池、鱼际、合谷、尺泽穴。针刺以快速捻转，中强度刺激，泻法为主。根据病情每日可针刺 1 次，每次选 2～3 穴，每穴捻转 1～3 分钟，不留针，或每次留针 20 分钟。

（3）取身柱、风门、合谷、曲池穴。用艾炷或艾条灸，每次艾炷 3～5 壮，艾条者直接灸或隔姜灸，灸 5～7 分钟。每日 1 次，连用 5～7 日。

6. 耳穴疗法 取耳穴肺、气管、内鼻、咽喉、轮$_{1～6}$。在耳轮上找准耳穴，并用 75％酒精消毒，胶布粘上王不留行贴在耳穴上，并每穴按压 1 分钟左右，至有酸胀痛感。每日 1～2 次，5～7 日为 1 个疗程。

7. 按摩疗法

（1）小儿风寒型上呼吸道感染：揉外劳宫穴 3～5 分钟，掐二扇门穴 1～3 分钟，揉大椎穴 1～3 分钟，补肾水穴 3 分钟，揉小天心穴 3 分钟，分推阴阳穴 3～5 分钟，揉鼻孔 1 分钟。

（2）小儿风热型上呼吸道感染：揉一窝风穴 3～5 分钟，掐二扇门穴 1 分钟，补肾水穴 3 分钟，揉小天心穴 3～5 分钟，清天河水穴 1 分钟，清肺金穴 3～5 分钟，揉太阳穴 1 分钟，分椎阴阳穴 3 分钟。

8. 刮痧疗法 用边缘光滑陶瓷汤匙蘸油刮颈背，颈部从风池穴向下，背部从背脊两旁由上至下刮，用力不宜太重，用力要均匀，以免刮破皮肤，刮至出现紫色瘀点为度。

9. 滴鼻疗法 用 10％大蒜液滴鼻，每次 2～3 滴，每日 4～6

次;或 20％柴胡注射液滴鼻,每次 3～5 滴,每 15 分钟滴 1 次。

10. 药膳食疗方

(1)水豆腐蜜蜂饮:水豆腐(卤水豆腐最好)500 克,蜜蜂适量。水豆腐、蜜蜂混合均匀即可食用,每日 1～2 次,连用 2～3 日。

(2)金银花饮:金银花、板蓝根、贯众各 30 克。板蓝根、金银花、贯众煮水 1 000 毫升,每日 2～3 次,每次饮 200～300 毫升,3～5 日为 1 个疗程。

(3)姜辣饮:鲜生姜 25 克,辣椒 10 克,葱白 10 克,红糖 20 克。鲜生姜、辣椒、葱白、红糖加水 800 毫升,大火煮沸,用温火再煮 10 分钟即可。每日 1～2 次,每次 200～300 毫升,3～5 日为 1 个疗程。

(4)蒲公英饮:蒲公英(鲜品)20 克,防风 30 克。蒲公英、防风煮水 1 000 毫升,每日 2～3 次,每次饮 200～300 毫升,3～5 日为 1 个疗程。

(5)葛根防风饮:葛根 50 克,防风 30 克,生姜 10 克。葛根、防风、生姜煮水 1 000 毫升,每日 2～3 次,每次饮 200～300 毫升,3～5 日为 1 个疗程。

(6)橘姜饮:橘饼 2 个,生姜 20 克。每日 1 剂,水煎服,连用 3 剂。辛温解表。适用于风寒型急性上呼吸道感染。

(7)紫苏饮:鲜紫苏叶、木瓜各 500 克,白糖 100 克。将紫苏叶洗净,木瓜切条,同白糖一起入锅内,加水适量煮沸 15 分钟,过滤去药渣,每次饮 50 毫升,每日 2～3 次。解暑祛湿。适用于夏季流行性感冒,微恶风寒,头昏头痛,胸脘痞闷,不思饮食者。

(8)生姜粥:鲜生姜末 25 克,粳米 100 克,红糖适量。粳米淘洗干净,加水大火煮沸后加入姜末,再改用小火续煮至粥成,用红糖调味后食用,每日 1 剂。辛温解表散寒。适用于风寒型急性上呼吸道感染。

(9)葛根粥:葛根 60 克,生姜 30 克,葱白 5 根,豆豉汁 30 毫升,粳米适量。葛根、生姜、葱白加水 1 500 毫升左右,煎至 800 毫升左右,去渣,加入粳米、豆豉汁,如常法煮粥,趁热顿食,加衣被取汗。发热解表,解肌退热。适用于流行性感冒风寒外束、内有里热,身体壮热,头痛,骨肉酸痛,脊背强硬,口鼻手足微冷,小便赤黄者。

(10)绿豆粥:绿豆 150 克,红糖适量。将绿豆加水煮沸 1 小时左右,加红糖再煮 15 分钟,趁热食用,每日 1 剂,卧床发汗。辛凉解表。适用于风热型急性上呼吸道感染。

(11)葱白生姜粥:葱白 4 根,生姜 20 克,防风 10 克,红糖 20克,粳米 60 克。先将粳米洗净,放水 800 毫升煮沸时,再放入食材一同煮至粥熟,即可食用,每日 1～2 次。发热解表,解肌退热。适用于流行性感冒风寒外束、内有里热,身体壮热,头痛,骨肉酸痛,脊背强硬,口鼻手足微冷,小便赤黄者。

(12)苦瓜猪肉汤:苦瓜 200 克,猪瘦肉 50 克。将猪瘦肉洗净,切成片;苦瓜切成片。然后一起煮汤食用,每日 2 剂。适用于暑湿型上呼吸道感染。

(13)西瓜番茄汁:西瓜瓤 300 克,番茄 200 克。番茄用沸水泡烫后去皮,用干净纱布包好,绞取汁液,或用绞汁机取汁;西瓜取瓜瓤,用纱布包好取汁。二汁混合后即饮。每日 2～3 次,每次100 毫升,或当茶饮用。清热利湿,生津止渴,健胃消食。适用于发热、咽炎、上呼吸道感染等。

(14)双鲜饮:鲜藕节 150 克,鲜茅根 150 克。将藕节洗净,切薄片;茅根去泥土,洗净,切碎。两者同入锅,加水用大火上煮沸,改小火熬 20～30 分钟,待凉即可。当茶饮用,每日 3～5 次,每次100～200 毫升。清热生津凉血散瘀。适用于湿热,咽喉肿痛不适,牙龈出血,咽干喜饮,心烦口渴,鼻出血等。

(15)大枣陈皮饮:大枣 8 枚,陈皮 10 克。大枣与陈皮一同加水 1 000 毫升煎沸 6 分钟,待凉当茶饮用。养心脾,益气血,理气化痰和胃。适用于湿热,咽喉肿痛不适,牙龈出血,咽干喜饮,心烦口渴,鼻出血等。

(16)大枣糯米粥:大枣 20 克,山药 100 克,薏苡仁 100 克,荸荠粉 20 克,糯米 500 克,蜂蜜适量。将山药去皮,洗净,切块,打成粉或糊。薏苡仁洗净下锅,加水用大火煮沸,改用小火煮至薏苡仁开花时,再将糯米、大枣下锅,煮至米烂时,山药粉边下边搅,隔 5 分钟后,再将荸荠粉撒入锅内,搅匀后停火。将药粥装碗内时,放入适量蜂蜜即可。本粥可作主食,或为半流食。每日 1~2 次,每次 200 克左右,宜常吃。补中益气,滋肝养肾,养心健脾。适用于湿热,咽喉肿痛不适,牙龈出血,咽干喜饮,心烦口渴,鼻出血等。

(17)香砂藕粉:砂仁 2 克,木香 1 克,藕粉 20 克,蜂蜜适量。把砂仁、木香焙干,冲(研)细面,与藕粉拌均匀,将滚沸开水调熟变色,放入蜂蜜即可。每日 1~2 次,每次食用 300 克左右。清热生津,温胃理气,行滞宽中。适用于湿热,咽喉肿痛不适,牙龈出血,咽干喜饮,心烦口渴,鼻出血等。

(18)竹荪汤:竹荪 100 克,银耳 10 克,鸡蛋 1 个,葱、食盐、味精各适量。将竹荪用温水发泡,后用清水洗净;银耳用温水发泡,洗净,去蒂;鸡蛋打碎调匀。锅内加清水用大火煮沸后,倒入鸡蛋糊,再加入竹荪、银耳,用小火煮 10 分钟后加食盐、味精、葱起锅即可。本汤可供佐餐或半流食用,每日 1~2 次,每次 200 毫升左右,吃菜喝汤。滋阴润燥,清热消痰。适用于湿热,咽喉肿痛不适,牙龈出血,咽干喜饮,心烦口渴,鼻出血等。

(19)萝卜鸭梨汤:水果萝卜 200 克,鸭梨 100 克。两者洗净,切块,放锅内加水先用大火煮沸,再用小火煮 20 分钟,待凉,吃萝卜、鸭梨,喝汤,急性者每日 2~3 次,慢性者每日 2 次。

（五）生活调理

1. 生活调理原则

（1）发病期间应多卧床休息，减少体力消耗，避免到商场、电影院等人群聚集的地方去，严防空气污浊处传染他人。

（2）室内应保持空气清新，最好每日在 9:00～11:00 及 14:00～16:00 各开窗通风一次。通风时避免冷风直吹患者，并注意为其保暖。患者居室温度维持在 18℃～22℃，湿度在 50%～60%，冬季尤其重要。

（3）呼吸道感染患者最好每日饮水量增加至平日的 2～3 倍，多吃水果、蔬菜，补充足量维生素，如食欲不佳，可以果汁、蔬菜汁代替。

（4）饮食应清淡易消化，要注意依据患者的口味，且经常变换花样，增强其食欲。

（5）及时清理鼻腔，保持呼吸道通畅。

（6）体温在 38.5℃ 以上者，做好降低体温的处理，必要时应在医生指导下服用退热药物。

2. 饮食调理原则

（1）多饮水，饮食以清淡、稀软、易消化为原则，忌食荤腥、油腻重的食物。

（2）多食新鲜蔬菜及水果，风寒者可吃橘子，风热者可吃生梨。

（3）高热时应多饮水，以补充消耗，促进病毒排出。

（4）慎用易上火的食物和补品及其他油腻、油炸类食物。

（六）预　防

（1）平时注意锻炼身体，增强体质，坚持以冷水洗脸、洗鼻，注

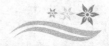

意冷暖气候变化,加强个人防护,必要时可佩戴口罩。

(2)注意生活和工作周围保持空气流通。有规律,避免过劳,特别是防止晚上工作过度。

(3)经常暴晒被褥、枕头,这样可利用日光中紫外线杀灭流感病毒;或用食醋消毒法,即按住房每立方米空间用2～10毫升食醋每日熏蒸1小时,都可达到预防流感的目的。

(4)目前,提倡预防免疫法,对老年人、幼儿、患慢性病者或平时机体抵抗力差的人,最好有选择地接种流感疫苗,对预防当年的流感效果显著。

(5)在"流感"流行期间以针灸针刺合谷、足三里穴,有预防作用。

(6)在流行季节,集体预防服药(大锅药)。

①贯众、金银花、板蓝根、大青叶、防风各500克,甘草100克,红糖300克。上药加水8 000毫升,大火煮沸,再用小火煮20分钟,放红糖煮3～5分钟即可。每次200～300毫升,每日2次,连续服用3～5日。

②蒲公英、大青叶、藿香、连翘、佩兰各500克,黄芩、桔梗各200克,甘草80克,红糖300克。上药加水8 000毫升,大火煮沸,再用小火煮20分钟,放红糖煮3～5分钟即可。每次200～300毫升,每日2次,连续服用5～7日。

二、甲型 H1N1 流感

甲型 H1N1 流感,又称为 A 型流感,旧称人感染猪流感。原国家卫生部 2009 年 4 月 30 日发布 2009 年第 8 号公告,明确将甲型 H1N1 流感(原称人感染猪流感)纳入传染病防治法规定管理的乙类传染病,并采取甲类传染病的预防、控制措施。

(一)病

甲型 H1N1 病毒属于正黏病毒科甲型流感病毒属,遗传物质为 RNA。典型病毒颗粒呈球状,直径为 80～120 纳米,有囊膜。甲型 H1N1 流感的人群间传播主要是以感染者的咳嗽和喷嚏为媒介,在人群密集的环境中更容易发生感染。越来越多证据显示,微量病毒可留存在桌面、电话机或其他平面上,再通过手指与眼、鼻、口的接触来传播。因此,在流行季节时尽量不要与他人身体接触,包括握手、亲吻、共餐等。如果接触带有甲型 H1N1 流感病毒的物品,尔后又触碰自己的鼻子和口腔,也会受到感染。

(二)诊断要点

1. 临床表现　潜伏期较流感、人感禽流感潜伏期长,具体时间暂不确定。甲型 H1N1 流感的早期症状与普通人流感相似,包括发热、咳嗽、喉痛、身体疼痛、头痛、发冷和疲劳等,有些还会出现腹泻或呕吐、肌肉痛或疲倦、眼睛发红等。部分患者病情可迅

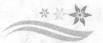

速进展,来势凶猛,突然高热(体温超过 39℃),甚至继发严重肺炎、急性呼吸窘迫综合征、肺出血、胸腔积液、全血细胞减少、肾衰竭、败血症、休克、Reye 综合征、呼吸衰竭及多器官损伤,导致死亡。

2. 辅助检查

(1)血常规检查:白细胞总数一般不高或降低。其他检验项目均正常。

(2)病原学检查

①病毒核酸检测。以反转录聚合酶链反应(RT-PCR),最好采用实时反转录聚合酶链反应(real-time RT-PCR)法检测呼吸道标本(咽拭子、口腔含漱液、鼻咽或气管抽取物、痰)中的甲型H1N1 流感病毒核酸,结果可呈阳性。

②病毒分离。呼吸道标本中可分离出甲型 H1N1 流感病毒,合并病毒性肺炎时肺组织中亦可分离出该病毒。

③血清学检查。动态检测血清甲型 H1N1 流感病毒特异性中和抗体水平呈 4 倍或 4 倍以上升高。

(3)胸部 X 线检查:根据病情行胸部影像学等检查,合并肺炎时肺内可见斑片状炎性浸润影。

(4)确诊病例:从呼吸道标本或血清中分离到特定病毒;RT-PCR 对上述标本检测,有甲型 H1N1 流感病毒 RNA 存在,经过测序证实,或 2 次血清抗体滴度 4 倍升高,可确诊为甲型 H1N1流感。

3. 诊断标准

(1)原国家卫生部 2009 年 10 月 13 日印发的《甲型 H1N1 流感诊疗方案(2009 年第三版)》中指出:甲型 H1N1 流感的诊断主要结合流行病学史、临床表现和病原学检查等,临床上早发现、早诊断是治疗的关键。同时,诊疗方案还详细介绍了甲型 H1N1 流感的诊断标准,具体有以下 3 种情况。

①医学观察病例。曾到过猪流感疫区,或与病猪及猪流感患者有密切接触史,1周内出现流感临床表现者,应列为医学观察病例者,对其进行7日医学观察(根据病情可以居家或医院隔离)。

②疑似病例。曾到过疫区,或与病猪及猪流感患者有密切接触史(也可流行病学史不详),1周内出现流感临床表现,呼吸道分泌物、咽拭子、痰液、血清H亚型病毒抗体阳性或核酸检测阳性。

③临床诊断病例。被诊断为疑似病例,且与其有共同暴露史的人被诊断为确诊病例者。

(2)根据发热、咳嗽、喉痛、身体疼痛、头痛、发冷和疲劳等,有些还会出现腹泻或呕吐、肌肉痛或疲倦、眼睛发红等。

(3)部分患者病情迅速进展,来势凶猛,突然高热(体温超过39℃),甚至继发严重肺炎、急性呼吸窘迫综合征、肺出血、胸腔积液、全血细胞计数减少、肾衰竭、败血症、休克、呼吸衰竭及多器官损伤,导致死亡。

(4)以RT-PCR法检测呼吸道标本(咽拭子、口腔含漱液、鼻咽或气管抽取物、痰)中的甲型H1N1流感病毒核酸,结果可呈阳性。病毒分离:呼吸道标本中可分离出甲型H1N1流感病毒。合并病毒性肺炎时肺组织中亦可分离出该病毒。血清学检查:动态检测血清甲型H1N1流感病毒特异性中和抗体水平呈4倍或4倍以上升高。胸部X线检查均显示出阳性即可诊断为甲型H1N1流感。

(三)西医治疗

1. 疑似病例　安排单间病室隔离观察,不可多人同室。同时行甲型H1N1流感病毒特异性检查,及早给予治疗。

(1)奥他米韦每次75毫克,每日3次,口服,5日为1个疗程;对于危重或重症病例,奥他米韦可酌情增加剂量至每次150毫

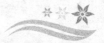

克,每日 3 次。对于吞咽胶囊有困难的儿童,可选用奥他米韦混悬液。

(2)扎那米韦每次 10 毫克,吸入,每日 3 次,5 日为 1 个疗程。

2. 确诊病例　由定点医院收入甲型 H1N1 流感病房治疗,可多人同室,给予奥他米韦见奥他米韦治疗。

(五)中医治疗

1. 辨证施治　H1N1 作为流感的一种,可以用传统的中医理论和方法进行治疗。从中医角度讲,流感是感受外来邪气,客于肺经,闭其清道,肺气不得下降,其人必定有流清涕、发热、恶风、恶寒、头痛、身痛等症候。

(1)**风热犯肺**

主症:发病初期,发热或未发热,咽红不适,轻咳少痰,无汗,舌质红,苔薄或薄腻,脉浮数。

治法:疏风清热。

方药:金银花、连翘、牛蒡子各 15 克,桑叶、杭菊花、桔梗各 10 克,竹叶 6 克,芦根 30 克,薄荷(后下)、生甘草各 3 克。

用法:每日 1 剂,水煎 400 毫升,每次服 200 毫升,每日 2 次;必要时可每日服 2 剂,每 6 小时口服 1 次,每次 200 毫升。

(2)**热毒袭肺**

主症:高热,咳嗽,痰黏,咳痰不爽,口渴喜饮,咽痛,目赤,舌质红,苔黄或腻,脉滑数。

治法:清肺解毒。

方药:炙麻黄 3 克,杏仁、生甘草、知母、浙贝母各 10 克,生石膏(先煎)30 克,桔梗 15 克,黄芩 15 克,柴胡 15 克。

用法:每日 1 剂,水煎 400 毫升,每次服 200 毫升,每日 2 次;必要时可每日服 2 剂,每 6 小时口服 1 次,每次 200 毫升。

（3）热毒壅肺

主症：高热，咳嗽咳痰、痰黄，喘促气短或心悸，躁扰不安，口唇紫暗，舌质红，苔黄腻或灰腻，脉滑数。

治法：清热泻肺，解毒散瘀。

方药：炙麻黄 5 克，生石膏（先煎）30 克，杏仁、知母、葶苈子、金荞麦、黄芩、浙贝母、生大黄、牡丹皮各 10 克，鱼腥草、青蒿各 15 克。

用法：每日 1 剂，水煎 400 毫升，每次服 200 毫升，每日 2 次；必要时可每日服 2 剂，每次 200 毫升，每 6 小时口服 1 次。

（4）气营两燔

主症：高热，口渴，烦躁不安，甚者神昏谵语，咳嗽或咯血，胸闷憋气气短，舌质红绛，苔黄，脉细数。

治法：清气凉营。

方药：水牛角、瓜蒌、生石膏（先煎）各 30 克，生地黄、金银花、连翘各 15 克，赤芍、麦冬各 10 克，丹参 12 克，竹叶 6 克，栀子 12 克。

用法：每日 1 剂，水煎 400 毫升，每次服 200 毫升，每日 2 次；必要时可每日服 2 剂，每次 200 毫升，每 6 小时口服 1 次。

2. 中成药

（1）银翘解毒片每次 3～4 片，每日 3 次，口服，5～7 日为 1 个疗程。

（2）桑菊感冒片每次 3～4 片，每日 3 次，口服，5～7 日为 1 个疗程。

（3）板蓝根冲剂每次 1～2 袋，每日 3 次，冲服，5～7 日为 1 个疗程。

（4）抗病毒颗粒冲剂每次 1～2 袋，每日 3 次，冲服，5～7 日为 1 个疗程。

3. 验方

（1）葱白饮：葱白 15 克，白萝卜 30 克，香菜 3 克。葱白、白萝卜、香菜加水适量，煮沸热饮。疏风清热。

（2）姜枣饮：薄荷（后下）3克，生姜3克，大枣3枚。生姜切丝，大枣切开，去核，与薄荷（后下）共装入茶杯内，冲入沸水200～300毫升，加盖浸泡5～10分钟，趁热饮用。清肺解毒。

（3）菊花桑叶饮：桑叶3克，菊花3克，芦根10克。沸水浸泡，代茶频饮。清肺解毒，疏风清热。

（4）金银连翘饮：金银花、连翘、柴胡、厚朴、竹叶、香薷、炒扁豆、藿香各10克，黄芩、焦栀子、甘草各5克。每日1剂，水煎分早晚温服。

（5）柴胡黄芩喝汤：柴胡18克，黄芩、连翘各15克，半夏12克，党参、荆芥穗、防风各10克，生姜3片，大枣3枚，炙甘草6克，生石膏（先煎）、金银花、葛根各30克，知母12克。每日1剂，水煎分早晚温服。

（6）蒲公芦根饮：鲜蒲公英300克，鲜芦根100克，鲜桑叶50克。每日1剂，水煎，早晚当茶温服。

（7）葱姜饮：葱白15克，老姜10克。葱白切段。老姜不去皮，切片，放锅内加水适量，先用大火煮沸，再用小火煮5～8分钟即可。每次饮200～300毫升，每日2～3次，可代饮料至病愈。清肺热，疏风排毒。

4. 药膳食疗方

（1）山药羹：山药100克。山药洗净，去黑皮，再洗净，用打汁机打成汁，可放少许食盐，也可不放食盐，放在蒸笼内蒸熟即可。每日1～2次，每次食用100～150克。

（2）蒲公英鲜芦根粥：鲜蒲公英300克，鲜芦根100克，生姜30克，新粳米100克。先将粳米洗净，放入锅内，放水800毫升，煮沸，将蒲公英、鲜芦根、生姜放入锅内，煮至粥熟即可食用。每日1～2次，适量食用。

（3）牡蛎汤：鲜牡蛎50克，葱、姜、胡椒、食盐各适量。先将牡蛎洗净，可将较大的牡蛎一切为二，锅内放水500毫升，煮沸2～3

分钟,出锅前放入葱、姜、胡椒、食盐拌匀即可。喝汤吃牡蛎肉,每日1～2次,适量食用。

(4)素炒芹菜香菇:芹菜200克,鲜蘑菇300克,植物油、葱、姜、蒜、食盐各适量。芹菜择去黄叶和根;蘑菇洗净,切片。锅内放入植物油、葱、姜、蒜、食盐炝锅,再下入芹菜、蘑菇炒熟即可。每日1～2次,适量食用。

(5)海带炖豆腐:水发海带100克,豆腐200克,葱、姜、香油、食盐各适量。海带洗净,切丝,与葱、姜、香油、食盐一起清炖。每日1～2次,适量食用。

(6)柴鸡炖香菇:柴鸡肉500克,水发香菇200克,姜、料酒、食盐各适量。先将鸡肉洗净,切块,与料酒浸5～10分钟;香菇洗净,切成4块。再将鸡肉、香菇一起下锅,加入食盐,炖熟为止。每日1～2次,适量食用。

(7)鸡片炒茭白:鸡胸脯肉100克,茭白100克,大蒜10克,植物油、水淀粉、食盐、葱、姜各适量。鸡胸脯肉洗净,切片,与水淀粉拌匀;茭白洗净,切片。先用植物油在锅内将姜、大蒜、葱炝香后,将鸡胸脯肉近发硬时倒入茭白、食盐,炒熟即可出锅食用。每日1次,适量食用。

(8)黄芪防风粥:黄芪20克,防风15克,粳米100克。将粳米洗净入锅,放水800毫升,与中药材一同煮至粥熟即可。每日1～2次,适量食用。

(9)燕麦米饭:燕麦粒100克,粳米50克。将燕麦粒与粳米洗净,倒入电饭煲内,放入适量水,盖上盖,插上电源,煮成米饭。每日1～2次,适量食用。

(10)红绿豆米饭:赤小豆25克,绿豆25克,粳米150克,薏苡仁10克,鲜骨汤约600毫升。将赤小豆、绿豆、粳米和薏苡仁分别淘洗干净,共入锅内,加入鲜骨汤用小火焖熟透即可。每日食用1～2次,适量食用。

(11)葛汁米饭:干粉葛 15 克,银杏仁 5 颗,糯米 100 克,赤小豆 10 克,大蒜瓣 5 瓣。取干粉葛饮片或生粉葛(横斜切片)分 2 次加清水各 400 毫升煮沸取汁,各煎沸 30 分钟,合并煎汁 400～500毫升,与分别淘洗干净的银杏仁(熟透)、糯米、赤小豆、大蒜瓣在同一锅内用小火焖熟即可。每日 1～2 次,适量食用。

(12)芹菜牛肉面:芹菜 100 克,牛肉 50 克,湿面条 200 克,植物油、姜末、葱花、鲜蒜泥、鸡精、食盐、香油各适量。将芹菜洗净,茎、柄切成末,叶留用;牛肉洗净,在沸水中氽去血水,再用清水洗净,沥干后剁成末;炒锅置于大火上,倒入植物油,放入牛肉末和姜末炒香,放入芹菜末翻炒至熟,起锅备用。另将湿面条在锅内充分煮熟后捞入大碗中,芹菜叶在面汤锅中烫一下,去生味后放在面条上面,再放上备好的牛肉芹菜末,最后用食盐、葱花、鲜蒜泥、香油、鸡精调味即可。每日 1～2 次,适量食用。

(13)香菇米饭:香菇 20 克,猪瘦肉末 50 克,粳米 100 克。将香菇用温水浸泡,去菇蒂,并切成丝;粳米淘洗干净。将猪瘦肉末、香菇丝、粳米一起放入电饭煲中,煮成米饭即可。每日 1～2次,适量食用。

(14)鸭梨薄荷粥:薄荷 3 克,鸭梨 1 个,大枣 6 枚,小米 50 克。鸭梨削皮,大枣切开,去核,加水适量,煎汤过滤。用小米煮粥,粥熟后加入薄荷梨汤,再煮沸即可食用。清肺解毒,疏风清热。

(15)凉拌鱼腥草:鲜鱼腥草 60～100 克,蒜泥、醋、酱油、味精各适量。将鱼腥草择去细根,并折成小段,加蒜泥、醋、酱油凉拌匀。每日 1～2 次,适量食用。清肺解毒,疏风清热。

(16)凉拌败酱草:鲜败酱草 30～60 克,蒜泥、醋、酱油、味精各适量。败酱草用开水焯,加蒜泥、醋、酱油凉拌。每日 1～2 次,适量食用。清肺解毒,疏风清热。

(17)凉拌马齿苋:鲜马齿苋 60～100 克,蒜泥、醋、酱油、味精各适量。马齿苋用开水焯,加蒜泥、醋、酱油、味精凉拌。每日 1～

2次,适量食用。清肺解毒。

(18)凉拌蒲公英:蒲公英200克,蒜泥、醋、酱油、味精各适量。蒲公英洗净,开水焯,加蒜泥、醋、酱油、味精凉拌均即可。每日1～2次,适量食用。清肺解毒,疏风清热。

(19)红绿豆汤:赤小豆、绿豆各50克。赤小豆、绿豆淘洗干净,加水800毫升,先用大火煮沸,再用小火煮至豆熟烂。每日食用1～2次,每次适量。清肺解毒,疏风清热。

(20)绿豆薏仁汤:绿豆60克,生甘草(布包)6克,生薏苡仁20克。绿豆、生甘草、生薏苡仁加水800毫升,熬汤后去甘草包。每日1～2次,适量食用。清肺解毒,疏风清热。

(六)生活调理

1. 生活调理原则

(1)减少集聚,远离患者。由于室内与室外、白天与夜间温差比较大,容易引起感冒,一定要及时增减衣物,以适耐寒温。

(2)作息规律,运动适量,勤洗手,居室多通风。

(3)要正确认识疾病与疫情,保持良好心态。

2. 饮食调理原则

(1)发病期间饮食清淡,易消化,少量多餐,少重油荤腥、油腻重的食物。

(2)要多食新鲜蔬菜、水果,少吃辛辣、刺激性食物,多饮水或茶水,多吃粗纤维食物。

(3)禁烟限酒。

(七)预 防

(1)勤洗手,养成良好的个人卫生习惯。

（2）睡眠充足，多喝水，保持身体健康。

（3）保持室内通风，少去人多、不通风的场所。

（4）做饭时生熟分开很重要，猪肉烹饪至71℃以上，可以完全杀死猪流感病毒。

（5）避免接触生猪或前往有猪的场所。

（6）咳嗽或打喷嚏时用纸巾遮住口鼻，如无纸巾不宜用手，而是用前臂遮住口鼻，注意个人卫生。

（7）常备治疗感冒的药物，一旦出现流感样症状（发热、咳嗽、流涕等），应尽早服药对症治疗，并尽快就医。患病期间不要上班或上学，尽量减少与他人接触的机会。

（8）避免接触出现流感样症状的患者。

（9）在疾病流行期间，可根据年龄，适当服用中草药验方预防。

①老年预防方。太子参、黄芩、牛蒡子各10克，紫苏叶6克。每日1剂，水煎服。

②孕妇预防方。白术、黄芩、金银花各6克，紫苏叶3克。每日1剂，水煎服。

③儿童预防方。芦根10克，桑叶、豆豉、金银花各5克。每日1剂，水煎服。

④其他。在流行季节，集体预防服药（大锅药），详见"上呼吸道感染"的预防有关内容。

三、急性支气管炎

急性支气管炎是由生物、物理、化学刺激或过敏等因素引起的气管支气管黏膜的急性炎症。

(一)病　因

急性支气管炎可以由病毒、细菌直接感染,也可因急性上呼吸道感染的病毒或细菌蔓延引起。常见病毒为腺病毒、流感病毒甲、流感病毒乙、冠状病毒、鼻病毒、单纯疱疹病毒、呼吸道合胞病毒和副流感病毒;常见细菌为流感嗜血杆菌、肺炎链球菌、卡他莫拉菌等,衣原体和支原体感染有所增加;也可在病毒感染的基础上继发细菌感染。

(二)诊断要点

1. 临床表现　大多先有上呼吸道感染症状,以咳嗽为主,开始为干咳,以后有痰,偶尔痰中带血。如果伴有支气管痉挛,可出现胸闷、气急。全身症状一般较轻,可伴有低至中度发热,多在3～5日降至正常。咳嗽、咳痰可迁延2～3周才消失。体检时可听到散在干、湿啰音,啰音部位不固定,咳嗽后可减少或消失。

2. 辅助检查

(1)血常规:血白细胞计数偏高或正常。

(2)痰培养:痰液有时可培养出流感嗜血杆菌、肺炎链球菌、

卡他莫拉菌,这些细菌常常定植在上呼吸道。

(3)胸部 X 线:大多数表现正常或仅有肺纹理增粗。

3. 鉴别诊断

(1)支气管哮喘:本病主要是对某种物质过敏所致,患者多为过敏体质,当患者偶然接触过敏原时,患者表现全身皮肤瘙痒,咳嗽,喘气困难,如及时离开当地,患者略感觉好些,多是突发性。

(2)肺结核:本病时间长,反复咳嗽咳痰,午后发热,面部潮红等。

(三)西医治疗

治疗原则以对症治疗为主,防治细菌感染,避免迁延为慢性支气管炎。

1. 解热镇痛药 发热、全身酸痛者,可给予解热镇痛药,如阿司匹林、对乙酰氨基酚等非甾体抗炎药。

(1)阿司匹林每次 300～600 毫克,口服;需要时每日 3 次,每日最大剂量<2 400 毫克。儿童服用阿司匹林有发生瑞氏综合征的可能性,应尽量避免。

(2)对乙酰氨基酚每次 0.3～0.6 克,口服;需要时每日 3 次,每日最大剂量<2 克,疗程一般不超过 3 日。

2. 镇咳药 有剧烈干咳症状时,可给予镇咳药。

(1)急支糖浆每次 10 毫升,口服,每日 3 次。

(2)复方甘草片每次 3 片,口服,每日 3 次。

(3)右美沙芬每次 10～20 毫克,口服,每日 3～4 次。

(4)喷托维林每次 25 毫克,口服,每日 3～4 次。

3. 祛痰药 痰液黏稠不易咳出者,可给予祛痰药。

(1)氨溴索每次 30 毫克,口服,每日 3 次。

(2)乙酰半胱氨酸每次 200 毫克,口服,每日 3 次。

（3）羧甲司坦每次 500 毫克,口服,每日 3 次。

（4）溴己新每次 8～16 毫克,口服,每日 3 次。

（5）可待因每次 15～30 毫克,口服,需要时每日 3 次。

4. 平喘药 平喘药可用于伴有气促或喘息症状的患者,能减轻气促和喘息持续时间和严重程度。常用的平喘药有茶碱类和 β_2 受体激动药。

（1）缓释茶碱每次 0.1～0.2 克,口服,每日 2 次。

（2）多索茶碱每次 0.2～0.4 克,口服,每日 2 次。

（3）沙丁胺醇气雾剂每次 100～200 微克,雾化吸入,每日 3～4 次。

（4）特布他林气雾剂每次 250～500 微克,雾化吸入,每日 3～4 次。

5. 抗生素 抗生素不宜作为常规使用。对于明确细菌感染者,可根据痰培养细菌种类和药物敏感试验选择有效抗生素。咳黏液脓痰或脓性痰常提示有细菌感染,婴幼儿或老年人,以及患有心肺基础疾病者,因易合并细菌感染,可经验性给予口服或静脉应用抗生素。

（1）阿莫西林每次 500 毫克,口服,每日 3 次,坚持服用 5～7 日。

（2）青霉素钠每次 80 万单位,5％葡萄糖盐水 250 毫升,静脉滴注,每日 1 次。

（3）阿奇霉素每次 0.5 克,5％葡萄糖盐水 250 毫升,静脉滴注,每日 1 次。

（4）头孢呋辛每次 2.25 克,生理盐水 100 毫升,静脉滴注,每日 2 次。

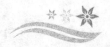

（四）中医治疗

1. 辨证施治

（1）风寒袭肺

主症：咳嗽声重，气急咽痒，咳痰稀薄色白，鼻塞流清涕，恶寒发热，无汗头痛，肢体酸楚，舌苔薄白，脉浮或浮紧。

治法：疏风散寒，宣肺止咳。

方药：三拗汤合止嗽散加减。炙麻黄、杏仁、白前、橘红、桔梗、百部、射干各 10 克，甘草 8 克，仙鹤草 30 克，枇杷叶 12 克，荆芥 6 克，紫菀 15 克。

加减：舌质红而干、口渴者，加南沙参、麦冬各 15 克；舌质淡、畏寒者，加干姜、细辛、五味子各 5 克；大便干结者，加桃仁 10 克，火麻仁 20 克。

用法：早晚各 1 剂，水煎服。

（2）风热袭肺

主症：咳嗽频剧，气粗或咳声嘶哑，咳时汗出，喉燥咽痛，痰稠且黄，咳痰不爽，身热恶风，头痛身楚，鼻流黄涕，口渴欲饮，舌苔薄黄，脉浮数或浮滑。

治法：疏风清热，宣肺化痰。

方药：桑菊饮加减。桑叶、菊花、连翘、桔梗各 9 克，薄荷（后下）、甘草各 3 克，芦根 12 克，牛蒡子 10 克，杏仁 6 克。

用法：每日 1 剂，水煎 500 毫升，分 2 次服用，连服 3～5 日。

（3）燥邪犯肺

主症：干咳，连声作呛，咳甚则胸痛，无痰或痰少而黏不易咳出，或痰中带血丝，头痛鼻塞，喉痒咽痛，鼻唇干燥，身热微寒，舌苔薄白或薄黄，舌质红干少津，脉浮数。

治法：疏风清肺，润燥止咳。

方药:凉燥者,杏苏散加减(紫苏叶、半夏、茯苓、前胡、杏仁各9克,苦桔梗、枳壳、橘皮各6克,甘草3克,大枣3枚);温燥者,桑杏汤加减(桑叶、浙贝母、香豉、桂皮、梨皮各3克,杏仁4.5克,沙参6克)。

用法:每日1剂,水煎服。

(4)肝火犯肺

主症:咳呛气逆阵作,咳时面赤,咽干,常感痰滞咽喉,咳之难出,量少质黏,或痰如絮条,胸胁胀痛,咳时引痛,口干苦,舌红或舌边红,舌苔薄黄少津,脉弦数。

治法:清肺平肝,顺气降火。

方药:加减泻白散。桑白皮9克,桔梗6克,地骨皮、炙甘草各4.5克,知母2.1克,麦冬、黄芩各1.5克,五味子20粒。

用法:每日1剂,水煎服。

(5)痰热郁肺

主症:咳嗽气粗,或喉中有痰声,痰多质黏稠色黄,咳吐不爽,或吐血痰,胸胁胀满,面赤身热,口干欲饮,舌红苔黄腻,脉滑数。

治法:清热化痰,肃肺止咳。

方药:清金化痰丸加减:茯苓15克,黄芩、桑白皮、钩藤、郁金、贝母、知母、瓜蒌仁各10克,桔梗、橘红各6克,羚羊角(代、研末、冲服)0.6克。

用法:每日1剂,水煎服,每日3次。

(6)痰湿蕴肺

主症:咳声重浊,痰多色白,因痰而嗽,痰出咳平,晨起或食后为甚,胸闷脘痞,纳少体倦,舌苔白腻,脉濡滑。

治法:健脾燥湿,化痰止咳。

方药:二陈汤合三子养亲汤加减。苍术、半夏、陈皮、紫苏子(包煎)、葶苈子、白芥子、茯苓、紫菀、炒莱菔子各10克,麻黄、五味子各6克,细辛5克,甘草3克。

用法:每日 1 剂,水煎分 2 次温服。

2. 中成药

(1)止咳丸每次 6 丸(粒),每日 3 次,口服。

(2)橘红丸每次 1 丸(每丸 9 克),每日 2 次,口服。

3. 针灸疗法

(1)体针:第一组取天突、曲池、内关、丰隆穴;第二组取肺俞、尺泽、太白、太冲穴。每日取一组,两组穴交替使用,中等刺激;或针刺后加灸,10～15 日为 1 个疗程。

(2)耳针:取耳穴咽喉、气管、肺、大肠、神门、内分泌。消毒耳郭,将王不留行 1 粒粘于 0.4 厘米×0.4 厘米的胶布中心,对准耳穴贴压,用手轻轻按压,每次贴双耳,每日按压 3 次,每周 1 次。

(3)梅花针:取肺俞、尺泽、孔最、风门、合谷、太渊、风府穴,以及夹脊穴 1～5 和夹脊穴 11～15。梅花针叩刺,每日 1 次,10 次为 1 个疗程。

4. 敷贴疗法

(1)葱白 1 根,豆豉 10 克。葱白、豆豉捣泥,敷于手心,每日 1 次。适用于风寒咳嗽。

(2)大黄、芒硝、大蒜各 15～30 克。大蒜捣成泥,与大黄、芒硝用纱布包敷膻中穴。适用于风热咳嗽。

5. 拔罐疗法 取大椎穴,配肺俞、风门穴。用投火拔罐法先拔大椎穴,起罐后加拔肺俞、风门穴,一罐兼顾 2 穴,每穴处拔罐 10 分钟左右。以局部皮肤充血为度,不愈者次日再拔。

6. 验方

(1)麻杏陷胸汤:麻黄、甘草、胆南星各 3 克,杏仁 4.5 克,生石膏(先煎)、鲜茅根各 12 克,黄连 1.5 克,半夏、瓜蒌仁、玉蝴蝶各 6 克。每日 1 剂,水煎分 2 次服。清热泻肺,祛痰定喘。适用于风热型急性支气管炎。

(2)小青龙加石膏汤:麻黄、桂枝、白芍、干姜、细辛、五味子、大枣、甘草各 20 克,半夏 30 克,生石膏(先煎)120 克。每日 1 剂,水煎,分 2 次服。寒饮郁肺,失其肃降。适用于风寒型急性支气管炎。

7. 药膳食疗方

(1)西瓜瓤 300 克,番茄 200 克。番茄用沸水泡 1 分钟,剥去表皮,用干净纱布包好,绞取汁液,或用绞汁机取汁;西瓜瓤用纱布包好取汁。两汁混合即可,即取即饮。每日 2～3 次,每次 100 毫升,或当茶饮用。清热利湿,生津止渴,健胃消食。适用于气管炎,咳嗽,发热,身困乏力,发热口渴,食欲缺乏等。

(2)鲜藕节 150 克,鲜茅根 150 克。把藕节洗净,切薄片;茅根去泥土洗净,切碎。藕片、白茅根同入锅,加水 600 毫升,大火上煮沸,用小火熬 20～30 分钟,待凉即可。不拘时,当茶饮用,每日 3～5 次,每次 30～100 毫升。清热生津,凉血散瘀。适用于气管炎,咳嗽,发热,身困乏力,发热口渴,食欲缺乏等。

(3)生麦芽 15 克,生山楂 20 克。生山楂洗净,切片去核,同麦芽一起用沸水冲泡,取汁当茶饮,量适中。活血化瘀,消食和中健胃,疏肝气。适用于气管炎,咳嗽,发热,身困乏力,发热口渴,食欲缺乏等。

(4)大枣 8 枚,陈皮 10 克。大枣与陈皮一同加水 1 000 毫升,煎沸 6 分钟待凉当茶饮用,每次食量适中。养心脾,益气血,理气化痰和胃。适用于气管炎,咳嗽,发热,身困乏力,发热口渴,食欲缺乏。

(5)荔枝肉 30 克,淮山药 20 克,莲子 10 克,新米 100 克,冰糖适量。将淮山药去皮,洗净,切薄片;莲子去皮,莲子心打碎。新米淘净,与莲子一起入锅,加水 800 毫升,先用大火煮沸,再改小火熬煮至米快熟时,加入荔枝肉、山药,继续熬煮,粥熟即可。可作主食、半流或加餐食用,每日 1～2 次,每次 300 克左右,宜常吃。补脾固肾,养肝血。适用于气管炎,咳嗽,发热,身困乏力,发

热口渴,食欲缺乏等。

(6)新大米 50 克,鲜牛奶 100 毫升,大枣 10 枚。将新米淘洗干净,与大枣一同入锅,加水用大火煮沸,煮米半熟时加入牛奶继续用小火煮至烂熟即可。每次 250～300 毫升,也可在加餐时食用,宜常食用。补益气血,强身健体。适用于气管炎和手术后的半流食,久病后食欲缺乏,体质虚弱,自汗盗汗,下肢水肿,脉细无力等。

(7)白萝卜 200 克,胡萝卜 5 克,蒜泥、葱丝、红油、白糖、食盐、醋、味精各适量。将白萝卜、胡萝卜去头、尾、须,洗净,切成均匀细丝,放在瓷盆内,加入适量食盐拌匀,5～10 分钟后轻轻挤干,倒去涩水,再放入食盐、蒜泥、醋、白糖、红油、葱、味精等各配料拌匀即可。可供佐餐食用,每日 1～2 次,每次食用适量,宜常吃。健脾、化湿、祛痰。适用于气管炎,咳嗽咳痰,风热感冒,头痛头胀、眩晕时作,面红耳赤,舌质红,苔黄,脉弦数有力。

(8)芹菜 350 克,水发海蜇皮 100 克,小海米 5 克,香油、食盐、醋、味精各适量。将芹菜去根、枯叶,洗净,切成 3 厘米长段,在沸水中焯一下,沥干;海蜇洗净,切丝。海蜇与海米一起拌均匀,同时加入芹菜、醋、食盐、味精反复拌匀即可。每日 1～2 次,每次食用 100 克左右。清热平肝,化痰软坚,健脾化湿祛痰。适用于气管炎,咳嗽咳痰,风热感冒,头痛头胀,眩晕时作,面红耳赤,舌质红,苔黄,脉弦数有力。

(9)新鲜老藕 500 克,大米 100 克,红糖适量。将藕洗净,切薄片;大米淘净。藕片、大米一同入锅,加水置火上熬煮至米烂、藕片烂熟,放入红糖,搅拌均匀,煮熟成粥。每日 1～2 次,每次食用 300 克左右,宜常吃。健运脾胃,清热凉血,止血,健脾和胃,滋阴祛痰。适用于气管炎,咳嗽咳痰,风热感冒,头痛头胀,眩晕时作,面红耳赤,舌质红,苔黄,脉弦数有力。

(10)荔枝肉 50 克,新米 100 克,莲子 10 克,淮山药 20 克,冰

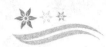

糖适量。将淮山药去皮,洗净,切丁;莲子去皮、心;新米淘净。新米与莲子一同入锅,加水用大火煮沸,小火煎煮至米将熟时,加入山药丁、荔枝,续熬至米烂粥熟即可。每日1～2次,每次食用300克左右。补脾固肾,养肝血,扶虚。适用于气管炎,咳嗽咳痰,风热感冒,头痛头胀,眩晕时作,面红耳赤,舌质红,苔黄,脉弦数用力。

(11)白菜250克,干口蘑3克,酱油、食盐、味精、植物油各适量。将白菜洗净,切成段;干口蘑用温水泡发。炒锅加植物油烧热,放入葱、姜、白菜,炒至七成熟,再放入口蘑及酱油、食盐,炒熟后放入味精即可。佐餐食用。适用于气管炎,咳嗽咳痰,风热感冒,头痛头胀,眩晕时作,面红耳赤,舌质红,苔黄,脉弦数有力。

(12)牛髓骨1000克,熟地黄、黄精各40克,萝卜500克,姜、食盐、味精各适量。将牛髓骨洗净,砍成节;生姜去皮,拍破;萝卜去皮,切成2厘米×4厘米的块。萝卜、牛髓骨、生姜下锅,加水、食盐,先用大火煮沸,打去浮沫,再移用小火煮至肉烂、萝卜烂即可,食用前放味精适量。本菜可供佐餐食用。每日1～2次,每次食用300克左右,吃萝卜、肉,喝汤,宜常吃。补肝肾,益精髓,健脾胃。适用于气管炎及各类手术后,术后恢复期,术后长期卧床患者,头晕目眩,耳鸣失聪,腰膝酸软,焦急多虑,多梦,精力不足等。

(13)鲜山楂35克,白扁豆30克,红糖10克。将鲜山楂、白扁豆洗净,放入锅中,加水适量,用大火煮沸后改小火炖软,放入红糖即可。健脾和胃,化湿祛痰。适用于气管炎,咳嗽咳痰,风热感冒,头痛头胀,眩晕时作,面红耳赤,舌质红,苔黄,脉弦数有力。

(14)茄子100克,鲜香菇100克,豆腐50克,植物油10克,姜末、葱花各5克,水淀粉10克,食盐、鲜汤各适量。将茄子去蒂、脐,切成长条状;豆腐切成长条状,入沸水中焯去碱味,轻轻捞出沥干水分;香菇去菇脚,洗净后斜切成片;共同下入烧至六七成热

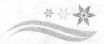

的油锅中,炒转后加入姜末和鲜汤煮熟,然后用混合食盐的水淀粉勾芡,撒上葱花盛于盘中即可。健脾和胃,化湿祛痰。适用于气管炎,咳嗽咳痰,风热感冒,头痛头胀,眩晕时作,面红耳赤,舌质红,苔黄,脉弦数有力。

(15)鲜竹笋250克,鲜香菇200克,豌豆苗20克,干海米10克,植物油、食盐、水淀粉各适量。将鲜竹笋洗净,剖开,斜切成片,沸水中煮3分钟后,放入清水中漂去涩味(换清水2次),沥干水分备用;香菇去根、蒂,洗净,斜切成片,沥干水分;豌豆苗、海米洗净。将植物油在炒锅中烧至六成热时,加入竹笋片、香菇片翻炒,加入海米翻炒3分钟后,放入豌豆苗,加入食盐,用水淀粉勾芡即可。健脾和胃,化湿祛痰。适用于气管炎,咳嗽咳痰,风热感冒,头痛头胀,眩晕时作,面红耳赤,舌质红,苔黄,脉弦数有力。

(16)黄芪80克,银耳50克,母鸡1只,姜、食盐、味精各适量。将银耳用温水泡发,洗净;母鸡宰杀,去毛,除内脏,洗净;黄芪洗净;生姜拍破。将鸡、姜、黄芪、银耳、食盐一起入砂锅,加水先用大火煮沸,后移小火炖至鸡肉烂熟,捞去黄芪,出锅前加味精即可。每日1~2次,每次200克左右,吃肉喝汤。补精髓,益精血,补中益气。适用于呼吸系统各类疾病,术后恢复期,头晕目眩,耳鸣失聪,腰膝酸软,焦急多虑,多梦,精力不足等。

(17)风寒型支气管炎应以疏散风寒,宣肺止咳为主。

①杏仁15克,粳米50克。将杏仁去皮、尖,水研滤汁,加入粳米煮粥食用;或将杏仁与粳米共用石磨研成粉,在研碎的过程中,不断加入小量水,在煮沸时加入白糖,即成杏仁糊。适用于风寒型支气管炎,特别是有胸闷、气喘或便秘者。阴虚咳嗽、大便溏稀者忌服。

②橘红10克。将橘红洗净,切成细丝,放入杯中用沸水冲泡,加盖闷泡10分钟,当茶饮用,每日1~2次。

③姜10克,豆豉10克,葱白5段,粳米100克,红糖适量。先

将粳米洗净,放入锅内,放水 800 毫升煮沸,加入姜、豆豉、葱白再煮,米快熟时放入红糖即可,每日 1～2 次,每次食用 200 毫升。

(18)风热、燥热型支气管炎宜用疏风清热,辛凉解表,清肺止咳之品。

①鲜蒲公英 300 克。将鲜蒲公英洗净,加水 500 毫升,煮沸 5～10 分钟。当茶饮用,每日 2～3 次。

②茯苓 15 克,金银花、知母、瓜蒌仁各 10 克。将茯苓、金银花、知母、瓜蒌仁煮水 1 000 毫升,沸后再煮 3～5 分钟。代茶饮用。

③黄芩、桑白皮、钩藤、贝母各 10 克,新粳米 100 克。将中药用纱布袋装好,扎紧袋口。新米洗净,放入锅内,同时放入中药,加水 800 毫升煮沸,再用小火煮至米熟,捞出中药包即可。每日 1～2 次,每次食 300 毫升左右。

④金银花 30 克,蜜糖 30 克。将金银花加水 500 毫升,煎汁去渣,冷却后加蜜糖调匀,分 3 次食用,每日 1～2 次。

⑤梨 2 个,鲜藕 25 克,荸荠 100 克,白茅根 15 克,白糖适量。将梨、鲜藕、荸荠、白茅根洗净,同煮鲜汤,加白糖调味即可。每日 1 次,连用 1～5 日。

⑥苦杏仁 10 克,大鸭梨 1 个,冰糖适量。将苦杏仁去皮、尖,打碎;大鸭梨去核,切成薄片。两者混合,加水 200 毫升同煮,待鸭梨熟后,加冰糖至可口。吃梨喝汤,每日 1 次。

(五)生活调理

1. 生活调理原则

(1)休息是治疗本病的主要环节,充分休息可使抵抗力恢复。

(2)室温不宜过高或过低,适当增加室内温度,保持居室空气清新,忌烟酒,避免烟尘异味及油烟等理化因素刺激。

(3)预防感冒,缓解期要注意劳逸适度,适当锻炼身体,增强体质。

(4)经常变换体位,多饮水,使呼吸道分泌物易于咳出。

(5)在冬季尽可能戴口罩,防止寒冷空气对气管的刺激。

2. 饮食调理原则

(1)饮食宜清淡,给予营养丰富易消化吸收的食物,补充富含维生素 C 的水果(如梨等)和蔬菜。进食要规律,有节制,少食多餐。

(2)忌暴饮暴食,忌过酸过碱,宜食温补食品。有过敏史者忌食海腥发物及致敏性食物。

(3)禁食"发物"之类食品,如葱、姜、蒜、鸭子及辛、辣、燥、热、肥腻等食物。

(六)预 防

(1)防止呼吸道感染,防止空气污染,避免受凉,避免劳累,避免吸入环境中的过敏源物质。

(2)参加适当的体育锻炼,增强体质,提高呼吸道的抵抗力。

(3)平时饮食清淡,忌荤腥发物,以防助长邪热。

(4)平素易于感冒者,可配合防感冒保健操,面部迎香穴按摩,晚间足三里(双)艾熏,每次艾熏 3～4 壮,隔姜艾灸;或艾条灸 5～7 分钟。每隔 3～5 个月灸 1 次。

(5)平时注意晚上睡觉前用热水烫足,每次 15～20 分钟。

(6)保持大便通畅。

四、慢性支气管炎

慢性支气管炎是由于感染或非感染因素引起气管、支气管黏膜及其周围组织的慢性非特异性炎症。其病理特点是支气管腺体增生、黏液分泌增多。临床出现有连续 2 年以上,每年持续 3 个月以上的咳嗽、咳痰或气喘等症状。早期症状轻微,多在冬季发作,春暖后缓解;晚期炎症加重,症状长年存在,不分季节。

(一)病 因

慢性支气管炎的病因极为复杂,迄今尚有许多因素还不够明了。近年来认为,相关因素如下。

1. 大气污染 化学气体(如氯、氧化亚氮、二氧化硫等)烟雾,对支气管黏膜有刺激和细胞毒性作用。其他粉尘(如二氧化硅、煤尘、棉屑、灰尘等)也刺激支气管黏膜,并引起肺纤维组织增生,使肺清除功能遭受损害,为细菌入侵创造条件。

2. 吸烟 现今公认,吸烟为慢性支气管炎最主要的发病因素,吸烟能使支气管上皮纤毛变短、不规则,纤毛运动发生障碍,降低局部抵抗力,削弱肺泡吞噬细胞的吞噬、灭菌作用,又能引起支气管痉挛,增加气道阻力。

3. 感染 呼吸道感染是慢性支气管炎发病和加剧的另一个重要因素。据国内外研究,目前认为肺炎链球菌、流感嗜血杆菌和莫拉卡他菌可能为本病急性发作的最主要病原菌。病毒对本病的发生和发展起重要作用。在慢性支气管炎急性发作期分离

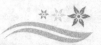

出的病毒有鼻病毒、乙型流感病毒、副流感病毒、黏液病毒、腺病毒、呼吸道合胞病毒等。肺炎支原体与慢性支气管炎发病的直接关系，至今不明。

4. 过敏因素　过敏因素与慢性支气管炎的发病有一定关系。初步看来，细菌致敏是引起慢性支气管炎速发型和迟发型变态反应的一个原因。变态反应使支气管收缩或痉挛、组织损害和炎症反应，继而发生慢性支气管炎。

5. 其他

(1)除上述因素外，气候变化，特别是寒冷空气能引起黏液分泌物增加，支气管纤毛运动减弱。在冬季，患者的病情波动与温度和温差有明显关系。自主神经功能失调，也可能是本病的一个内因，大多数患者有自主神经功能失调现象。部分患者的副交感神经功能亢进，气道反应性较正常人增强。

(2)老年人性腺及肾上腺皮质功能衰退，喉头反射减弱，呼吸道防御功能退化，单核-吞噬细胞系统功能衰退，也可使慢性支气管炎发病增加。

(3)维生素 C 缺乏，机体对感染的抵抗力降低，血管通透性增加；维生素 A 缺乏，可使支气管黏膜的柱状上皮细胞及黏膜的修复功能减弱，溶菌酶活力降低，易罹患慢性支气管炎。

(二)诊断要点

1. 临床表现　部分患者在发病前有急性呼吸道感染病史。患者常在寒冷季节诱发，出现咳嗽、咳痰，尤以晨起为主，痰呈白色黏泡沫状，黏稠不易咳出。在急性呼吸道感染时，症状迅速加剧，痰量增多，黏稠度增加或为黄色脓性，偶有痰中带血。慢性支气管炎反复发作后，支气管黏膜的迷走神经感受器反应性增高，副交感神经功能亢进，可出现过敏现象而发生喘息。随着病情发

展,终年咳嗽,咳痰不停,冬秋加剧。喘息型支气管炎患者在症状加剧或继发感染时,常有哮喘样发作,气急不能平卧。呼吸困难一般不明显,但并发肺气肿后,随着肺气肿程度增加,则呼吸困难逐渐增剧。有时在肺底部可听到湿性啰音或干性啰音。喘息型支气管炎在咳嗽或深吸气后可听到哮喘音,发作时有广泛哮鸣音。长期发作的病例可有肺气肿的体征。

2. 辅助检查

(1)血液检查:慢性支气管炎急性发作期或并发肺部感染时,可见白细胞计数及中性粒细胞增多;缓解期多无变化。

(2)X线检查:主要是胸部透视和胸片检查,早期可无异常;晚期可见两肺纹理增粗、紊乱,呈网状或条索状、斑点状阴影,以下肺野较明显。

(3)呼吸功能检查:早期常无异常;发展到气道狭窄或有阻塞时,就有阻塞性功能障碍的肺功能表现。

3. 鉴别诊断

(1)过敏性支气管哮喘:患者对某种物质过敏而出现的一种过敏性哮喘,出现咳嗽、咳痰、哮喘,因对某种找不出过敏原,诊断不清,所以病程较长,治疗效果不佳。如离开过敏原而症状减轻。

(2)肺结核:午后发热,有时出现面部潮红,久咳,咳痰,较易诊断。

(3)慢性间质性肺炎:多是慢性久咳,痰少无明显发热,到医疗单位摄胸部X线片多能确诊。

(三)西医治疗

1. 缓解期治疗 应以增强体质,提高抗病能力和预防复发为主。

(1)气管炎菌苗:一般在夏季时节开始注射,每周皮下注射1

次,剂量自 0.1 毫升开始,每次递增 0.1~0.2 毫升,直至 0.5~1 毫升为维持量。有效时应坚持使用 1~2 年。

(2)必思添(肺炎克雷白杆菌提取的糖蛋白):第一个疗程治疗 8 日,每日 2 毫克,停服 3 周;第二个疗程治疗 8 日,每日 1 毫克,停服 3 周;第三个疗程治疗 8 日,每日 1 毫克。连续 3 个月为 1 个疗程。可预防慢性反复呼吸道感染。

2. 急性发作期及慢性迁延期治疗 应以控制感染和祛痰、镇咳为主;伴发喘息时,加用解痉平喘药物。

(1)抗感染:一般病例可按常见致病菌为用药依据。

①复方磺胺甲噁唑每次 2 片,每日 2 次,口服,首次加倍,多饮水。

②阿莫西林每日 2~4 克,分 3~4 次口服。对青霉素过敏者慎用。

③氨苄西林每日 2~4 克,分 4 次口服。对青霉素过敏者慎用。

④头孢氨苄每日 2~4 克,分 4 次口服;或头孢拉定每日 1~2 克,分 4 次口服;或头孢呋辛每日 1 克,分 2~3 次口服;或头孢克洛每日 500~1 000 毫克,分 2~3 次口服。对青霉素过敏者慎用。

⑤罗红霉素每日 0.3 克,分 2 次口服,疗程一般 7~10 日,反复感染病例可适当延长。经治疗 3 日后,病情未见好转者,应根据痰细菌培养药物敏感试验的结果,选择抗生素。

⑥严重感染时,可选用氨苄西林、环丙沙星、氧氟沙星、阿米卡星、奈替米星及头孢菌素类联合静脉滴注给药。

(2)祛痰镇咳药

①氨溴索每次 30 毫克,每日 3 次,口服。

②羧甲司坦每次 500 毫克,每日 3 次,口服。

③溴己新每次 16 毫克,每日 3 次,口服。

④氯化铵棕色合剂每次 10 毫升,每日 3 次,口服。

⑤急支糖浆每次 10 毫升,每日 3 次,口服。

(3)解痉平喘药:喘息型支气管炎常选择解痉平喘药物,慢性支气管炎有可逆性阻塞者,应常规应用支气管舒张药。

①氨茶碱每次 0.1～0.2 克,每日 3 次,口服。

②特布他林每次 2.5 毫克,每日 2～3 次,口服。

③复方氯喘片每次 1 片,每日 3 次,口服。

④二羟丙茶碱每次 0.5 克,静脉滴注,每日 1 次。

(四)中医治疗

1. 辨证施治

(1)痰湿蕴肺

主症:咳嗽反复发作,咳声重浊,胸闷气憋,尤以晨起咳甚,痰多,痰黏腻或稠厚成块,色白或带灰色,痰出则憋减咳缓,常伴体倦,脘痞,食少,腹胀,大便时溏,舌苔白腻,脉濡滑。

治法:燥湿化痰,理气止咳。

方药:二陈汤合三子养亲汤加减。苍术、半夏、陈皮、紫苏子(包煎)、葶苈子、白芥子、茯苓、紫菀、炒莱菔子各 10 克,麻黄、五味子各 6 克,细辛 5 克,甘草 3 克。

用法:每日 1 剂,水煎服。

(2)痰热郁肺

主症:咳嗽气息粗促,或喉中有痰声,痰多质黏厚或稠黄,咳吐不爽,或有热腥味,或吐血痰,胸胁胀满,咳时引痛,面赤,或有身热,口干而黏,欲饮水,舌质红,舌苔薄黄腻,脉滑数。

治法:清热肃肺,豁痰止咳。

方药:清肺饮化裁。杏仁、石膏、全瓜蒌各 5 克,炙麻黄、竹叶各 9 克,黄芩、芦根、陈皮、法半夏、甘草各 6 克,鱼腥草 15 克,大青叶 12 克。

用法:每日 1 剂,水煎服,每日 2～3 次,温服。

(3)肝火犯肺

主症：上气咳逆阵作，咳时面赤，咽干口苦，常感痰滞咽喉而咳之难出，量少质黏，或如絮条，胸胁胀痛，咳时引痛（症状可随情绪波动而增减），舌红或舌边红，舌苔薄黄少津，脉弦数。

治法：清肝泻肺，化痰止咳。

方药：加减泻白散。桑白皮9克，桔梗6克，地骨皮、甘草（炙）各4.5克，知母2.1克，麦冬、黄芩各1.5克，五味子20个。

用法：每日1剂，水煎服。

(4)肺阴亏耗

主症：干咳，咳声短促，或痰中带血丝，低热，午后颧红，盗汗，口干，舌质红，少苔，脉细数。

治法：滋阴润肺，化痰止咳。

方药：沙参麦冬汤。沙参、麦冬各9克，玉竹6克，生甘草3克，冬桑叶4.5克，生扁豆、天花粉各4.5克。

用法：每日1剂，水煎服，每日2~3次。

(5)脾肾阳虚

主症：咳嗽，痰多色白清稀，或喘息，动则气喘更甚，四肢背部冷感，尿频或不禁，腰酸腿软，口淡不渴，喜热饮，舌质胖嫩，苔白滑润，脉沉细无力。

治法：温阳散寒，化气行水。

方药：真武汤化裁。茯苓、芍药、生姜、炮附子各9克，白术6克。

用法：每日1剂，水煎分3次服。

2. 针灸治疗

(1)取合谷、大椎、风池、肺俞、孔最穴。头痛者，配太阳、印堂穴；鼻塞流涕者，配迎香穴。针刺以快速捻转，中强度刺激，泻法为主。根据病情每日可针刺1~2次，每次2~3穴，每穴捻转1~3分钟，不留针，或每次留针10~20分钟。

（2）取天突、尺泽、列缺、膻中、丰隆、肺俞穴。针刺以快速捻转，中强度刺激，泻法为主。根据病情每日可针刺1次，每次选2～3穴，每穴捻转1～3分钟，不留针，或每次留针20分钟。

（3）取合谷、曲池、天突、尺泽、膻中、肺俞穴。用艾炷灸3～5壮，艾条者直接灸或隔姜灸，灸5～7分钟。每日1次，连用5～7日。

（4）取耳穴肺、气管、内鼻、肾上腺。在耳轮上找准耳穴，并用75％酒精消毒，用胶布粘上王不留行贴在耳穴上，并按压耳穴1分钟左右，至有酸胀痛感，每个穴位均要按压。每日1～2次，5～7日为1个疗程。

3. 中成药

（1）蜜炼川贝枇杷膏每次10毫升，每日3次，口服。

（2）止咳丸每次6丸，每日3次，口服。

（3）复方甘草片每次3片，每日2～3次，口服。

（4）枇杷叶煮水，蒸气吸入或用超声雾化吸入，以稀释气道内分泌物。

（5）复方桔梗片每次2片，每日2～3次，口服。不能久服，易成瘾。

4. 验方

（1）50％酒精交替滴入双耳，每日3～6次，每次2～3滴，1个月为1个疗程。

（2）棉花根300～500克，洗净，加水1 000毫升，水煎2小时以上，每日分2～3次口服。

（3）金银花、连翘、绿豆、白芷各12克，扁豆、赤小豆各15克，麻黄10克。每日1剂，水煎服。

（4）白果仁、甜杏仁各1份，核桃仁、花生仁各2份，鸡蛋适量。白果仁、甜杏仁、核桃仁、花生仁共研末，和匀，每日早晨取20克，加鸡蛋煮1小碗服下，连服6个月。

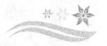

四、慢性支气管炎

5. 药膳食疗方

(1)白萝卜1块,川贝母3克,冰糖30克。将川贝母、冰糖研末,放入萝卜内蒸熟,炖食,每日1剂。健脾消食,润肺化痰,止咳平喘。适用于慢性支气管炎。

(2)雪梨1个,杏仁10克,白糖30～50克。将雪梨、杏仁、白糖放入容器内,隔水蒸1小时,吃雪梨喝汤,每日2次。化痰止咳,清热生津,润肺平喘。适用于慢性支气管炎及肠燥便秘。

(3)白萝卜500克,川贝母5克,猪瘦肉100克,葱白、料酒、食盐各适量。将白萝卜洗净,剁成末;猪瘦肉洗净,剁成细肉末;川贝母研成面。三煮混合均匀,放入料酒和食盐、葱白段,捏匀放入锅内蒸笼内蒸熟即可。每日1～2次,每次食量适中。适用于慢性支气管炎。

(4)灵芝3克,猪瘦肉100克,酱油适量。将灵芝研末,猪瘦肉加工成馅,与灵芝末拌匀,加酱油少许调味,隔水蒸熟佐餐,每日2次。安神益气养阴。适用于慢性支气管炎咳嗽。

(5)佛手、生姜、半夏各10克,砂糖适量。将佛手、生姜、半夏水煎去渣,早晚分2次,加砂糖温饮。止咳平喘,燥湿化痰。适用于慢性支气管炎及痰湿咳嗽者。

(6)雪梨1个,蜜蜂或冰糖适量。先将雪梨洗净,切片(包括核在内),再将蜜蜂或冰糖放在梨片上,入蒸笼蒸10～20分钟即可。每日2～3次,每次食用适中。适用于慢性支气管炎及痰湿咳嗽者。

(7)白萝卜500克,枇杷20克。将白萝卜洗净,切片,打成汁;枇杷洗净。枇杷与白萝卜汁煮沸12分钟即可。每日2～3次,每次食用200毫升。适用于慢性支气管炎及痰湿咳嗽者。

(8)百合10克,山药30克,枇杷10克,新粳米100克。将新粳米洗净,放入锅内,放水800毫升,百合、山药同时放入,枇杷用纱布包好,并扎紧代口入锅,同煮至米熟成粥即可捞出纱布包。

每日1～2次,每次食量适中。适用于慢性支气管炎咳嗽。

(9)罗汉果1/5个,核桃4个。取水800毫升,加入罗汉果及取仁去衣捣碎的核桃,同煮15分钟,当茶饮,每日数次。

(10)白萝卜500克,猪腿骨300克,枇杷20克,生姜10克。将白萝卜洗净,切成3厘米×2厘米大的块;生姜不去皮,但洗净泥土,切片或拍破;猪腿骨砍成小块。锅内加水1 000毫升,萝卜、枇杷、生姜、猪腿骨一同下锅,大火煮沸,打去血沫,放食盐,用小火煮至肉烂萝卜即可。吃肉喝汤,每日1～2次。

(五)生活调理

1. 生活调理原则

(1)慢性支气管炎是中老年人的常见病、多发病,应从衣、食、住、行上多加注意,防寒保暖,身热随脱,感觉凉就随即穿衣。天气冷暖更要随加随减,不能怕麻烦,怕麻烦就会发病。一旦发生了就要积极治疗,不要拖,一拖就要加重。

(2)要注意休息好,如出现休息不好,可用镇静药帮助休息,否则恢复慢;要积极配合治疗,如咳嗽较重而影响休息者可给吸氧、止咳、镇静等。

(3)注意个人卫生,不随地吐痰,居室要通风。该病冬季易复发,因此要注意天气变化,避之有时,流感流行期少去公共场所。

(4)要注意生活调理,加强营养,多食新鲜蔬菜。

(5)吸烟者要戒烟,限酒和忌食辛辣食物。

2. 饮食调理原则

(1)饮食宜清淡,但要营养丰富、易消化吸收,如软饭、烂饭、米粥、面条、面包、鲜奶。

(2)进食要有规律,有节制,宜少食多餐,忌暴饮暴食,避免进食生冷、寒冷、肥腻及辛辣燥热的食物。

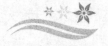

(3)禁食葱、姜、蒜、鸭子、辛辣、燥热、肥腻的食物。

（六）预　防

(1)加强宣传吸烟有害身体健康的教育,戒烟、限酒。

(2)加强个人卫生,改善生活条件,卧室内要经常开窗透气,改进周围环境,避免各种诱发因素的接触和吸入。

(3)加强体育锻炼,增强体质,提高抗病能力。坚持各项体育运动,有条件者开展适量耐寒锻炼,从夏日开始用冷水擦身。体质强者冬天也可以冷水擦身或淋浴。

(4)多在户外运动,少在室内活动。

(5)开展预防接种,冬病夏治。

五、肺 炎

（一）病因与分类

肺炎是指终末气道、肺泡和肺间质的炎症，可由病原微生物、理化因素、免疫损伤、过敏和药物所致。细菌性肺炎是最常见的肺炎，也是临床最常见的感染性疾病之一。肺炎的分类有多种方法。按解剖学可分为大叶性（肺泡性）肺炎、小叶性（支气管性）肺炎和间质性肺炎。按病因可分为细菌性肺炎、非典型病原体所致肺炎、病毒性肺炎、真菌性肺炎、其他病原体所致肺炎和理化因素所致肺炎。病因分类虽然有利于治疗，但由于细菌学检查阳性率低，培养结果滞后，病因分类在临床上较为困难。因此，为便于临床经验性治疗，目前常将肺炎按获得环境不同分为社区获得性肺炎和医院获得性肺炎两类。

一般社区获得性肺炎常见病原体为肺炎球菌，约占 40%，如流感嗜血杆菌、卡他莫拉菌、非典型病原体。医院获得性肺炎常见病原体：革兰阴性菌最常见（如铜绿假单胞菌、大肠埃希菌、肺炎克雷白杆菌、不动杆菌），真菌（如白色念珠菌、曲霉菌），病毒（如巨细胞病毒），革兰阳性菌以耐甲氧西林金黄色葡萄球菌多见。

五、肺 炎

(二)诊断要点

1. 临床表现

(1)肺炎链球菌肺炎:起病前常有受凉、淋雨、疲劳、醉酒、病毒感染史,多数有上呼吸道前驱症状,起病多急剧。突发高热、寒战、肌肉酸痛、食欲缺乏、疲乏和烦躁不安。体温可高达40℃～41℃,呼吸急促(达每分钟40～60次),呼气呻吟,鼻翼翕动,面色潮红或发绀。可有患侧胸部疼痛,放射至肩部或腹部。最初数日多咳嗽不重,无痰,后可有痰呈铁锈色。早期多有呕吐,少数患有腹痛,有时易误诊为阑尾炎。幼儿可有腹泻。轻症者神志清醒,少数出现头痛、颈强直等脑膜刺激症状;重症时可有惊厥、谵妄及昏迷等中毒性脑病的表现,常被误认为中枢神经系统疾病。严重病例可伴发感染性休克,甚至有因脑水肿而发生脑疝者。可见唇部疱疹。早期肺部只有轻度叩诊浊音或呼吸音减弱;病程第2～3日肺实变后有典型叩诊浊音、语颤增强及管性呼吸音等;消散期可听到湿啰音。少数病例始终不见胸部异常体征。

(2)军团菌肺炎:本病可呈暴发流行。典型患者常为亚急性起病,疲乏、无力、肌痛、畏寒、发热等;亦可经2～10日潜伏期后急骤起病,高热、寒战、头痛、胸痛,进而咳嗽加剧,咳黏痰带少量血丝或血痰,痰量少,但一般不呈脓性。本病早期消化道症状明显,约50%有腹痛,多为水样便,有20%患者可有相对缓脉。神经症状亦较常见,如焦虑、神经迟钝、谵妄。随着肺部病变进展,重者可发生呼吸衰竭。

(3)金黄色葡萄球菌肺炎:本病起病多急骤,寒战,高热,体温高达39℃～40℃,胸痛,脓性痰,可有血丝痰。同时还出现全身肌肉酸痛、关节酸痛、精神萎靡,病情严重者可早期出现周围循环衰竭。老年人症状可不典型。体征常与严重的中毒症状和呼吸道

症状不平行,其后可出现两肺散在湿啰音,病变较大或融合时可有肺实变体征。气胸或脓气胸则有相应体征。

(4)革兰阴性菌肺炎:革兰阴性菌肺炎指克雷白杆菌、大肠埃希菌、变形杆菌、流感嗜血杆菌或铜绿假单胞菌等所致的肺炎,多数为继发性肺炎。全身或肺部慢性疾病患者,有长期应用抗生素、糖皮质激素及用呼吸机、雾化器治疗的病史。起病急骤,有寒战、高热,严重病例多伴有周围循环衰竭、肺水肿和呼吸衰竭。呼吸道症状多有胸痛、咳嗽。咳红棕色黏稠胶冻状痰为克雷白杆菌肺炎的特征性表现,咳绿色脓痰者多为铜绿假单胞菌感染。急性重病容,部分患者血压下降,肺部可有实变体征或呼吸音减低和湿啰音。

(5)支原体肺炎:起病缓慢,潜伏期2～3周,病初有全身不适、乏力、头痛。2～3日后出现发热(体温常达39℃左右),可持续1～3周,可伴有咽痛和肌肉酸痛。咳嗽为本病突出的症状,一般于病后2～3日开始,初为干咳,后转为顽固性剧咳,常有黏稠痰液偶带血丝,少数病例可类似百日咳样阵咳,可持续1～4周。肺部体征多不明显,甚至全无。少数可听到干、湿啰音,但多很快消失。故体征与剧咳及发热等临床表现不一致,为本病特点之一。婴幼儿起病急,病程长,病情较重,表现为呼吸困难、喘憋、喘鸣音较为突出,肺部啰音比年长儿多见。部分患儿童可患有溶血性贫血、脑膜炎、心肌炎、呻吟、吉兰-巴雷综合征等肺外表现。

(6)衣原体肺炎:起病多隐袭,早期表现为上呼吸道感染症状。临床上与支原体肺炎颇为相似。通常症状较轻,发热、寒战、肌痛、干咳、非胸膜炎性胸痛、头痛、不适和乏力,少有咯血。发生咽喉炎者表现为咽喉痛、声音嘶哑,有些患者可表现为双阶段病程:开始表现为咽炎,经对症处理好转,1～3周后又发生肺炎或支气管炎,咳嗽加重。肺炎衣原体感染时也可伴有肺外表现,如中耳炎、关节炎、甲状腺炎、脑炎、吉兰-巴雷综合征等。体格检查肺部偶闻湿啰音。

(7)病毒性肺炎:本病临床表现一般较轻,与支原体肺炎的症状相似。起病缓慢,有头痛、乏力、发热、咳嗽,并咳少量黏痰。体征往往缺如。X线检查肺部炎症呈斑点状、片状或均匀的阴影。白细胞总数可正常、减少或略增加。病程一般为1～2周。在免疫缺损的患者,病毒性肺炎往往比较严重,有持续性高热、心悸、气急、发绀、极度衰竭,可伴休克、心力衰竭和氮质血症。由于肺泡间质和肺泡内水肿,严重者可发生呼吸窘迫综合征。体检可有湿啰音。X线检查显示弥漫性结节性浸润,多见于两下2/3肺野。

(8)高致病性人禽流感病毒性肺炎:潜伏期1～7日,大多数在2～4日。主要症状为发热,体温大多持续在39℃以上,可伴有流涕、鼻塞、咳嗽、咽痛、头痛、肌肉酸痛和全身不适。部分患者可有恶心、腹痛、稀水样便等消化道症状。重症患者可出现高热不退,病情发展迅速,几乎所有患者都有临床表现明显的肺炎,常出现急性肺损伤、急性呼吸窘迫综合征、肺出血、胸腔积液、多脏器功能衰竭、休克及瑞氏(Reye)综合征等多种并发症。外周血白细胞不高或减少,尤其是淋巴细胞减少,并有血小板减少。胸部影像学检查可表现为肺内片状影。重症患者肺内病变进展迅速,呈大片状毛玻璃样影及肺实变影像,病变后期为双肺弥漫性实变影,可合并胸腔积液。部分病例出现呕吐和(或)腹泻。约10%病例可不发热。体征主要包括咽部充血和扁桃体肿大。少数病例病情进展迅速,出现呼吸衰竭、多脏器功能不全或衰竭。患者原有的基础疾病亦可被诱发加重,呈现相应的临床表现。病情严重者可以导致死亡。外周白细胞总数一般不高或降低。部分病例出现低钾血症,少数病例丙氨酸氨基转移酶、天冬氨酸氨基转移酶升高。影像学示合并肺炎时肺内可见片状影像。侵袭性肺曲霉菌感染胸部X线和CT影像学特征为早期出现胸膜下密度增高的结节实变影,数日后病灶双肺可呈弥漫性实变影,可合并胸

腔积液。

（9）肺孢子菌肺炎：胸部 CT 影像学特征为两肺出现磨玻璃样肺间质病变征象，伴有低氧血症。

2. 鉴别诊断 肺炎需与慢性气管炎和重度上呼吸道感染相鉴别。

（1）慢性气管炎：本病主要以慢性反复咳嗽、咳痰为主，很少有发热，即使有也是低热，曾有气管炎病史。

（2）重度上呼吸道感染：本病主要病变是在上呼吸道，尤其在咽部充血甚至有脓点，有的患者张口很困难，说话声音嘶哑，也可有发热，体温可在 38℃～39℃。

（三）西医治疗

1. 抗感染

（1）细菌性肺炎

①甲氧西林敏感金黄色葡萄球菌。首选苯唑西林每次 2 克，静脉滴注，每日 2 次；氯唑西林每次 2 克，静脉滴注，每日 2 次，单用；联合利福霉素，每次 0.5 克，静脉滴注，每日 2～3 次；头孢唑林每次 2 克，静脉滴注，每日 2 次；头孢呋辛每次 2.25 克，静脉滴注，每日 2 次；克林霉素每次 1.2 克，静脉滴注，每日 1 次；复方磺胺甲噁唑每次 2 片，口服，每日 2 次；氟喹诺酮类，如左氧氟沙星每次 0.4 克，静脉滴注，每日 1 次；莫西沙星 0.4 克，静脉滴注，每日 1 次。

②耐甲氧西林金黄色葡萄球菌

★首选药物。去甲万古霉素单用，每次 1 克，静脉滴注，每 12 小时 1 次；联合利福霉素，每次 0.5 克，静脉滴注，每日 2～3 次。

★替代药物（须经体外药敏试验）。左氧氟沙星每次 0.4 克，静脉滴注，每日 1 次；莫西沙星每次 0.4 克，静脉滴注，每日 1 次；

亚胺培南/西司他丁钠每次 1 克,静脉滴注,每 12 小时 1 次。

③肠杆菌科(大肠埃希菌、克雷白杆菌、变形杆菌、肠杆菌属等)

★首选药物。头孢替安每次 2 克,静脉滴注,每日 2 次;头孢呋辛 2.25 克,静脉滴注,每日 2 次;头孢噻肟每次 4 克,静脉滴注,每日 2 次;头孢曲松每次 2 克,静脉滴注,每日 1 次;阿米卡星 7.5 毫克/千克体重,静脉滴注,每日 2 次。

★替代药物。氨曲南每次 2 克,静脉滴注,每日 2 次;亚胺培南/西司他丁每次 1 克,静脉滴注,每 12 小时 1 次;如头孢哌酮舒巴坦每次 4 克,静脉滴注,每日 2 次。

④流感嗜血杆菌

★首选药物。头孢菌素(第二、三代);阿奇霉素每次 0.5 克,静脉滴注,每日 1 次;复方磺胺甲噁唑每次 2 片,口服,每日 2 次。

★替代药物。哌拉西林/他唑巴坦每次 4.45 克,静脉滴注,每日 2 次;阿莫西林/克拉维酸每次 3.6 克,静脉滴注,每日 2 次。

⑤铜绿假单胞菌

★首选药物。阿米卡星 7.5 毫克/千克体重,静脉滴注,每日 2 次;哌拉西林/他唑巴坦每次 4.45 克,静脉滴注,每日 2 次;替卡西林/克拉维酸每次 3.2 克,静脉滴注,每日 2 次;美洛西林每次 3 克,静脉滴注,每日 2 次;头孢他啶每次 2 克,静脉滴注,每日 2 次;头孢哌酮/舒巴坦钠每次 4 克,静脉滴注,每日 2 次。

★替代药物。包括氨基糖苷类,联合氨曲南、亚胺培南/西司他丁。

⑥不动杆菌。首选亚胺培南或氟喹诺酮类联合阿米卡星或头孢他啶、头孢哌酮/舒巴坦钠。

⑦军团杆菌。

★首选药物。红霉素每次 0.5 克,口服,每日 2 次;或联合利福平每次 0.45 克,口服,每日 1 次;环丙沙星每次 0.2 克,静脉滴

注,每日2次;左氧氟沙星每次0.4克,静脉滴注,每日1次。

★替代药物。包括新大环内酯类,联合利福平、多西环素(如多西环素每次0.1克,口服,每日2次);联合利福平、氧氟沙星。

⑧厌氧菌

★首选药物。青霉素每次400万单位,静脉滴注,每日2次;联合替硝唑每次100毫升,静脉滴注,每日2次;克林霉素每次1.2克,静脉滴注,每日1次;β-内酰胺类/β-内酰胺酶抑制药。

★替代药物。氨苄西林每次0.5～1克,口服,每日3～4次;阿莫西林每次0.5～1克,口服,每日3次;头孢西丁每次2克,静脉滴注,每日2次。

(2)病毒性肺炎

①利巴韦林。利巴韦林具有广谱抗病毒活性,包括呼吸道合胞病毒、腺病毒、副流感病毒和流感病毒。每日0.8～1.0克,分3～4次服用;每日10～15毫克/千克体重,分2次静脉滴注或肌内注射;亦可用雾化吸入,每次10～30毫克,加蒸馏水30毫升,每日2次,连续5～7日。

②阿昔洛韦。阿昔洛韦具有广谱、强效和起效快的特点。临床用于疱疹病毒、水痘病毒感染,尤其对免疫缺陷或应用免疫抑制药者应尽早应用。每次5毫克/千克体重,静脉滴注,每日3次,连用7日。

③更昔洛韦。更昔洛韦可抑制DNA合成。主要用于巨细胞病毒感染。每日7.5～15毫克/千克体重,静脉滴注,连用10～15日。

④奥他米韦。奥他米韦为神经氨酸酶抑制药,对甲、乙型流感病毒均有很好作用,耐药发生率低。每次75毫克,每日2次,口服,连用5日。

⑤阿糖腺苷。阿糖腺苷具有广泛的抗病毒作用。多用于治疗免疫缺陷患者的疱疹病毒与水痘病毒感染。每日5～15毫克/

千克体重,静脉滴注,10～14 日为 1 个疗程。

⑥金刚烷胺。金刚烷胺有阻止某些病毒进入人体细胞及退热作用。临床用于流感病毒等感染。每次 100 毫克,早晚各 1 次,口服,连用 3～5 日。

(3)真菌性肺炎

①两性霉素。两性霉素 B 0.5～1 毫克/千克体重,开始先以 15 毫克或 0.02～0.10 毫克/千克体重给药,视耐受情况每日或隔日增加 5 毫克,避光缓慢静脉滴注,不短于 6 小时;两性霉素 B 脂质复合体 5 毫克/千克体重,两性霉素 B 胶质分散体为 34 毫克/千克体重,两性霉素 B 脂质体为 3～5 毫克/千克体重,亦主张从低剂量开始,逐渐增量,缓慢滴注,如耐受性良好,滴注时间可缩短至 1～2 小时;可用于曲霉菌、念珠菌、隐球菌、组织胞质菌等引起的感染。

②伊曲康唑。第 1～2 日每次 200 毫克,静脉滴注,每日 2 次;第 3～14 日每次 200 毫克,静脉滴注,每日 1 次,输注时间不得少于 1 小时;之后序贯使用口服液,每次 200 毫克,每日 2 次,直至症状改善及影像学上病灶基本吸收。主要适用于曲霉菌、念珠菌属、隐球菌属和组织胞质菌等引起的确诊、临床诊断及拟诊侵袭性肺部真菌感染的治疗,以及曲霉菌和念珠菌感染的预防治疗(口服液每日 5 毫克/千克体重,疗程一般为 2～4 周)。

③氟胞嘧啶。每日 100～150 毫克/千克体重,分 4 次口服;或每日 2.5 克,分 2～4 次静脉滴注,滴速为每分钟 4～10 毫升。适用于敏感念珠菌和隐球菌所致的严重感染。单独应用易导致耐药,多与两性霉素 B 联合使用。

④氟康唑。每日 200～400 毫克,口服或静脉滴注,每日 1 次。适用于非粒细胞减少者的深部念珠菌病,艾滋病患者的急性隐球菌性脑膜炎,侵袭性念珠菌病的预防。

⑤伏立康唑。适用于免疫抑制患者的严重真菌感染,如侵袭

性曲霉菌病、氟康唑耐药念珠菌引起的侵袭性感染、镰刀霉感染等。

★负荷剂量。静脉给予6毫克/千克体重,每12小时1次,连用2次。输注速度不得超过每小时3毫克/千克体重,在1～2小时输完。

★维持剂量。静脉给予4毫克/千克体重,每12小时1次。治疗不耐受者,将维持剂量降至3毫克/千克体重,每12小时1次。

⑥卡泊芬净。第一日70毫克,之后每日50毫克,静脉输注时间不得少于1小时,疗程依病情而定。适用于侵袭性曲霉菌病。

2. 对症治疗

(1)患者胸痛剧烈者,可酌情用少量镇痛药,如可待因15毫克,临时口服。

(2)频繁咳嗽者,可给予止咳药,如右美沙芬等。痰液黏稠时,可给予祛痰药,如氨溴索、羧甲司坦等;也可选用止咳、祛痰复方制剂。

(3)一般发热不主张用阿司匹林或其他解热药,高热患者在物理降温效果不理想情况下,可慎用解热药物,同时注意多饮水。烦躁不安、谵妄、失眠者,可酌情应用地西泮或水合氯醛,禁用抑制呼吸的镇静药。

3. 并发症的处理

(1)并发休克者,可在抗感染的基础上改善全身组织的血液灌注,恢复及维护患者的代谢和脏器功能。严重低血压时应静脉滴注多巴胺,每分钟5～15微克/千克体重。

(2)并发呼吸衰竭者,应给予相应的处理,详见"呼吸衰竭"。

(3)并发心力衰竭者,可给予生理盐水20毫升,去乙酰毛花苷0.2毫克,静脉注射;呋塞米40毫克,静脉注射;生理盐水250

毫升,硝酸甘油 5 毫克,静脉滴注。

(四)中医治疗

1. 辨证施治

(1)外感风寒型

主症:鼻塞严重或鼻痒喷嚏,流涕清稀,喉痒严重,咳嗽,咳痰多而清稀,或见发热恶寒,无汗,头痛,骨节酸痛,舌苔薄白,脉浮或浮紧。

治法:辛温解表,宣肺止咳。

方药:荆防败毒散加减。荆芥、豆豉、紫苏叶、牛蒡子各 10克,防风 20 克,薄荷(后下)3 克,甘草 3 克,辛夷花 5 克。

用法:每日 1 剂,水煎分 2 次温服。

(2)风热犯肺型

主症:发热,微恶风寒,或有汗出,鼻流浊涕,咳痰不爽,痰黄黏稠,咽痛喉痛,口干欲饮,舌苔薄黄,脉浮数。

治法:辛凉解表,疏风清热。

方药:银翘散加减。连翘、金银花各 30 克,苦桔梗、薄荷(后下)、牛蒡子各 18 克,竹叶、荆芥穗各 12 克,生甘草、淡豆豉各15 克。

用法:每日 1 剂,水煎分 2 次温服。

(3)燥邪犯肺型

主症:咳嗽少痰,或略有黏痰不易咳出,或痰中带有血丝,咽干、咽痛、唇鼻干燥,咳甚则胸痛,初起或有恶寒发热等表证,舌苔薄黄而干,舌尖红,脉细数或无变化。

治法:清肺润燥,疏风清热。

方药:桑叶 20 克,石膏 30 克,杏仁 10 克,沙参 12 克,火麻仁9 克,阿胶 6 克,麦冬 15 克,栀子 12 克,桑白皮 10 克,贝母 10 克,炙枇杷叶9克,人参12克,紫菀12克。

加减:痰中带血者,加白及、生地黄、芦根;口干舌红、口渴甚者,加天花粉、玄参;发热恶寒、无汗、舌苔薄白、脉浮紧者,可选用杏苏散合止咳散;气短乏力者,加西洋参、黄芪。

用法:每日1剂,水煎分2次温服。

(4)痰热壅肺型

主症:身热烦渴,汗出,咳嗽气粗,或伴喘促,或痰黄带血,胸闷胸痛,口渴,舌红苔黄,脉洪数或滑数。

治法:清热化痰,宣肺止咳。

方药:清金化痰丸加减。茯苓15克,黄芩、桑白皮、钩藤、郁金、贝母、知母、瓜蒌仁各10克,桔梗、橘红各6克,羚羊角(代、研末、冲服)0.6克。

用法:每日1剂,水煎分2次温服。

(5)肺胃热盛型

主症:身热,午后为甚,心烦,口渴多饮,咳嗽痰黄,腹满便秘,舌红,苔黄或灰黑而燥,脉滑数。

治法:宣肺化痰,泄热通腑。

方药:宣白承气汤加味。生大黄(后下)、杏仁、枳实、厚朴、川贝母各10克,生石膏(先煎)30克,全瓜蒌、黄芩各15克。

用法:每日1剂,水煎分2次温服。

(6)气阴两虚型

主症:身热渐退,或无身热,干咳痰少而黏,自汗神倦,纳少口干,舌红少苔,脉细数。

治法:益气养阴,润肺止咳。

方药:人参12克,麦冬12克,五味子9克,沙参12克,玉竹9克,桑叶20克,甘草6克,天花粉9克,生扁豆10克。

加减:烦躁失眠者,加远志、莲子心、酸枣仁,以镇静安神;午后潮热者,加地骨皮、青蒿、鳖甲,以养阴清热。

用法:每日 1 剂,水煎分 2 次温服。

(7)邪陷心包型

主症:神志不清,烦躁不安,谵语妄言,甚则昏迷,或有壮热,口渴不欲饮,四肢厥冷,舌质红绛少津,苔黄燥,脉细数。

治法:清心凉营,豁痰开窍。

方药:清宫汤。玄参、麦冬(连心)各 9 克,莲子心 2 克,竹叶卷心、连翘各 6 克,犀角(水牛角代)30 克。

用法:每日 1 剂,水煎分 2 次温服。

(8)邪陷正脱型

主症:呼吸短促,鼻翼翕动,面色苍白,大汗淋漓,甚则汗出如油,四肢厥冷,发绀,烦躁不安,身热骤降;或起病无身热,面色淡白,神志逐渐恍惚,舌质淡紫,脉细数无力,或脉微欲绝。

治法:益气固脱,潜阳益阴。

方药:人参 15 克,麦冬、五味子各 9 克,附子 12 克,干姜 6 克,山茱萸 9 克,煅龙骨 10 克,煅牡蛎 12 克。

加减:神志昏迷者,加石菖蒲,醒神开窍;面色青紫者,加丹参、川芎,以活血化瘀。肢冷息微者,加炮附子 15 克,急煎频服;参麦注射液 40 毫升,10%葡萄糖注射液 100 毫升,静脉注射,10～15 分钟 1 次,连续 3～5 次。

用法:每日 1 剂,水煎分 2 次温服。

2. 验方

(1)金银花 12 克,连翘 12 克,薄荷(后下)6 克,荆芥 6 克,杏仁 10 克,冬瓜子仁 12 克,生薏苡仁 12 克,桃仁 6 克,黄芩 10 克,浙贝母 10 克,芦根 20 克。先将中药用水浸泡 30 分钟,再在火上煎 30 分钟,每剂煎 2 次,将 2 次煎出之药液混合。每日 1 剂,早晚温服。

(2)麻黄 6～15 克,生石膏 30～90 克,芦根 30～60 克,杏仁 10～15 克,金银花 15～30 克,连翘 15～30 克,黄芩 15～30 克,生

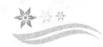

薏苡仁 30～60 克,前胡 10～15 克,紫苏叶 10～15 克,蝉蜕 6～9 克,柴胡 15～30 克,甘草 6～10 克。先煎生石膏、麻黄、芦根 30 分钟,同时将余药浸泡 30 分钟后,合一起再煎 30 分钟,每剂煎 2 次,滤取药汁 300 毫升。每日 1 剂,水煎分 3 次温服;病重者,每日 2 剂,水煎分 4～6 次温服。

(3)野菊花 10 克,鲜夏枯草 10 克。野菊花、夏枯草洗净,切成小段,一同放入茶杯内,加滚沸开水 300～500 毫升,加盖闷泡 10～20 分钟。当茶饮用,每日 3～4 次,每次 100～200 毫升,宜经常饮用。疏风清热,平肝。适用于呼吸道感染,咳嗽,发热和手术后,头痛头胀,眩晕时作,舌质红苔黄,脉弦数有力。

3. 针刺疗法 主穴为肺俞、膈俞、尺泽、鱼际、太渊、内关。配穴为大椎、曲池、合谷、孔最、委中、太溪、三阴交、十二井、膏肓俞。病情进展期,每日针 2 次,泻法,留针 30 分钟;恢复期,每日针 1 次,平补平泻。

4. 耳针疗法 可选耳穴神门、气管、肝、皮质下、心、肾上腺等。用中等刺激,留针 10～20 分钟,隔日 1 次,10 次为 1 个疗程,并可用王不留行压贴耳穴。

5. 按摩疗法 可请家人以温暖双掌擦背,由上至下擦 30 次,再由下至上擦 30 次,直到背部皮肤微微发红为止。按摩后要注意保温。

6. 拔罐疗法

(1)大椎穴消毒后,用闪火法在穴位上拔罐;也可以用三棱针先在穴位上点刺后拔罐,拔出适量血液,留罐 10～15 分钟,每日 1 次;也可每日 2～3 次,不分疗程,起罐后擦净皮肤上的血迹。

(2)肺俞和中府穴属俞募配穴,可以改善治疗肺炎症状。肺俞穴消毒后,用闪火法在穴位上拔罐,也可以先用三棱针点刺后拔罐,每日 1 次;病情重者也可以每日 2～3 次,起罐后擦净皮肤上的血迹。中府穴拔罐可减轻胸痛症状。穴位消毒后,用闪火法在穴位上拔罐,留罐 10～15 分钟。若胸痛明显,也可每日拔罐 2～3 次,不分疗程。

(3)天突穴可有效治疗咳嗽症状。穴位消毒后,用闪火法在穴位上拔罐,留罐 10～15 分钟,每日 1 次。如果咳嗽严重,也可每日 2～3 次,不分疗程;也可用三棱针先在穴位上点刺两下,然后拔罐,拔出适量的血,起罐后擦净皮肤上的血迹。

(4)一般肺炎都有发热,而曲池穴有退热的功效。先进行穴位消毒,用闪火法将罐吸拔于曲池穴位上,留罐 10～15 分钟,每日 1 次。发热不退者也可以每日 2～3 次,不分疗程;也可以先针灸,再拔罐。

7. 敷贴疗法

(1)葱白、艾叶各 6 克。葱白、艾叶共捣烂,敷神阙穴;另取 1 份,在虎口上刺至微出血后,将药包上,热退即去药。适用于肺炎有高热者。

(2)白芥子末、面粉各 30 克。白芥子末、面粉加水调黏成糊状,用纱布包后敷贴背部肺俞穴。每日 1 次,每次 15 分钟,出现皮肤发红为止,连敷 3 日。

(3)桔梗、吴茱萸、白芥子各 1 克,白酒适量。桔梗、吴茱萸、白芥子共研细末,用白酒调成糊状,敷贴肺俞、膻中、涌泉穴,每日 1 次,每次 3～5 小时,7 日为 1 个疗程。

8. 药膳食疗方

(1)黄豆 200 克,蜂蜜适量。黄豆浸泡 12 小时,洗净,用家庭研磨机粉碎,得鲜豆浆 800 毫升,用干净纱布过滤去渣即可。豆浆置锅用大火煮沸,沸后用小火再煮 2～3 分钟,放入蜂蜜搅匀后熄火。可作为早餐饮用,每日 1 次,每次 200 毫升左右。清肺化痰,补虚润燥。适用于呼吸道感染,咳嗽和手术后,发热,癌症,不思饮食,食欲缺乏,口渴咽干者。

(2)木瓜 200 克,蜂蜜 20 克。木瓜洗净,去皮,去子,打成汁,

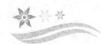

加 60℃温开水 100 毫升,混合蜂蜜。每日 1～2 次,每次 100 毫升,宜常饮用。滋阴润烦,补脾。适用于呼吸道感染,咳嗽,发热和手术后,久卧床者,头昏眼花,习惯性便秘,食欲缺乏,失眠者。

(3)木耳 15 克,大枣 30 枚,蜂蜜 30 克。将木耳用温水泡发,洗净,与大枣一同下锅,加水用小火炖熟,加入蜂蜜搅匀煮沸即可。当茶经常饮用,每日 3～5 次,每次量适中,木耳、大枣均吃。补心脾,益气血,清血热,润肠。适用于呼吸道感染,咳嗽,发热和手术后,面色苍白,口咽干燥,神疲乏力,食欲缺乏者。

(4)川贝母 10 克,雪梨 6 个,糯米 100 克,冰糖 100 克。将川贝母碾碎,冬瓜切成细条,糯米蒸成饭。梨去皮、掏成空心,在沸水中烫一下捞出,放入凉水中,沥干水分。糯米饭、冬瓜条与冰糖 50 克和匀,装入梨内,贝母分 6 份装入 6 个梨中,放在碗中上笼蒸 50 分钟。煮沸水 200 毫升,放入剩余的冰糖溶化,收浓汁,待梨出笼后逐个浇在梨子面上即可。每日 1～2 次,每次食用 1 个。余下的食用前蒸热。滋阴润燥,补中益气,清热化痰。适用于肺部感染,咳嗽,发热和手术后疲倦乏力,干咳少痰,咽干燥,食欲缺乏,舌尖红,脉细数者。

(5)淮山药 200 克,绿豆 150 克,白糖 100 克,猪油 60 克,京糕 100 克,豆沙 15 克,水淀粉 50 克。将绿豆洗净,煮烂成泥;淮山药打粉,加入白糖 60 克,搅成细泥,京糕磨成细泥另置碗内,加入白糖 20 克拌匀;豆沙另置碗中,均上笼蒸透取出。锅煮热,倒入猪油少许,将绿豆、山药泥,炒至浓稠时盛入盘中央;锅内再下猪油,依次炒京糕、豆沙,分别盛在淮山药、绿豆泥的周围。炒匀置大火上,加水 20 毫升,加白糖 20 克煮沸,加水淀粉收汁,浇在三泥上即可。每日 2 次,每次食用 50～100 克,宜常吃。健中化湿,和胃益阴。适用于肺部感染,咳嗽,发热和手术后疲倦乏力,干咳少痰,咽干燥,食欲缺乏,舌尖红,脉细数者。

(6)水晶香梨 4 个,蜂蜜 20 克,青梅 10 克,香油 10 克,白糖

50克。将水晶香梨洗净,去皮,去核,切成4片,入沸水内稍烫捞出;青梅洗净,切筷头方丁。锅内煮热,放香油和白糖炒成金黄色,加水100毫升煮沸放蜂蜜、水晶梨,再移小火煎至梨烂,捞出放盘内撒上青梅、锅内蜜汁浇在梨上即可。每日1～2次,每次食用100克左右,宜常吃。滋阴润燥,化痰生津,清热止咳。适用于肺部感染,咳嗽,发热和手术后疲倦乏力,干咳少痰,咽干燥,食欲缺乏,舌尖红,脉细数者。

(7)生地瓜300克,蜂蜜适量。生地瓜去皮,洗净,切成小薄片,用干净纱布包好,反复搓、揉取汁,适量加入开水,再取汁,在汁内加入蜂蜜即可。每日2～3次,每次30毫升左右,可经常饮用。清热生津。适用于肺部感染,咳嗽,发热和手术后疲倦乏力,干咳少痰,咽干燥,食欲缺乏,舌尖红,脉细数者。

(8)黑芝麻120克,淮山药30克,新米60克,鲜牛奶200毫升,玫瑰糖10克,冰糖120克。将黑芝麻洗净,沥干水,炒香;新米淘净,用清水浸泡1小时,捞出沥干;淮山药切成小粒;将黑芝麻、新米、淮山药放入容器中,加水和牛奶拌匀,磨碎后滤出汁待用。锅中加水500毫升,放入冰糖煮沸溶化,将滤汁缓慢倒入,加入玫瑰糖,不断搅动成糊,煮熟后装碗即可。每日1～2次,每次食用200毫升。滋阴补肾,疏肝和胃。适用于肺部感染,咳嗽,发热和手术后疲倦乏力,干咳少痰,咽干燥,食欲缺乏,舌尖红,脉细数者。

(9)新鲜黄瓜300克,醋、白糖、食盐、香油、味精各适量。将黄瓜洗净,去皮、瓤,用刀拍破,放入食盐拌均匀,沥干水分,加白糖、醋、香油、味精拌匀即可。每餐可作小菜食用,每次适量。清热解毒,利水。适用于肺部感染,咳嗽,发热和手术后疲倦乏力,干咳少痰,咽干燥,食欲缺乏,舌尖红,脉细数者。

(10)金银花300克,菊花250克,山楂200克,蜂蜜300克。将金银花、菊花、山楂用水泡洗,一起入锅,加水用大火煮沸,改用小火煮熬 30 分钟,即起锅,滗出药汁。将蜂蜜倒入干净的锅内,用小火加热保持微沸,煮至微黄,粘手成丝即可。将炼制过的蜂蜜缓缓倒入上面熬成的药汁内,搅拌均匀即可。每日 2 次,每次 100 毫升左右,以茶代饮。清热疏风。适用于肺部感染,咳嗽,发热和手术后疲倦乏力,干咳少痰,咽干燥,食欲缺乏,舌尖红,脉细数者。

(11)鲜芹菜 250 克,白糖适量。将鲜芹菜根、杆、叶均洗净,以沸水烫 1～2 分钟,捞起切细,用干净纱布包好,反复搓、揉、挤取汁,加入白糖即可。每日 2 次,每次饮 10～20 毫升,可经常饮用。清热祛风,平肝。适用于肺部感染,咳嗽,发热和手术后疲倦乏力,干咳少痰,咽干燥,食欲缺乏,舌尖红,脉细数者。

(12)木耳 5 克,大枣 10 枚,大米 50 克,白糖适量。将木耳用水发好,洗净,撕碎。大米淘净,与大枣、木耳一同入锅内,加水先用大火煮沸,再用小火煮至木耳烂熟,放入白糖搅匀,煮沸即可。每日 1 次,每次食用适量。滋阴清热,健脾益气。适用于肺部感染,咳嗽,发热和手术后疲倦乏力,干咳少痰,咽干燥,食欲缺乏,舌尖红,脉细数者。

(13)红高粱 50 克,大枣 10 枚,红砂糖 10 克。将红高粱淘洗净,与大枣一同入锅,加水先置大火上煮沸,后改用小火熬煮成粥,粥熟时加入红砂糖搅匀即可。每日 1～2 次,每次食用 300 毫升左右,宜常吃。健运脾胃,益气养血。适用于肺部感染,咳嗽,发热和手术后疲倦乏力,干咳少痰,咽干燥,食欲缺乏,舌尖红,脉细数者。

(14)甲鱼 500 克,贝母、知母、杏仁、柴胡、前胡各 5 克,生姜、甘草、料酒、食盐各适量。将甲鱼用竹筷将头引出,宰头,留血,剖开,去除苦胆,置入大碗中,加入 6 味中药、姜、料酒、食盐,加清汤适量。将大碗放入蒸笼中蒸至甲鱼肉烂熟取出,捞出中药趁热分顿食用。每日 1～2 次,每次食用 200 克左右,宜常吃。滋阴活血,清热化痰,散结退热。适用于肺部感染,咳嗽,发热和手术后疲倦乏力,干咳少痰,咽干燥,食欲缺乏,舌尖红,脉细数者。

(15)猪肋排骨 500 克,海带 100 克,白萝卜 200 克,生牡蛎 30 克,海蛤壳 20 克,生姜、草果、食盐、味精各适量。将猪肋排骨洗净,砍成小块;海带水发,洗净,切成小片;白萝卜洗净,切成小块;牡蛎、海蛤水发,洗净;生姜去皮,拍破。将猪肋排骨、海带、萝卜、牡蛎、海蛤、生姜、草果一同入锅,加水先用大火煮沸,放食盐,再移小火炖至猪排肉熟、萝卜烂熟放味精即可。每日 1~2 次,每次食用 200 克左右,宜常吃。滋补肝肾,理气化痰,软坚散结。适用于肺部感染,咳嗽,发热和手术后疲倦乏力,干咳少痰,咽干燥,食欲缺乏,舌尖红,脉细数者。

(五)生活调理

1. 生活调理原则

(1)要有一个安静的环境,使患者充分休息,保持室内空气新鲜。每日应该开窗换气 1~2 次,室温最好保持在 20℃左右。

(2)保证呼吸道通畅,经常清除鼻腔分泌物。

(3)注意补充水分和电解质。

(4)加强体育锻炼,可在肺炎恢复期做呼吸操(主要为深吸气后慢慢呼气)、扩胸运动,或征得医务人员同意后在病房和居室周围散步等,以增强肺脏功能。对于婴幼儿患者,家长则可让其躺在床上,帮助其做扩胸运动等,或帮助其在床边或室内行走,以增强心肺功能,促进康复。

(5)有条件者,可常在森林内活动,休息。

2. 饮食调理原则

(1)肺炎患者的体内往往会出现水分、电解质及酸碱平衡失调。应给予含铁丰富的食物,如动物的肝脏、蛋黄等;还有含铜量

高的食物,如牛肝、芝麻酱、猪肉等;也可给予虾皮、奶制品等高钙食品。

(2)高热患者宜进食清凉素淡、水分多、易吸收的食物,如水果汁、米汤、绿豆汤等。退热后,体质虚弱,但无呕吐、腹泻的患者,可给予流质饮食,同时增加瘦肉、猪肝、新鲜蔬菜、水果,以加强营养;食欲渐好者,可给予半流质饮食,如米粥、软面、菜泥等。

(3)肺炎高热期,患者应忌食坚硬、高纤维的食物,以免引起消化道出血。此外,还应禁食生葱、洋葱等辛辣刺激性食物,防止咳嗽、气喘等病情的加重。

(4)疾病恢复期脾胃功能尚未恢复,应少量多餐,防止饮食过量。

六、间质性肺炎

间质性肺炎，又称为间质性肺疾病、弥漫性肺疾病等。间质性肺炎不是单一的疾病，而是一大类疾病的总称，约有几十种，如尘肺、药物性肺炎、放射性肺炎等；有部分病因不明，如特发性肺纤维化、结节病等。

（一）病　因

间质性肺炎不是由细菌、病毒等微生物感染所致，主要是导致特发性肺纤维化，其他原因见于胶原血管疾病、石棉沉着病症、环境、职业和药物接触史等。特发性肺纤维化的病因尚不明确，研究与以下因素有关。

1. 职业和环境　相对而言，特发性肺纤维化的发病率在男性中较高，尤其在现有或既往有吸烟史的人群特发性肺纤维化的发病率更高些。其他危险因素包括粉尘或金属接触史，有机溶剂或农药残留物接触史，或生活在都市污染区域内等。研究证实，特发性间质性肺炎患者中的矿物质水平是增加的。应用扫描电镜和 X 线衍射技术研究表明，36％的特发性肺纤维化患者的肺脏特征与肺尘埃沉着病相似。然而，电工、电气工程师、消防员、清洁工，以及与暴露于具有潜在毒性的泡沫化学物质有关的职业，患特发性肺纤维化的危险性增加。

2. 遗传因素　特发性肺纤维化好发于高加索人和有色人种，但还没有研究涉及不同种族间发病率的差异。家族性的特发性

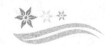

肺纤维化(占特发性肺纤维化的 0.5%～3%)除了较年轻外,其他与非家族性的特发性肺纤维化无明显差异。

(二)诊断要点

1. 临床表现 特发性肺纤维化主要表现为进行性呼吸困难伴刺激性干咳、运动性呼吸困难、吸气末爆裂音,运动性呼吸困难每年每月呈进行性进展。干咳常常为最初的临床症状,呈发作性。某些特发性肺纤维化患者的咳嗽反射增强。80%以上的特发性肺纤维化患者在肺基底部可闻及吸气末爆裂音,20%～50%的患者有杵状指。晚期患者可有发绀和肺心病的临床表现。肺外表现不多见。

2. 辅助检查

(1)肺功能:特发性肺纤维化最典型的肺功能变化为限制性通气功能障碍和弥散功能降低,但当有气道阻塞性存在时,肺功能检查结果就不会呈典型表现。限制性通气功能障碍,特发性肺纤维化及患者肺组织僵化,失去弹性,但气道通畅,肺功能检查表现为肺活量、肺总量减少、功能残气量和残气量随病情发展而降低。而呼出气流不受影响,结果第一秒用力呼气容积/用力肺活量之比值正常或增加。流速容量曲线的最大峰值 V_{50}、V_{25} 均增加。

①一氧化碳弥散功能。一氧化碳弥散功能是静息肺功能最敏感的测量方法,在肺容量尚无变化的情况下即已降低。一氧化碳弥散功能间接反映肺泡壁与毛细血管之间的破坏情况,肺组织的破坏程度与一氧化碳弥散功能密切相关。特发性肺纤维化患者的肺泡结构及毛细血管破坏和丧失,使弥散面积减少,弥散距离增加,弥散量可降至正常值的 1/5～1/2。一氧化碳弥散功能与肺泡通气量之比值,即气体转换因子亦降低,但单独测定一氧化

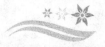

碳弥散功能的价值,更有意义和重要。

②通气/血流比例。疾病早期在静息状态时血气分析可正常或仅有轻度低氧血症和呼吸性碱中毒,静息时低氧血症的主要原因为通气/血流比例的失衡,而不是由于弥散或动静脉分流引起(以往曾认为是主要原因)。

(2)运动试验:患者的心肺运动试验研究表明,所有患者均可出现低氧血症和肺泡-动脉氧分压差的增加。气体的交换异常,低氧血症或肺泡-动脉血氧分压差加大是患者的重要标志。静息时,患者的肺泡-动脉氧分压差一般增加 $>85\%$,运动时恶化;运动时,肺泡-动脉氧分压差的变化与组织病理学相吻合的程度优于肺容量与一氧化碳弥散功能。运动肺功能可部分弥补常规肺功能的不足,当患者有呼吸困难而胸部 X 线和常规肺功能不能确诊为特发性肺纤维化/普通型间质性肺炎时,可做心肺运动试验来帮助诊断或排除,氧气从肺泡弥散到毛细血管的时间为红细胞通过肺泡毛细血管需时的 1/3。特发性肺纤维化/普通型间质性肺炎患者在静息情况下氧气的弥散过程仍然能在大部分红细胞离开肺泡毛细血管前完成。运动后血流加快,红细胞来不及接受肺泡内的氧气即离开交换场所,结果使肺泡-动脉氧分压差进一步拉大。运动时呼吸次数增加,每分通气量增大,血氧分压、血氧饱和度下降,血二氧化碳分压上升。在静态肺功能中,一氧化碳弥散功能比肺容积更与高分辨率 CT 上所显示的病变相关。

3. 常规胸部影像学

(1)胸部 X 线片:胸部 X 线片表现为弥漫性、双侧间质或网状结节浸润阴影,主要分布在双肺基底部和周围肺野(胸膜下)。但 $2\%\sim5\%$ 的患者胸部 X 线片可表现为正常。胸部 X 线片对判断预后价值有限,但是一系列的胸部 X 线片(包括旧片)也许能评价患者的病情和判断患者的预后。

(2)高分辨 CT:随着疾病的进展,肺容积收缩,在普通胸部 X

线片上往往不能显示淋巴结和胸膜增厚,但在高分辨 CT 上可以被清楚地显示。5%～10%的患者可发生气胸(由于蜂窝废气囊破裂)。在石棉肺和胶原血管疾病伴发的肺纤维化中也可发现同样的影像学表现。

4. 支气管肺泡灌洗 支气管肺泡灌洗对阐明特发性肺纤维化/普通型间质性肺炎的免疫效应细胞在启动肺泡炎症方面做了深入的研究工作,可以帮助诊断一些其他类型的肺间质疾病,如感染、嗜酸性粒细胞性肺炎、恶性病变等。应认识到支气管肺泡灌洗的结果常可提示肺间质疾病诊断方向。临床研究曾认为,支气管肺泡灌洗的中性粒细胞和(或)嗜酸性粒细胞增高时则特发性肺纤维化/普通型间质性肺炎的预后不佳。

5. 肺活体组织检查 如果特发性肺纤维化/普通型间质性肺炎患者有典型的临床症状、X 线表现与肺功能变化,诊断并不困难。对于一些不典型的病例,则需要进行支气管镜肺活检以排除诊断;用一些特殊的组织病理方法或染色确诊一些其他类型的间质疾病,如恶性肿瘤、感染、肺结节病、过敏性肺炎、阻塞性细支气管肺炎伴机化性肺炎、嗜酸性粒细胞肺炎等。

(三)西医治疗

1. 一般治疗

(1)治疗指征:因为特发性肺纤维化预后不佳,所以很多专家都建议除非有禁忌证,否则所有患者都应该治疗。当患者患有极度肥胖、严重心脏病、不能控制的糖尿病、骨质疏松、严重蜂窝肺和极度肺功能损害时,可以不予治疗,因治疗收获甚少而不良反应较大。如能早期治疗效果较好,延误到纤维化及蜂窝形成则疗效差。

(2)治疗药物:治疗尚无一致的意见,治疗方法缺乏且效

果差。

①糖皮质激素。一直用于治疗特发性肺纤维化,但疗效却并不理想,且不良反应也很多。早期临床试验发现,有 10%～30%的特发性肺纤维化患者对激素治疗有不良反应,但很少有病例能得到完全的或是持续的缓解。激素导致的不良反应相当常见,且很严重。近来为减少激素治疗的不良反应,已建议不要使用大剂量激素治疗;对于有激素使用适应证的患者,推荐小/中剂量的泼尼松或泼尼松龙治疗(0.5 毫克/千克体重,治疗 4 周,然后减量),合并使用环磷酰胺。

②免疫抑制药或细胞毒药物。目前,使用较多的有环磷酰胺、硫唑嘌呤等,一般由每日 25～50 毫克开始口服,1～2 周增加25 毫克,最大剂量为 150 毫克。无论口服或静脉应用,不良反应均很多,包括出血性膀胱炎、骨髓抑制、胃炎、胃肠道反应、间质性肺炎、脱发、卵巢纤维化、精子减少、机会性感染、膀胱癌、白血病及血液系恶性肿瘤等。治疗期间,前 6 周应每 2 周复查血常规,检查白细胞和血小板计数,以后应每月复查血常规,以明确骨髓是否被抑制。

2. 氧疗 一般鼻导管吸氧浓度在每分钟 2 升。吸氧在特发性肺纤维化合并低氧血症时能改善患者的生活质量,提高其活动能力,但对于生存率的影响尚未得到证实。

3. 对症治疗 肺康复治疗能提高患者的生活质量和活动能力。肺动脉高压是特发性肺纤维化的常见并发症,但使用血管舒张药物的疗效尚不明确,而不良反应却很明显。可待因或其他镇咳药可对症治疗,但疗效有限。

4. 肺移植 对于药物治疗无效的晚期肺纤维化患者,可考虑单肺移植。单肺移植 2 年存活率为 60%～80%,5 年存活率为40%～60%。

5. 抗感染 感染严重者,应用抗生素,详见"肺炎"有关内容。

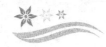
（四）中医治疗

1. 辨证施治

（1）气阴两虚

主症：干咳无痰或少痰，甚则咯血，呼吸困难，气短乏力，口干咽燥，神疲肢倦，舌红少津，脉细数。

治法：益气养阴，润肺止咳。

方药：生脉散合止嗽散加减。党参、麦冬、紫菀各 20 克，五味子、桔梗、炙甘草各 12 克，荆芥 10 克，白前、百部各 15 克。

用法：每日 1 剂，水煎分 2 次温服，4 日为 1 个疗程。

（2）肺肾气虚，痰瘀互阻

主症：咳喘无力，动则尤甚，呼多吸少，腰膝酸软，神疲体倦，胸闷或痛，舌黯有瘀斑，舌苔白腻，脉沉细。

治法：补肺益肾，活血化瘀。

方药：熟地黄、山茱萸、丝瓜络各 20 克，当归 9 克，冬虫夏草、浙贝母、水蛭各 15 克，三棱、莪术各 10 克。

用法：每日 1 剂，水煎分 2 次温服。

（3）阴阳俱虚，血脉瘀阻

主症：咳嗽，喘息，动则尤甚，呼吸困难，口干咽燥，形寒畏风，自汗，盗汗，腰膝酸软，面色晦暗，唇舌紫黯，舌质黯或有瘀斑，苔少，脉细弱。

治法：调补阴阳，活血化瘀。

方药：都气丸和桃红四物汤：生地黄 12 克，山茱萸、川芎 6 克，山药、牡丹皮、茯苓、泽泻、麦冬、党参、当归、桃仁、水蛭（冲服）各 10 克，五味子、红花、三七（冲服）各 3 克，白芍 15 克。

用法：每日 1 剂，水煎服。

（4）阳虚水泛血瘀

主症：咳喘无力，动则愈甚，形瘦食少，下肢或全身水肿，小便清长或少，畏寒肢冷，舌黯有瘀斑，舌淡胖，苔白滑，脉沉细无力。

治法：温阳，利水，活血。

方药：真武汤加减。茯苓、芍药、生姜、炮附子各 9 克，白术 6 克。

用法：每日 1 剂，水煎分 2 次温服。

2. 验方

（1）芦根 30 克（鲜者加倍），金银花 21 克，菊花、桑叶各 9 克，杏仁 6 克。水煎，去渣，加入蜂蜜 30 克，代茶饮。适用于阴虚咳嗽等。

（2）5％大蒜汁，每次服 20 毫升，每日 4 次；或服 10％的大蒜糖浆，每次 15～20 毫升，每 4 小时 1 次。适用于阴虚咳喘等。

（3）无花果数个，捣汁，开水冲服，每日 1 次，连续服用。适用于偶有干咳。

（4）鲜柑树叶 1 500 克，红糖 500 克。鲜柑树叶洗净，放入砂锅内，加水 1 500 毫升煎汤，去渣，加入红糖制成糖浆。每次取 30 克，开水冲服，每日 3 次。适用于阴虚咳嗽等。

3. 药膳食疗方

（1）甜杏仁 10 克，粳米 50 克。将去皮甜杏仁研成泥，加入到淘洗干净的粳米中，加入适量水煮沸，再以小火煮烂即可。温热食用。润肺止咳，适用于阴虚咳嗽者。

（2）猪肺 250 克，萝卜 500 克，杏仁 15 克，食盐适量。将猪肺洗净，用沸水烫一下；萝卜切块。将猪肺、萝卜块、杏仁一起放砂锅内煮烂，加入食盐等调味即可。温热喝汤吃猪肺，每周吃 2～3 次，连用 4 周为 1 个疗程。适用于防治气虚咳嗽者。

（3）百合粉 30 克，粳米 100 克，冰糖适量。将粳米淘洗干净，加水煮粥，将熟时放入百合粉和冰糖，煮至粥熟。可作早晚餐食用。适用于阴虚咳嗽、咳痰等。

(4)粳米 100 克,川贝母粉 5～10 克,砂糖适量。将淘洗干净的粳米加入砂糖煮粥,快熟时加入川贝母粉煮沸即可。早晚餐温热食用。适用风寒咳嗽。

(5)生萝卜 150 克,葱白 6 根,生姜 15 克。加水煎汤,代茶饮。适用于寒性咳嗽及风寒感冒伴咳嗽者。

(6)杏仁 10 克,粳米 50 克,冰糖适量。杏仁去皮尖,研细,水煎,去渣留汁,加粳米、冰糖加水煮成粥。每日 2 次,温热食用。宣肺化痰、止咳定喘。

(7)白果仁 50 克,白糖 50 克,糖桂花适量。将白果仁小火炒熟,用刀拍破果皮,去外壳及外衣,用清水洗净,切成小丁。锅洗净,加入清水 1 碗,投入白果,上大火煮沸,转小火煮片刻,加白糖煮开,再加入糖桂花即可食用。润肺止咳。

(8)炒甜杏仁 250 克,核桃仁 250 克,蜂蜜 500 克。将炒甜杏仁水煮 1 小时,加核桃仁收汁,将干锅时加蜂蜜搅匀煮沸即可。补肾益肺,止咳平喘润燥,可常食久服。适用于肺肾两虚型久咳久喘者。

(9)西红柿 2 个。将西红柿洗净,去皮,用干净纱布包裹取汁。每日 1～2 次,每次饮 100 毫升左右,可常饮。清热解毒,润肺止咳,平喘润燥。

(10)西瓜皮 500 克,鲜冬瓜皮 500 克,天花粉 200 克,葛根 200 克。将西瓜皮洗净,切成薄片;天花粉、葛根切细捣烂,用温水 1000 毫升浸泡天花粉、葛根,并与西瓜皮一同入锅,再加水 1000 毫升,煎煮 1 小时,再移小火煎煮 1 小时,捞出渣后用小火煎煮浓缩,至较稠黏即停火出锅备用。每日 3～4 次,每次取汁 20 毫升,加水冲淡饮用,或随渴随饮。消热生津,解暑利水。

(11)桂圆肉 15 克,大枣 15 克,芡实 15 克,红砂糖适量。将芡实入锅,加水置火上煮 30 分钟,加入桂圆、大枣,再煮 30 分钟,去

渣,加入红砂糖,搅拌均匀即可。当茶饮用,不拘时,宜常饮。养心补血,安神,健脾益气。

(12)鲜豆浆250毫升,小米100克,蜂蜜适量。把小米淘洗干净,加水煮粥,熟时加入豆浆煮沸,再加入蜂蜜搅拌均匀即可。可作主食饮用,每日2~3次。健脾补虚润燥。

(13)板豆腐200克,鲜虾仁50克,胡椒粉、香油、葱、食盐、味精、猪油各适量。将板豆腐洗净,切成4厘米×3厘米小薄片,用沸水焯一下捞出,去汤。锅中加水大火煮沸,把豆腐片放入,虾仁洗净一同放入,煮沸后胡椒粉、葱、食盐入汤,出锅前放香油、味精、猪油拌匀即可。每日1~2次,吃豆腐、虾仁,喝汤。补肾气,壮元阳,宽中下气,补而不滞。适用于肺热燥咳、肺虚久嗽、气喘、便秘、病虚弱等。

(14)韭黄300克,植物油、食盐、味精、清汤各适量。将韭黄洗净,切段,植物油入锅烧至七成热时,入韭黄爆炒至熟,略放清汤、食盐翻炒片刻,熄火放入味精起锅即可。佐餐食用。每日1~2次,宜常吃。温阳润肺,健脾开胃。适用于肺虚久嗽、气喘、便秘、病虚弱等。

(15)淮山药50克,山茱萸20克,大米100克,白糖适量。将淮山药去皮,洗净,切成块;山茱萸洗净,去核;大米淘洗干净。将淮山药、山茱萸、大米一同入锅中,加水,先用大火煮沸,后移小火熬煮至米烂粥成。食用时加入白糖拌匀即可。供主食或半流食,每日1~2次,粥药同吃。补肝肾,滋阴敛汗。适用于肺热燥咳、肺虚久嗽、气喘、便秘、病虚弱等。

(16)莲子500克,茯苓500克,麦冬500克,面粉200克,桂花、白糖各适量。将莲子去皮、心;茯苓洗净,切片;麦冬切研。三者合一研成细粉,与面粉、桂花、白糖拌匀,加水调和均匀,做成糕,上笼用大火蒸至糕熟即可。每日1~2次,每次食用200克左右,宜常吃。益气安神,滋养心阴,健脾开胃。适用于肺热燥咳、肺虚久嗽、气喘、便秘、病虚弱等。

(17)炙黄芪30克,党参25克,炙甘草10克,大枣15枚,大米100克。将黄芪、党参、炙甘草、大枣一同入锅,加水用大火煮沸,改用小火续煮30分钟,去渣取汁,与大米用小火续煮至米烂熟成粥。每日1次,可作半流,或加餐食用。益气生血,补益脾胃。适用于肺热燥咳、肺虚久嗽、气喘、便秘、病虚弱等。

(18)白芍25克,新大米100克,麦芽糖适量。将白芍入锅,每次加水500毫升,煮沸5分钟,取药汁,反复3次。3次药汁加入大米熬煮成粥。在每次食用前,加入麦芽糖拌匀。供早餐、半流食用,每日1～2次,宜常食。补肝养阴,健脾益胃。

(19)鲜地黄30克,新米80克,酥油、蜂蜜各适量。将鲜地黄洗净,切薄片,新米淘净。地黄、新米一同入锅,加水用大火上煮沸,快煮熟时加入酥油、蜂蜜至煮熟即可。作主食、半流食和加餐食用,每日1～2次。滋阴祛湿,健中润燥。适用于肺虚久嗽、气喘、便秘、病后虚弱等。

(20)桃仁20克,栗子20克,新米100克,蜂蜜适量。将桃仁捣烂,栗子去壳,切成碎块。新米淘净入锅,加水,桃仁、栗子,先用大火煮沸,再改用小火熬煮至大米烂熟成粥,再加入蜂蜜搅匀即可。温热食用,每日1～2次。健脾益气,壮腰补肾,活血通络。适用于肺虚久嗽、气喘、便秘、病后虚弱等。

(21)制何首乌50克,大枣10枚,新米100克,冰糖适量。将何首乌入锅,加水,用大火煮沸,改用小火再熬煮30分钟,取浓汁与新米、大枣同入锅煎煮至米熟成粥,放入冰糖煮沸即可。温热食用,每日1～2次,宜常吃。补肝肾,健心脾,益气血。适用于肺虚久嗽、气喘、便秘、病后虚弱等。

(22)猪瘦肉120克,绿豆芽300克,韭菜150克,水发海虾仁30克,植物油、花椒、料酒、食盐、味精各适量。将猪肉洗净,切成肉丝;绿豆芽洗净,拣去豆壳;韭菜拣去黄叶和死皮。锅中倒入花

生油烧至五六成热,放入花椒、姜末、葱段,煸出香味,放入肉丝快速翻炒,倒入料酒,肉丝快熟前放入海虾仁、绿豆芽,继续翻炒,加韭菜、食盐,出锅前加入味精翻炒即可。佐餐食用,每日 1～2 次,宜常吃。滋阴补肾,健脾开胃。适用于肺虚久嗽、气喘、便秘、病后虚弱等。

(23)猪肾 2 个,大米 100 克,五香粉、姜、葱、食盐各适量。将猪肾剖开,除去肾内筋膜、臊腺,洗净,切成小块;大米淘净;葱洗净,切 3 厘米长节,待用;姜去皮,洗净拍破。将大米、猪肾、姜一同入锅,加水,用大火煮沸,放五香粉、食盐用小火熬煮米烂粥成。温热食用。每日 1～2 次。补肾阳,益肾气。适用于肺阳虚久嗽、气喘、便秘、病后虚弱等。

(五)生活调理

1. 生活调理原则

(1)保证有足够的休息,注意保暖,避免受寒,预防各种感染。注意气候变化,特别是冬春季节,气温变化剧烈,及时增减衣物,避免受寒后加重病情。

(2)居住环境要舒适,房间要安静,保持清洁卫生,空气要清新、湿润、流通,避免烟雾、香水、空气清新剂等带有浓烈气味的刺激因素,也要避免吸入过冷、过干、过湿的空气。

(3)精神上应保持愉快乐观的情绪,防止精神刺激和精神过度紧张。这就要求患者有一个豁达开朗的生活态度,保持精神愉快,培养知足常乐的思想,不过分追求名利和享受,要体会比上不足,比下有余的道理,这样可以感到生活和心理上的满足。保持精神愉快,还要把日常生活安排得丰富多彩。

(4)远离外源性过敏原,如一些花草(尤其对花粉过敏者),用羽毛或陈旧棉絮等易引起过敏的物品填充的被褥、枕头,鸟类,动物(宠物或实验饲养者),木材加工(红杉尘、软木加工),蔗糖加工,蘑菇养殖,奶酪,酿酒加工,发霉稻草暴露,水源(热水管道、空调、湿化器、桑拿浴),农业杀虫剂或除莠剂等。

(5)进行适当的体育锻炼,利于提高抗病能力,如练太极拳、练养生功、深呼吸、散步等。但在锻炼时应注意避免过度的劳累,否则会加重肺纤维化的病情。

2. 饮食调理原则

(1)忌烟酒、忌过咸食物。肺纤维化患者多数伴有气道高反应状态,烟、酒和过咸食物的刺激,容易引发支气管的反应,加重咳嗽、气喘等症状。

(2)重度肺纤维化患者可予软食或半流食。这样可以减轻呼吸急迫所引起的咀嚼和吞咽困难,既有利于消化吸收,又可防止食物反流。

(3)根据自己平日身体状况,有针对性地选择食物。肺纤维化患者不仅应注意食物的寒、热、温、凉四性对病情的影响,还应掌握食物的四性选择食物,安排好食谱,避免误食与身体不适的食物,诱发或加重病情的发生,具体情况要遵医嘱。

(4)供给优质蛋白、多种维生素及较高比例的碳水化合物饮食(碳酸饮料除外),如蛋类、糙米、玉米面、荞麦面、水果和蔬菜等。

(5)少吃辛辣、煎炸等刺激性油腻食物。平素要吃得清淡,尤其对于肥胖患者,脂肪供给量宜低。吃肉以瘦肉为宜,以达到祛痰湿与适当控制体重的目的。辛辣、煎炸等食物因容易生痰,导致热助邪胜,邪热郁内而不达,久之可酿成痰热上犯于肺,加重病情。

(6)对某些已知会引起过敏、诱发哮喘的食物,应避免食用。

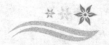

（六）预　防

（1）凡是在大粉尘量工作环境中的各类人员，长期接触刺激性强的气体，如氯气、氨、二氧化碳、甲醛和各类酸雾放射性损伤者，以及养鸟人群等，应进行重点监测，定期进行肺功能测定、血气分析及常规的 X 线检查，及时早期发现疾病，及时诊治。

（2）由于老年人体力活动少，可能掩盖由于此病造成的呼吸困难、气短等症状，因此对于此病的高危人群，应以家庭为单位，以社区为范围承担保健职能，定期开展健康教育和保健咨询。

（3）婴幼儿时期应设法预防麻疹、百日咳、流感和腺病毒感染。对慢性鼻窦炎及反复发生的支气管炎，也应积极防治。有免疫缺陷的患儿可采用免疫促进疗法，根据具体情况分别选用转移因子、人血丙种球蛋白、胸腺素或中药治疗，必要时可采用骨髓移植以重建免疫功能，防治反复感染及慢性肺炎的发生。

七、支气管扩张症

支气管扩张症是指直径＞2毫米中等大小的近端支气管由于管壁的肌肉和弹性组织破坏引起的异常扩张。

（一）病　因

主要病因是支气管-肺组织感染和支气管阻塞。感染引起管腔黏膜的充血、水肿，使管腔狭小，分泌物易阻塞管腔，导致引流不畅而加重感染；支气管阻塞引流不畅会诱发肺部感染。故两者互相影响，促使支气管扩张的发生和发展。先天发育缺损及遗传因素引起的支气管扩张较少见。

1. 支气管-肺组织感染和阻塞　婴幼儿麻疹、百日咳、支气管肺炎等感染，是支气管-肺组织感染和阻塞所致的支气管扩张最常见的原因。因婴幼儿支气管壁薄弱、管腔较细狭，易阻塞，反复感染破坏支气管壁各层组织，或细支气管周围组织纤维化，牵拉管壁，致使支气管变形扩张。病变常累及两肺下部支气管，且左侧更为明显。支气管和曲霉菌感染损伤支气管壁，可见段支气管近端的扩张。肿瘤、异物吸入，或因管外肿大淋巴结压迫引起支气管阻塞，可以导致远端支气管-肺组织感染。支气管阻塞致肺不张，失去肺泡弹性组织的缓冲，使胸腔内负压直接牵拉支气管壁，致使支气管扩张。而肿瘤压迫支气管，引起肺不张，并发支气管扩张所致的中叶综合征。刺激的腐蚀性气体和氨气吸入，直接损伤气管、支气管管壁和反复继发感染，也可导致支气管扩张。

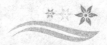

2. 支气管先天性发育缺损和遗传因素　支气管先天性发育障碍,如气管-支气管巨大症,可能系先天性结缔组织异常、管壁薄弱所致的扩张。因软骨发育不全或弹性纤维不足,导致局部管壁薄弱或弹性较差,常伴有鼻旁窦炎及内脏转位(右位心),被称为支气管扩张-鼻旁窦炎-内脏转位综合征(Kartagener 综合征)。

(二)诊断要点

1. 临床表现　本病典型症状为慢性咳嗽伴大量脓痰和反复咯血。咳嗽和咳痰与体位改变有关,卧床或晨起时咳嗽痰量增多。呼吸道感染急性发作时,黄绿色脓痰明显增加,每日可达数百毫升,静置后可分 3 层,上层为泡沫,中层为黏液,下层为脓性物和坏死组织。若有厌氧菌混合感染,则咳脓性稀痰,并有臭味,也可能是唯一症状,有时是阵发性。若支气管引流不畅,痰不易咳出,反复继发感染,可出现畏寒、发热、食欲缺乏、消瘦、贫血等症状。体检时,早期病变重或继发感染时常可闻及下胸部、背部固定而持久的局限性粗湿啰音,有时可闻及哮鸣音,部分慢性患者伴有杵状指(趾)。

2. 辅助检查

(1)血常规检查:如有支气管阻塞者,可出现发热,血中白细胞和中性粒细胞升高等。

(2)胸部高分辨 CT 检查:支气管树逐渐变细,征象消失,增宽的支气管横径超过与之伴行的肺动脉。柱状支气管扩张表现支气管柱状扩张,管壁增厚;囊状支气管扩张表现多发性直径 1～2 厘米含气空腔,排列成葡萄或串珠样(但壁光滑厚度大于肺大疱),其内可见液平面;混合状支气管扩张表现支气管不规则扩张,管壁呈波浪状。

(3)支气管造影:可显示扩张的囊状、柱状、囊柱状的支气

管影。

3. 鉴别诊断

（1）慢性气管炎：本病患者可经常出现慢性咳嗽咳痰，伴大量脓痰，多在季节性发病。

（2）肺脓疡：本病特征为：曾有高热病史，伴有咳嗽、咳痰，行X线检查多能确诊。

（三）西医治疗

1. 治疗基础疾病 对活动性肺结核伴支气管扩张应积极抗结核治疗，低免疫球蛋白血症者可用免疫球蛋白替代治疗。

2. 控制感染 出现痰量及其脓性成分增加等急性感染征象时需应用抗生素。可依据痰革兰染色和痰培养指导抗生素应用，但在开始时常需给予经验治疗。

（1）阿莫西林每次 1 克，口服，每日 3 次。

（2）头孢克洛每次 0.5 克，口服，每日 3 次。

（3）如存在铜绿假单胞菌感染时，可选择口服喹诺酮类，如左氧氟沙星每次 0.2 克，口服，每日 2 次；静脉给予氨基糖苷类，如阿米卡星 7.5 毫克/千克体重，静脉滴注，每日 2 次；或第三代头孢菌素，如头孢噻肟每次 4 克，静脉滴注，每日 2 次。

（4）碳氢酶烯类，如亚胺培南西司他丁钠每次 1 克，静脉滴注，每 12 小时 1 次。

（5）怀疑有厌氧菌感染者，甲硝唑每次 250 毫升，静脉滴注，每日 2 次。

3. 改善气流受限 支气管舒张药（如沙丁胺醇每次 2.4 毫克，口服，每日 3 次）可改善气流受限，并帮助清除分泌物，伴有气道高反应及可逆性气流受限的患者常有明显疗效。

4. 清除气道分泌物 化痰药物及振动、拍背和体位引流等胸

部物理治疗,均有助于清除气道分泌物。一般要求病变部位较气管和喉部为高的体位,使病肺处于高位,使引流支气管的开口向下。如果病变在下叶,最适于的引流法是使患者俯卧,前胸靠近床沿,头向下,进行深呼吸和咳痰。病变在中叶,则取仰卧位,床脚垫高30厘米左右,取头低足高位。病变在上叶,可取坐位或其他适当姿势,以利于排痰。为改善分泌物清除,应强调雾化吸入重组脱氧核糖核酸酶,可通过阻断中性粒细胞释放 DNA 以降低痰液黏度。

5. 咯血的处理　一般少量咯血,多以安慰患者、消除紧张、卧床休息为主;可采用以下措施。但高血压、冠状动脉粥样硬化性心脏病、心力衰竭患者和孕妇禁用。在大咯血时,患者突然停止咯血,并出现呼吸急促、面色苍白、口唇发绀、烦躁不安等症状时,常为咯血窒息,应及时抢救。

(1)氨甲环酸每次 0.75 克,静脉滴注,每日 1 次。

(2)酚磺乙胺每次 0.75 克,静脉滴注,每日 2～3 次(大咯血时先用)。

(3)垂体后叶素每次 5～10 单位,加入 25％葡萄糖注射液 40 毫升,缓慢静脉注射(一般为 15～20 分钟);然后将垂体后叶素加入 5％葡萄糖注射液中,静脉滴注。

(4)对支气管动脉破坏造成的大咯血可采用支气管动脉栓塞法。

6. 外科治疗　常用于年轻、病变局限者(可做肺段、肺叶切除,两侧肺叶切除者疗效差)。其指征是严重咳嗽,反复肺炎脓痰,虽经治疗但无效,影响正常生活者;严重咯血,内科治疗无效者。

（四）中医治疗

1. 辨证施治　痰热毒邪损伤肺络,肺气上逆,迫血妄行,久则气虚血瘀是本病的主要机制。中医证型包括以下几种。

（1）痰热蕴肺

主症:反复咳嗽、咳吐脓痰,或偶见痰中带血或少量咯血,重者发热,咳嗽加剧,痰量增多,痰呈黄色或黄绿色,胸闷胸痛,口苦口臭,舌质红或紫黯,苔黄腻,脉滑数。

治法:清肺,豁痰,化瘀。

方药:炙麻黄、生甘草各6克,生石膏(先煎)、鱼腥草、白茅根各30克,杏仁、桑枝皮、地骨皮、黄芩、牡丹皮、生栀子、小蓟、浙贝母各10克,仙鹤草15克,三七粉(冲服)3克。

用法:每日1剂,水煎分2次温服。

（2）肝火犯肺型

主症:咯吐鲜血,或痰血相间,痰质浓稠,咯吐不爽,胸胁胀痛,烦躁易怒,口苦,舌质红,苔薄黄或少苔,脉弦数。

治法:清肝宁肺,化痰止血。

方药:牡丹皮8克,郁金、白芍、阿胶、紫菀各10克,仙鹤草15克,钟乳石3克,小蓟、柴胡、生地黄各12克。

用法:每日1剂,水煎分2次温服。

（3）阴虚火旺型

主症:咳嗽痰少或干咳无痰,痰中带血或咯吐鲜血,口干咽燥,潮热盗汗,五心烦躁,颧红,舌质少津,少苔或无苔。

治法:滋阴清热,润肺止血。

方药:仙鹤草、生地黄各15克,牡丹皮、黄芩炭各6克,阿胶、山茱萸各10克,紫菀、款冬花各12克,泽泻10克。

用法:每日1剂,水煎分2次温服。

(4)气阴两虚型

主症:咳嗽咳痰少,痰色白,神疲乏力,自汗,易感冒,舌质淡红或胖有齿印,少苔或无苔。

治法:益气养阴,清肺化瘀。

方药:太子参、沙参各15克,百合30克,玉竹15克,杏仁、百部、墨旱莲、侧柏叶、桑白皮、地骨皮、知母各10克,川贝母粉(冲服)6克。

用法:每日1剂,水煎分2次温服。

2. 验方

(1)野百合、蛤粉(包煎)、百部、麦冬、天冬各9克,白及18克。每日1剂,水煎分2次服。

(2)鱼腥草、金银花、冬瓜子仁、生薏苡仁各30克,桔梗15克,黄连、甘草各5克,黄芩、贝母、桃仁各10克。每日1剂,水煎服。适用于反复咳嗽,咳吐脓痰者。

(3)白及、阿胶各10克,三七3克,蒲黄6克,小蓟30克。每日1剂,水煎分2次服。适用于咯血者。

(4)桑叶、杏仁、豆豉、生栀子、浙贝母、黄芩、桔梗、炙枇杷叶各10克,沙参、连翘、仙鹤草各15克,白茅根30克。每日1剂,水煎服。解表清热,宣肺止咳。

3. 针灸疗法

(1)主穴取大椎、天突、尺泽、丰隆。配穴取足三里、列缺、肺俞、肾俞。主穴均取,酌加配穴。咯血期,进针得气后用泻法,留针30分钟;缓解期,施平补平泻手法,留针15～20分钟。隔日1次,10次为1个疗程,疗程间隔1～2周。

(2)主穴取孔最、膈俞、肺俞、三阴交。痰湿盛者,配膻中、丰隆穴;阴盛火旺者,配太溪、劳宫穴;肝火犯肺者,配太冲、阳陵泉穴;肺肾气虚者,配脾俞、足三里穴。每日针1次,平补平泻,可留针10～20分钟。

4. 穴位敷贴疗法 肉桂 3 克,硫黄 18 克,冰片 9 克,大蒜 1 头。肉桂、硫黄、冰片、大蒜共捣泥,取适量敷于膻中穴及双侧涌泉穴。

5. 穴位注射 选双侧孔最穴,用一次性注射器抽取鱼腥草注射液 2～4 毫升,快速垂直刺入穴位约 0.5 厘米,然后缓慢向深部刺入约 1 厘米,抽无回血,将药液深深注入。咯血期间每日 3 次,每次每穴注入鱼腥草注射液 2 毫升,3 日为 1 个疗程;咯血止后改为每日 1 次,剂量同上。双侧穴位注射或隔日交替注射巩固治疗 2～3 日。适用于支气管扩张之咯血。

6. 药膳食疗方

(1)川贝杏仁粥:川贝母、杏仁各 10 克,百合 20 克,糯米 100 克,蜂蜜 30 克,梨 3 个。将川贝母、杏仁、百合捣碎,梨捣烂挤汁,共放于锅内,和糯米一起加水煮粥,粥将熟时,加入蜂蜜,再煮片刻。空腹食用,每日 1 次,10 日为 1 个疗程。清肺化痰,益气生津,扶正强身。

(2)白鸭煨虫草:白鸭 1 只,冬虫夏草 60 克,食盐适量。将白鸭宰杀,去内脏及毛,洗净,冬虫夏草包在纱布里,用线扎好,放入鸭腹中,加水煨煮至肉烂为度,放食盐调味。分 4～6 次吃肉喝汤,3 日内吃完,5 只鸭为 1 个疗程。滋肺益肾,止咳化痰。

(3)阿胶粳米粥:阿胶 30 克,粳米 100 克,红糖适量。将粳米加水煮粥,将熟时放入捣碎的阿胶,小火炖煮,边煮边搅,稍煮 3～4 沸,加入红糖调味。空腹食,每日 1 次,15 日为 1 个疗程。适用于支气管扩张咯血者。

(4)藕粉羹:选市售藕粉 100 克,蜂蜜适量。先将藕粉倒入碗内,用温水调成糊状,再用沸水边倒边拌匀,约倒入沸水 300 毫升,再加入蜂蜜调匀即可食用,每日 1 次。滋阴润肺,健脾开胃。适用于肺阴虚干咳,烦躁口干,不欲饮水者。

(5)鸡蛋川贝羹:鸡蛋 1 个,川贝母粉 10 克,食盐适量。先将

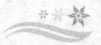

鸡蛋打破入碗内,加水 50 毫升,再放入川贝母粉调匀,可依各人喜好放入少许食盐。不拘时食用,每日 1～2 次。滋阴润肺,健脾开胃。适用于肺阴虚干咳,烦躁咳嗽,咳痰,不欲饮水者。

(6)姜蜜饮。鲜生姜 5 克,蜂蜜适量。将生姜去皮,洗净,剁成细末,放入杯内,蜂蜜(依水多少或个人口味而定)适量入杯,用滚沸水沏泡,并加盖闷 5～10 分钟,饮前搅拌即可。不拘时饮,每日 2～3 次,每次饮 200～300 毫升。温中散寒,活血化瘀。适用于风寒感冒咳嗽,或术后胃脘不适,隐痛,喜温喜按,吐清水者。

(7)党参大枣茶:党参 8 克,大枣 10 枚。将党参切细或薄片,大枣洗净,一同入锅,加水置大火上煮沸,改用小火煮 20 分钟取汁即可。代茶饮,每日 3～4 次,每次 300 毫升左右。健脾益气,补气生血。适用于肺阴虚咳嗽和各类手术后,癌症,大病之后,体质虚弱,食欲缺乏,神疲乏力,面色苍白无华者。

(8)甜酒蒸鸡蛋:甜酒酿 300 克,鸡蛋 1 个,桂花糖、冰糖各适量。将甜酒酿放入碗内,中间留一鸡蛋空隙,把鸡蛋打入碗空隙内,蛋黄正好在中央的空隙中,上蒸笼蒸 20 分钟取出,加入桂花糖、冰糖即可。每日食用 1 次。降逆和中,温胃行滞,滋阴补血。适用于肺阴虚咳嗽,咳痰,胸闷,脾胃不和,食欲缺乏,面色苍白无华,面浮舌淡者。

(9)沙参心肺汤:猪心、肺各 1 具,沙参 20 克,玉竹 10 克,生姜、葱、食盐、味精各适量。将猪心、肺洗净,挤尽血水;把沙参、玉竹洗净,用干净纱布包好,扎口备用。先将猪心、肺切块,放入锅内加水用大火煮沸,打去浮沫,再放中药袋、生姜(拍破)、食盐、葱用小火炖至心肺熟透,食用前加味精即可。每日 1～2 次,吃肉喝汤。清热润肺,生津和胃。适用于慢性呼吸道疾病,心肺手术后,疲倦乏力,午后发热,干咳少痰,咽干舌燥,痰中带血,食欲缺乏,脉细数者。

(10)凉拌绿豆芽:新鲜绿豆芽 200 克,醋、香油、食盐、味精各

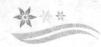

适量。将豆芽去外壳、根，洗净，放入沸水中烫 2～3 分钟捞出，趁热放食盐拌均匀，摊开凉冷，沥干水分。将豆芽、醋、香油、味精入碗拌均匀即可。每日 1～2 次，每次食用适量，可经常吃。清热解毒，降火利尿。适用于慢性呼吸道疾病，干咳少痰，咽干舌燥者。

（11）蒜香空心菜：空心菜 200 克，水发粉丝 20 克，食盐、大蒜、生抽、腐乳汁、鸡精、辣椒油、香油、熟芝麻末各适量。将空心菜洗干净，粉丝用温水泡一下，再将空心菜和粉丝分别用开水焯一下，捞出沥干水分，分别切成寸段，放入器皿中；将大蒜去皮，洗净，切成末放入碗中，加入食盐、生抽、鸡精、辣椒油、香油、熟芝麻末调制均匀待用。将调制好的蒜末中加入腐乳汁，倒入装有空心菜和粉丝的器皿中搅拌均匀即可。佐餐食用。清热润肺，健脾和胃。适用于慢性呼吸道疾病，干咳少痰，咽干舌燥者。

（12）冬菇木耳瘦肉汤：猪瘦肉 50 克，冬菇 30 克，木耳 15 克，植物油 5 克，调料适量。将猪瘦肉洗净，切块，入沸水中氽过；将冬菇、木耳浸软，去蒂，洗净。再将上述原料一起放入锅中，加适量清水，用小火煮 1～2 小时，加入调料调味即可。佐餐食用。清热润肺，健脾和胃。适用于肺阴虚咳嗽，干咳少痰，咽干舌燥者。

（13）冬瓜海蜇笋干汤：冬瓜 250 克，海蜇皮 100 克，竹笋干 60 克，生姜 3 片，食盐适量。将冬瓜洗净，切成厚片；竹笋干浸泡，洗净；海蜇皮浸透，洗净，切块。锅内加适量水煮沸后，放入竹笋干、冬瓜和生姜片，用中火煲 3 小时，再放入海蜇皮煮沸，最后加食盐调味即可。佐餐食用。清热润肺，健脾和胃。适用于肺阴虚咳嗽，干咳少痰者。

（14）银耳蛋奶汤：银耳 30 克，鹌鹑蛋 3 个，牛奶 150 毫升。将银耳水发，去蒂，洗净，切成小块。锅中加水适量，放入银耳，用小火煨 2 小时，将鹌鹑蛋打入碗内，再慢慢倒入银耳汤中，加入牛奶煮沸即可。益气养阴，清肺化痰。适用于肺阴虚咳嗽，咳痰，干咳少痰者。

（15）木耳豆腐汤：木耳 10 克，嫩豆腐 250 克，胡萝卜 30 克，水发香菇 150 克，姜、葱、食盐、味精、水淀粉、香油、鲜汤各适量。将木耳用温水泡发，去杂质后洗净；豆腐切成小块；胡萝卜、香菇洗净，切成小丁。在烧锅内加入鲜汤 1 碗，把木耳、胡萝卜、香菇倒入，加姜、葱、食盐，煮沸后放入豆腐、味精，用水淀粉勾芡，淋上香油即可。佐餐食用。滋阴清热，润肺止血。适用于肺阴虚咳嗽，干咳少痰者。

（16）木耳萝卜汤：木耳 10 克，白萝卜 250 克，食盐、味精各适量。将木耳用水泡发，洗净；白萝卜去皮、切块。木耳、白萝卜块同煮汤，熟烂后放食盐、味精即可。清肝宁肺，化痰止咳，化瘀。适用于肺阴虚咳嗽，咳痰，干咳少痰者。

（17）香砂藕粉：砂仁 2 克，木香 1 克，藕粉 20 克，蜂蜜适量。将砂仁、木香焙干，研细面，与藕粉拌均匀，用滚开水调熟变色，放入蜂蜜即可。每日食用 1～2 次。清热生津，温胃理气，行滞宽中，清肝宁肺，化痰止咳。适用于肺阴虚咳嗽，干咳少痰者。

（18）山药小豆粥：山药 60 克，赤小豆 40 克，白糖适量。将山药切片，赤小豆淘净入锅，加水用大火煮沸，煮至半熟时再放入山药，用小火继续煮至熟烂，加入适量白糖即可。每日食用 1～2 次，每次 300 毫升左右，可常食用。清热利湿，健脾胃益气阴。适用于肺阴虚咳嗽，干咳少痰者。

（19）五香鸡血汤：鲜鸡血 300 克，小茴香、木香、白豆蔻各 10 克，肉桂 6 克，山楂 30 克，猪油、姜、葱、味精、盐各适量。将小茴香、木香、白豆蔻、肉桂、山楂一同入锅，加水用大火煮沸，再熬煮 30 分名，捞去药渣，将鸡血块划成 2 厘米小块放入，并放姜（拍破）、葱段、食盐、味精等，煮沸即可。每日 1～2 次，每次适量吃血喝汤。益气养阴，清肺化瘀。适用于肺阴虚咳嗽，咳痰，干咳少痰者。

（20）羊肉萝卜汤：羊肉 500 克，萝卜 300 克，豌豆 100 克，草果

2个,生姜、胡椒、香菜、食盐、醋各适量。将羊肉洗净,切成2厘米的方块;萝卜切成3厘米的方块;生姜洗净,拍破;香菜洗净,切段。将羊肉、生姜、豌豆、草果、食盐一起放入锅内,加水用大火煮沸,再用小火熬1小时,再放萝卜块煮至萝卜、羊肉烂熟,出锅前放入香菜即可。每日1~2次,吃肉、萝卜,喝汤;每次350克左右。温中益气,补虚缓下,健脾。适用于肺阴虚咳嗽,咳痰者。

(五)生活调理

1. 生活调理原则

(1)生活区域内尽可能注意通风换气,保持空气新鲜。

(2)生活要规律,按时作息、用餐。

(3)抗感染药物应在医师指导下使用,不要自己滥用或长期使用。

(4)急性期应注意休息,缓解期可做呼吸操和适当的全身体育锻炼,以增强机体抵抗力和免疫力。

(5)戒烟、忌酒,避免接触烟雾、刺激性气体及辛辣、咸、肥腻、温热性食物。

(6)天冷应注意保暖,避免受凉感冒。

2. 饮食调理原则

(1)给高热能、高蛋白、低脂肪、易消化饮食,如动物肝脏、肾脏、肺脏及猪瘦肉、牛羊肉、家禽肉、蛋类、牛奶、豆制品、坚果类等。

(2)多吃富含维生素A、维生素C的蔬菜,如大白菜、萝卜、苋菜、番茄、甜椒、卷心菜、菠菜、蓬蒿菜、黄瓜、冬瓜等。

(3)多吃梨、柑橘、西瓜、荔枝等水果。

(4)多饮开水或茶水,每日6~8杯。

(5)痰量多时宜采取体位引流(如病变支气管在下叶的采取

头低足高位），每日 2～3 次，每次约 15 分钟。咯血时应轻轻将血吐出，切忌屏住咳嗽所致窒息。

（六）预　防

（1）积极防治急慢性呼吸系统感染，是预防本病的重要环节。若有慢性支气管炎或肺结核等病症，平时应积极治疗，控制病情发展。

（2）生活要有规律，注意季节变化，适当增减衣被，寒温得当。

（3）经常练习内养功、香功、太极拳，每日 2 次，每次 15～20 分钟，可以增强呼吸道防御功能和免疫功能。起落呼吸操：两脚分开同肩宽，全身放松，两臂微屈，手指分开，经前下方举过头，同时吸气，继而两腿下蹲，同时两臂由上沿头胸前方落到体侧，成自然下垂姿势，每次 20 下，每日 2 次。

八、支气管哮喘

支气管哮喘(简称哮喘)是由多种细胞,包括气道的炎性细胞,结构细胞(如嗜酸性粒细胞、肥大细胞、T淋巴细胞、中性粒细胞、平滑肌细胞、气道上皮细胞等)和细胞组分参与的气道慢性炎症性疾病。这种慢性炎症导致气道高反应性,通常出现广泛多变的可逆性气流受限,并引起反复发作性的喘息、气急、胸闷或咳嗽等症状,常在夜间和(或)清晨发作、加剧,多数患者可自行缓解或经治疗缓解。

(一)病　因

哮喘的病因还不十分清楚,大多认为是与多基因遗传有关的变态反应性疾病,环境因素对发病也起重要的作用。

1. 遗传因素　许多调查资料表明,哮喘患者亲属患病率高于群体患病率,并且亲缘关系越近,患病率越高;患者病情越严重,其亲属患病率也越高。目前,对哮喘的相关基因尚未完全明确,但有研究表明,有多位点的基因与变态反应性疾病相关。这些基因在哮喘的发病中起着重要作用。

2. 促发因素　环境因素在哮喘发病中也起到重要的促发作用。相关的诱发因素较多,包括吸入性抗原(如尘螨、花粉、真菌、动物毛屑等)和各种非特异性吸入物(如二氧化硫、油漆、氨气等),感染(如病毒、细菌、支原体或衣原体等引起的呼吸系统感染),食物性抗原(如鱼、虾、蟹、蛋类、牛奶等),药物(如普萘洛尔、

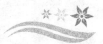

阿司匹林等),以及气候变化、运动、妊娠等,都可能是哮喘的诱发因素。

(二)诊断要点

1. 临床表现

(1)症状:与哮喘相关的症状有咳嗽、喘息、呼吸困难、胸闷、咳痰等。典型的表现是发作性伴有哮鸣音的呼气性呼吸困难。严重者可被迫采取坐位或呈端坐呼吸,干咳或咳大量白色泡沫痰,甚至出现发绀等。哮喘症状可在数分钟内发作,数小时至数日经用支气管扩张药或自行缓解。早期或轻症的患者多数以发作性咳嗽和胸闷为主要表现。这些表现缺乏特征性。哮喘的发病特征如下。

①发作性。当遇到诱发因素时呈发作性加重。

②时间节律性。常在夜间及凌晨发作或加重。

③季节性。常在秋冬季节发作或加重。

④可逆性。平喘药通常能够缓解症状,可有明显的缓解期。认识这些特征,有利于哮喘的诊断与鉴别。

(2)体征:缓解期可无异常体征。发作期胸廓膨隆,叩诊呈过清音,多数有广泛的呼气相为主的哮鸣音,呼气延长。严重哮喘发作时常有呼吸费力、大汗淋漓、发绀、胸腹反常运动、心率增快、奇脉等体征。

2. 辅助检查

(1)血液常规检:查发作时可有嗜酸性粒细胞增高,但多数不明显,如并发感染可有白细胞数增高,分类嗜中性粒细胞比例增高。

(2)痰液检查:痰涂片在显微镜下可见较多嗜酸性粒细胞,可见嗜酸性粒细胞退化形成的尖棱结晶,黏液栓和透明的哮喘珠。

如合并呼吸道细菌感染,痰涂片革兰染色、细胞培养及药物敏感试验有助于病原菌诊断及指导治疗。

(3)肺功能检查:缓解期肺通养生功能多数在正常范围。在哮喘发作时,由于呼气流速受限,表现为第1秒用力呼气容积,第1秒用力呼气容积/用力肺活量、最大呼气中期流速、呼出50%与75%肺活量时的最大呼气流量及呼气峰值流量均减少。可有用力肺活量减少、残气量增加、功能残气量和肺总量增加,残气占肺总量百分比增高。经过治疗后可逐渐恢复。

(4)血气分析:哮喘严重发作时可有缺氧,血氧分压和血氧饱和度降低,由于过度通气可使血二氧化碳分压下降,pH 值上升,表现呼吸性碱中毒。如重症哮喘,病情进一步发展,气道阻塞严重,可有缺氧及二氧化碳潴留,血二氧化碳分压上升,表现呼吸性酸中毒。如缺氧明显,可合并代谢性酸中毒。

(5)胸部 X 线检查:早期在哮喘发作时可见两肺透亮度增加,呈过度充气状态;在缓解期多无明显异常。如并发呼吸道感染,可见肺纹理增加及炎症性浸润阴影。同时要注意肺不张、气胸或纵隔气肿等并发症的存在。

(6)特异性过敏原的检测:可用放射性过敏原吸附试验测定特异性免疫球蛋白(Ig)E,过敏性哮喘患者血清 IgE 可较正常人高 2～6 倍。在缓解期可做皮肤过敏试验以判断相关的过敏原,但应防止发生过敏反应。

3. 诊断标准

(1)反复发作喘息、气急、胸闷或咳嗽,多与接触变应原、冷空气、物理、化学性刺激,以及病毒性上呼吸道感染、运动等有关。发作时在双肺可闻及散在或弥漫性、以呼气相为主的哮鸣音,呼气相延长。

(2)上述症状和体征可经治疗缓解或自行缓解。

(3)除外其他疾病所引起的喘息、气急、胸闷和咳嗽。

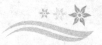

(4)临床表现不典型者(如无明显喘息或体征),应至少具备以下一项试验阳性。

①支气管激发试验或运动激发试验阳性。

②支气管舒张试验阳性,第1秒用力呼气量增加≥12%,且第1秒用力呼气容积增加绝对值≥200毫升。

③呼气流量峰值日内(或2周)变异率≥20%。

(三)西医治疗

1. 支气管舒张药

(1)β_2受体激动药:如口服沙丁胺醇每次2～2.5毫克,每日3次,作用时间4～6小时,对心血管系统的不良反应明显减少。新一代长效的选择性β_2受体激动药,如福米特罗和丙卡特罗等。

(2)茶碱类:目前,用于临床的药物品种有氨茶碱、茶碱、羟丙茶碱、二羟丙茶碱、恩丙茶碱等,可以口服和静脉用药。口服药有普通剂型和缓释放型(长效)。氨茶碱一般剂量为每日5～8毫克/千克体重,口服;缓释茶碱每日8～12毫克/千克体重,口服。静脉给药主要应用于重危症哮喘,首次注射剂量为4～6毫克/千克体重,缓慢注射,时间应＞15分钟,静脉滴注维持量为每小时0.8～1.0毫克/千克体重,每日用量一般不超过750～1000毫克。

(3)抗胆碱药物:吸入抗胆碱药物(如溴化异丙托品)与β_2受体激动药联合吸入治疗使支气管舒张作用增强并持久,主要应用于单独应用β_2受体激动药未能控制症状的哮喘患者,对合并有慢性阻塞性肺疾病时尤为合适。可用持续雾化吸入,每次吸入75～250微克,每日3～4次。约15分钟起效,维持6～8小时。不良反应少,少数患者有口苦或口干感。

2. 抗炎药

(1)糖皮质激素:糖皮质激素是当前防治哮喘最有效的药物。

主要作用机制是抑制炎症细胞的迁移和活化；抑制细胞因子的生成；抑制炎症介质的释放；增强平滑肌细胞 $β_2$ 受体的反应性。可分为吸入、口服和静脉用药。

①吸入激素。是控制哮喘长期稳定的最基本的治疗，也是哮喘的第一线的药物治疗。布地奈德每日 200～600 微克，全身性不良反应少。主要的不良反应有口咽不适、口咽炎、声音嘶哑或口咽念珠菌感染，喷药后用清水漱口可减轻局部反应。

②口服糖皮质激素。泼尼松每日 30～40 毫克，逐渐减量至每日 10 毫克。

③严重哮喘发作时应及早静脉用药。甲泼尼龙每日 40～80 毫克，症状缓解逐渐减量，改口服或吸入激素。

（2）色甘酸钠：色甘酸钠是一种非皮质激素抗炎药物，每次雾化吸入 3.5～7 毫克或干粉 20 毫克，每日 3～4 次。

（3）其他药物：白三烯调节药，包括白三烯受体拮抗药和合成抑制药（5-脂氧酶抑制药）。目前，能成功应用于临床的半胱氨酰白三烯受体拮抗药有扎鲁斯特（每次 20 毫克，口服，每日 2 次）和孟鲁斯特（每次 10 毫克，口服，每日 1 次），不仅能缓解哮喘症状，还能减轻气道炎症，具有一定的临床疗效，可以用于不能使用激素的患者或者联合用药。主要不良反应是胃肠道症状，通常较轻微，少数有皮疹、血管性水肿、丙氨酸氨基转移酶升高，停药后可恢复正常。

3. 急性发作期的治疗

（1）脱离诱发因素：处理哮喘急性发作时，要注意寻找诱发因素。找出和控制诱发因素，有利于控制病情，预防复发。

（2）用药方案：首选沙丁胺醇 0.2 毫克，加入生理盐水 20 毫升，雾化吸入。静脉使用氨茶碱有助于缓解气道痉挛，但要注意详细询问用药史和过敏史，避免因重复使用而引起茶碱中毒。激素的应用要足量、及时。如出现极度疲劳状态、嗜睡、神志模糊，

甚至呼吸减慢的情况,应及时进行人工通气。注意并发症的防治,包括预防和控制感染;补充足够液体量,避免痰液黏稠;纠正严重酸中毒和调整水电解质平衡,当 pH 值＜7.20 时,尤其是合并代谢性酸中毒时,应适当补碱。

（四）中医治疗

1. 辨证施治 中医治疗哮喘应遵循"急则治其标,缓则治其本"的原则,哮喘发作期以表实为主,要先辨寒热,以攻邪治标;缓解期则以本虚为主,应细辨肺、脾、肾的虚实及阴虚阳虚,以扶正固本。

（1）发作期之寒哮:素体寒痰伏肺或病久损伤阳气,感受寒邪,引动伏痰,痰升气阻,肺失宣降所致,可分为以下几型。

①风寒犯肺

主症:恶寒无汗,头痛鼻塞,多喷嚏,咽痒咳嗽,气促哮鸣,痰白稀量多,舌苔薄白,脉浮紧。

治法:辛温解表,降气平喘。

方药:三拗汤。甘草(不炙)、麻黄(不去根和节)、杏仁(不去皮和尖)各 30 克。

用法:上药为粗末,每次 15 克,水 300 毫升,姜 5 片,同煎至 150 毫升,去渣口服。以衣被覆盖睡,取微汗为度。

②寒痰阻肺

主症:呼吸急促,咳嗽痰鸣,胸闷如塞,痰多清稀,咳吐不爽,面色晦滞,形寒怕冷,天冷受寒则易发,舌淡苔白腻或白滑,脉弦紧。

治法:温肺散寒,化痰平喘。

方药:射干麻黄汤。射干、麻黄、生姜、半夏各 9 克,细辛、五味子各 3 克,紫菀、款冬花各 6 克,大枣 3 枚。

用法:加水 2 400 毫升,先煮麻黄 2 沸,去上沫,再纳诸药,煮取 600 毫升,分 3 次温服。

③阳虚寒痰

主症:哮鸣频繁发作,喉中痰鸣如鼾,声低气短或咳嗽无力,咳痰清稀,面色苍白,腰膝酸软,舌淡红,苔白腻或滑腻脉濡细。

治法:温阳补虚,化痰平喘。

方药:苏子降气汤。紫苏子(包煎)、半夏各 9 克,前胡、厚朴、甘草、当归各 6 克,陈皮、肉桂各 3 克,生姜 2 片,大枣 1 枚。

用法:每日 1 剂,水煎分 2 次温服。

(2)发作期之热哮:外感风热之邪;或素体阳盛、痰从热化;或久病阴虚阳亢者,发病多出现热哮之证。可分为以下几型。

①风热犯肺

主症:发热微恶风,汗出不畅,头痛鼻塞,咽喉红痛,流涕稠浊,咳嗽气急,哮鸣息粗,痰少黏稠,舌尖红,苔薄黄,脉浮数。

治法:疏风清肺,降气定喘。

方药:银翘散合麻杏石甘汤。麻黄、薄荷(后下)、荆芥、淡竹叶、桔梗各 10 克,杏仁 12 克,生石膏(先煎)、金银花各 30 克,连翘、大青叶各 20 克,生甘草 6 克,生姜 3 片。

用法:每日 1 剂,水煎分 2 次温服。

②痰热壅肺

主症:气粗息涌,喉中痰鸣如吼,胸闷胁胀,痰黏色黄,咳吐不爽,伴发热口苦,汗出,口渴喜饮,舌红,苔黄腻,脉滑数。

治法:清热宣肺,化痰平喘。

方药:桑白皮汤化裁。桑白皮、天花粉各 12 克,黄芩 15 克,黄连 3 克,浙贝母、杏仁、紫苏子(包煎)、半夏各 9 克,竹沥 30 克,大黄(后下)6 克。

用法:每日 1 剂,水煎分 2 次温服。

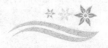

③郁火犯肺

主症:呛咳阵作,干哮少痰,情志抑郁或烦躁易怒,每遇情志不畅或女子经前哮喘发作,痰黏难咳,口苦咽干,胸胁胀痛,面赤心烦,月经不畅,舌红,苔少或薄黄,脉弦或弦数。

治法:疏肝解郁,清肝肃肺。

方药:四逆散化裁。柴胡、枳实、芍药、炙甘草各6克。

用法:每日1剂,水煎分2次温服。

④阴虚燥热

主症:气急咳呛,哮鸣声嘶,痰少而黏,口咽干燥,烦热颧红,舌红少苔,脉细数。

治法:养阴清热,润燥平喘。

方药:沙参麦冬汤化裁。沙参、麦冬各9克,玉竹6克,生甘草3克,冬桑叶4.5克,生扁豆、天花粉各4.5克。

用法:每日1剂,水煎分2次温服。

(3)发作期之寒热夹杂:见于寒邪束表,肺有郁热,或表寒未解,内已化热,或哮喘日久,复感风热之邪。可分为以下几型。

①表寒里热

主症:喘鸣气急,息粗痰稠,形寒身热,烦闷身痛,舌红苔薄白,脉浮数或滑。

治法:宣肺泄热。

方药:加味麻杏石甘汤。麻黄5克,杏仁12克,生石膏(先煎)45克,生甘草6克,羌活10克,荆芥10克,板蓝根30克,炒牛蒡子10克,薄荷(后下)6克。

用法:每日2剂,水煎,只服头煎(不服二煎),连服2日,热退停药。

②表热里饮

主症:发热畏风,头痛口渴,咽干汗出,苔薄白,脉浮或细数。

治法:疏风解表,降气平喘。

方药:桑菊饮。桑叶 1.5 克,菊花 3 克,杏仁 6 克,连翘 5 克,薄荷(后下)2.5 克,桔梗、苇根各 6 克,甘草 2.5 克。

用法:每日 1 剂,水煎分 2 次温服。

③阳气暴脱

主症:呼吸急促,神志怯倦,唇甲青紫,汗出涔涔,四肢厥冷,舌色青黯,苔白,脉微细欲绝。

治法:益气平喘,回阳救逆。

方药:麻黄附子细辛汤加减。生麻黄(先煎、去沫)10 克,炙甘草 10 克,炮附子(先煎)15 克,北细辛 5 克。

用法:每日 1 剂,水煎分 2 次温服。

(4)缓解期:中医在治疗哮喘中,应遵循"急则治其标,缓则治其本"的原则,以辨证施治为主,缓解期则以本虚为主,应细辨肺、脾、肾的虚实及阴虚阳虚,以扶正固本。

①肺虚之肺气不足

主症:气短声低,喉中常有轻度哮鸣,咳痰清稀色白,面色㿠白,自汗,怕风,易于感冒。每因气候变化而诱发,发病前打喷嚏,鼻塞流清涕,舌淡,苔薄白,脉细弱。

治法:补肺固表,益气定喘。

方药:玉屏风散化裁。防风 30 克,黄芪(蜜炙)60 克,白术 60 克。

用法:每次 1 包,每日 3 次,饭前温水冲服。

②肺虚之气阴两亏型

主症:在肺气不足的基础上,同时伴有咳嗽少痰或无痰,口干咽燥,潮热盗汗,五心烦热,舌质红苔少或光剥,脉细数。

治法:益气固表,养阴生津。

方药:玉屏风散合生脉散化裁。玉屏风散:防风 30 克,黄芪(蜜炙)60 克,白术 60 克;生脉散:人参、麦冬各 9 克,五味子 6 克。

用法:每次各 1 包,每日 3 次,饭前温水冲服。

③脾虚型

主症:咳嗽痰多,面黄少华,倦怠乏力,食少纳呆,腹胀便溏,多食油腻则易腹泻,舌体胖大边有齿痕,苔白腻,脉细缓。

治法:补脾益气,肃肺化痰。

方药:六君子汤化裁。人参、白术、茯苓各9克,炙甘草6克,陈皮3克,半夏4.5克。

用法:每日1剂,水煎分2次温服。

④肾虚型之肾阳不足

主症:气短息促,呼多吸少,动则尤甚,畏寒肢冷,腰酸耳鸣,自汗,面色㿠白,小便清长,舌淡嫩苔白润,脉沉细无力。

治法:温肾纳气。

方药:金匮肾气丸加减。生地黄108克,山药、山茱萸(酒炙)、牡丹皮、泽泻各27克,茯苓78克。粉碎成细粉,过筛,混匀。每100克粉末加炼蜜35~50克,与适量的水泛丸,干燥,制成水蜜丸;或加炼蜜110~130克制成大蜜丸。

用法:水蜜丸每次4~5克,大蜜丸每次1丸,口服,每日2次。

⑤肾虚型之肾阴亏损

主症:气短息促,头晕耳鸣,五心烦热,痰少黏稠,口干咽燥,小便黄,大便干,消瘦,盗汗,舌质红,脉细数。

治法:滋阴补肾。

方药:六味地黄丸化裁。生地黄160克,山茱萸(制)、山药各80克,牡丹皮、茯苓、泽泻各60克。制成蜜丸,每丸10克。

用法:每次1丸,口服,每日2次。

⑥肾阴阳两虚

主症:同时具有肾阴虚和肾阳虚的表现,如动则息促,腰酸腿软,畏寒肢冷,头晕耳鸣,盗汗自汗,夜尿多,手足心热,舌红少苔,脉细数者等。

治法:阴阳并补。

方药:河车大造丸化裁。熟地黄、龟甲(醋炙)各 200 克,黄柏、杜仲(盐炒)各 150 克,紫河车、麦冬、天冬、牛膝各 100 克。制成蜜丸,每丸 10 克。

用法:每次 1 丸,口服,每日 2 次。

2. 验方

(1)麻黄 30 克,生川乌 30 克,细辛 30 克,蜀椒 30 克,白矾 30 克,猪牙皂 30 克,法半夏 30 克,胆南星 30 克,杏仁 30 克,甘草 30 克,紫菀 30 克,款冬花 60 克。上药共研为细末,姜汁调神曲末 30 克,打糊为丸,每丸 3 克。每次 20~30 克,口服,每日 1~2 次。

(2)乌药 10 克,百部 10 克,党参 10 克,枳实 6 克,半夏 6 克,紫苏子(包煎)12 克,甘草 6 克。每日 1 剂,水煎服。适用于哮喘急性发作期。

(3)五味子 30~50 克,地龙 9~12 克,鱼腥草 30~80 克。每日 1 剂,水煎服。适用于重度哮喘的辅助治疗。

(4)地龙适量。地龙剖开,洗净,晒干,研粉。每次 1~6 克,每日 3 次,冲服。有痰者,加浙贝母 5 克;气短者,加五味子粉 5 克。

3. 针刺疗法

(1)取穴:主穴取鱼际、孔最、大椎、定喘;配穴取肺俞、风门、膻中、内关。以主穴为主,酌加配穴。

(2)操作:先针鱼际、孔最穴,如效不显,继针或改用他穴。两穴刺法为以 1~1.5 寸毫针快速刺入穴内,进针 3~7 分,针刺得气后,针尖略向上,强刺激施泻法,最好诱发针感至同侧胸部。亦可接通电针仪,连续波,频率每分钟 120 次,强度以患者耐受为宜,留针 20~60 分钟。大椎、定喘穴平补平泻,留针 15 分钟,去针后可拔罐或加艾条温灸。余穴用泻法,留针 15~20 分钟。发作期每日 1~2 次,缓解期隔日 1 次,10~15 次为 1 个疗程。

4. 艾灸疗法

(1)取穴:主穴分3组:天突、灵台、肺俞;风门、大椎;大杼、膻中。配穴取身柱、膏肓、气海。

(2)操作:一般仅取主穴,3组交替应用,体质虚弱者酌加备用穴。嘱患者正坐低头,暴露背部,标定穴位,将预先制好的含少量麝香的黄豆大艾炷置于穴上点燃。施灸过程中,当患者感皮肤灼痛时,术者可轻拍打穴周围,以减轻疼痛。每炷4～5分钟,待火熄后,再灸第二壮。腹背部穴各9壮,胸部穴各7壮,颈部穴各5壮。灸毕贴以灸疮膏,每日更换1次。每日灸1穴,4～5日为1个疗程。每年在夏季或冬季灸1个疗程。

5. 穴住敷贴疗法

(1)取穴:第一组取大杼、肺俞、心俞、天突穴;第二组取风门、厥阴俞、膻中、督俞穴。

(2)药物:第一组取白芥子30%,甘遂30%,细辛10%,延胡索10%,麻黄10%,上药共研为细末,用鲜姜汁调成糊状,摊于圆形硫酸纸上备用;第二组取毛茛、天文草(均为鲜叶)各3～5叶,捣烂成泥,加鲜姜汁调匀,做成直径2.5厘米的药饼备用。

(3)操作:每次选一组穴和一组药物,取准穴后,贴上药饼,周围敷以棉花,上盖消毒纱布,以胶布粘住。贴2～3小时,待有灼热或微痛感除去药饼。隔9日后贴第二组穴。本法亦用于预防哮喘急性发作,贴敷3次为1个疗程,每年于夏季或冬季贴1个疗程。

6. 药膳食疗方

(1)南瓜餐:南瓜500克,冰糖、蜂蜜各50克,姜汁适量。将南瓜切开顶盖,除去瓤及瓜子,放入姜汁、冰糖、蜂蜜,盖上顶盖,用竹签固定,隔水炖2小时即可。每日分2次食用。补肺肾,止咳喘。适用于运气管哮喘。

(2)虫草全鸭:冬虫夏草10克,老雄鸭1只,葱、姜、食盐、胡椒、料酒、味精各适量。将鸭宰杀，去毛杂及内脏，洗净，劈开鸭头，纳入冬虫夏草8～10枚，扎紧，余下冬虫夏草与葱、姜装入鸭腹内，放入蒸锅中，再注入精汤，加食盐、胡椒、料酒，上笼蒸1～2小时。出笼后去姜、葱，加味精即可。佐餐食用。补肾纳气定喘。适用于运气管哮喘。

（3）白鸭核桃仁：净白鸭1只，白糖120克，冰糖120克，蜂蜜120克，核桃仁120克。将白鸭宰杀，去毛杂及内脏，洗净，将白糖、冰糖、蜂蜜、核桃仁纳入白鸭腹内，煮熟即可。食鸭肉、胡桃仁，喝汤，每周1次，连食3只白鸭。止咳定喘。适用于运气管哮喘。

（4）柚子封乌鸡：净乌鸡1只，柚子1个。将柚子去瓤。乌鸡宰杀，去毛杂及内脏，切成小块，放入柚子中，加水20～50毫升，不加食盐及调料，封好口，外涂一层黄泥，将整个柚子裹住，用柴火烤4～5小时，待鸡熟透，去泥开盖即可。自冬至开始，吃鸡肉喝汤，7～8日1次。温阳益气定喘。适用于运气管哮喘。

（5）白萝卜饮：白萝卜500克，生姜5克。将白萝卜去叶，洗净，切成小块，用榨汁机取汁，略加温，每次饮200毫升，每日2次。清热解毒，化痰。适用于支气管哮喘恢复期。

（6）黄瓜蜂蜜饮：黄瓜500克，蜂蜜适量。黄瓜洗净，用榨汁机取汁，加蜂蜜搅匀，略加温，每次饮200毫升，每日2次。清热解毒，润肺化痰。适用于风热感冒咳嗽。

（7）山楂黄豆糯米粥：山楂20克，黄豆5克，糯米100克，红薯块100克。先将黄豆泡软，山楂去核及柄，再与糯米、红薯块煮成粥。健脾开胃，润肺化痰。适用于咳嗽，喘息。

（8）木耳山楂玉米粥：木耳30克，山楂10克，山药20克，玉米糁100克。将玉米糁煮成八成熟，然后放入去核的山楂、切成块的山药及洗净、发好的木耳，煮成粥。健脾开胃，润肺化痰。适用于运气管哮喘。

(9)银杏叶大枣粥:鲜银杏叶10克,大枣20克,荞麦50克,糯米50克。将银杏叶洗净,切碎,入锅煮30分钟,捞出叶渣,然后再放入荞麦、大枣、糯米煮成粥。平喘祛疾,润肺化痰。适用于气滞咳喘。适用于运气管哮喘。

(10)莲子粥:莲子20克,绿豆10克,糙米100克,山药50克。将莲子、绿豆、糙米洗净,入锅加水煮至七成熟,再把已切成块的山药入锅煮成粥。健脾开胃,镇咳化痰,宁神平喘。适用于运气管哮喘。

(11)山药莲子粥:淮山药20克,莲子10克,粳米100克,冰糖适量。将淮山药去皮,洗净,切薄片;莲子去皮、心,打碎;新米淘净。新米与莲子一起入锅,加水先用大火煮沸,改用小火熬煮至米快熟时加山药,继续熬煮粥熟即可。每日1~2次,每次300克左右,宜常吃。补脾固肾,养肝血,止喘化痰。适用于运气管哮喘。

(12)牛奶米枣粥:鲜牛奶100毫升,新米50克,大枣10枚,荔枝肉10克。将新米淘洗干净,与大枣一同入锅,加水用大火烧沸,煮至米粥熟时加入荔枝肉和牛奶即可。待凉食用,每日早餐1次,每次250~300毫升;也可为加餐时食用,宜常服。补益气血,强身健体。适用于支气管哮喘恢复期。

(13)排骨炖萝卜:白萝卜300克,猪排骨300克,草果1个,食盐、醋、味精各适量。将白萝卜洗净,切2厘米×3厘米的块;猪排骨洗净,砍成厘米3×3厘米的节。猪排骨放在锅内,加水用大火煮沸,打去血沫,放入白萝卜、食盐拌匀,炖至排骨、萝卜均熟即可。佐餐食用,每日1~2次。健脾开胃,化湿祛痰。适用于支气管哮喘恢复期。

(14)白术茯粥:白术、茯苓各9克,炙甘草6克,陈皮3克,新粳米100克。将米洗净,放入锅内,加水800毫升,煮至米变色后放入白术、茯苓、炙甘草、陈皮煮5~10分钟即可食用。健脾利

湿,止咳化痰。适用于支气管哮喘恢复期。

(15)白芸豆鲫鱼汤:活鲫鱼 400 克,白芸豆、生姜 20 克,半夏 4.5 克,葱、食盐、味精各适量。将鲫鱼去鳃、鳞,剖腹去内脏,洗净;葱切段;生姜拍破。先煮白芸豆 30 分钟,下鱼、生姜、食盐,再煮 30 分钟即可。食用前放味精,每日 1～2 次,吃鱼喝汤,宜常吃。健脾清热,利水止咳。适用于支气管哮喘恢复期。

(16)麻辣羊肉炒葱头:羊肉 200 克,葱头 100 克,植物油、姜丝、干辣椒、花椒、料酒、醋、食盐、味精各适量。将羊肉、葱头洗净,切丝。锅烧热放入植物油烧至七八成热时,放入花椒、干辣椒,炸至微黄后捞出,将热油锅放入羊肉丝、姜丝、葱头丝煸炒,再加食盐、黄酒、醋、味精,热透将花椒、干辣椒拌炒即可。佐餐食用,每日 1～2 次。温中补肾,通阳散寒,滋阳化痰。适用于支气管哮喘恢复期。

(17)猪肺炖贝母:猪肺 500 克,贝母 20 克,生姜、胡椒面、料酒、葱、食盐各适量。将猪肺洗净,用沸水氽一下,再洗净,切成 2～3 厘米大小的块,用料酒浸 5～10 分钟。锅内加水、猪肺、贝母、生姜、食盐,用大火煮沸,改用小火煮至肺熟,再下胡椒面、葱花即可出锅。每日 1～2 次,每次食量适中。润肺健脾,咳嗽化痰。适用于支气管哮喘恢复期。

(18)鲜酿黄瓜:嫩黄瓜 500 克,猪肉 100 克,鸡脯肉 100 克,鸡蛋 1 个,金钩 10 克,胡椒粉、水淀粉、姜、葱、猪油、料酒、食盐、味精各适量。将猪肉、鸡肉各洗净,剁细;金钩用温水发好,剁细,用鸡蛋清调散;黄瓜切去两头,用竹筷捅去内瓤,抹上干豆粉;将剁细的猪肉、鸡肉、金钩、姜、料酒、胡椒粉、味精一起调味拌匀,放入盘内摆好。锅内下汤,放食盐、胡椒粉、味精煮沸,水淀粉收汁,放点猪油,起锅淋于黄瓜节上即可。佐餐食用。每日 1～2 次,宜常吃。补脏育阴,清热解毒,健脾利湿。适用于支气管哮喘恢复期。

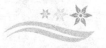

（五）生活调理

1. 生活调理原则

（1）注意春秋季节，尽可能少到野外或公园内赏花或游玩，以防对不知名的野花过敏。

（2）当吃过或间接接触过某种物质，身体出现不适或身体出现风疹而瘙痒者，应及时到医院就诊，不要延误时间。

（3）曾有过敏史者应牢记，尽可能不要再接触该物质。

2. 饮食调整原则

（1）酒和过咸食物的刺激，可以加强支气管的反应，加重咳嗽、气喘、心悸等症状，诱发哮喘。故忌酒和过咸食物。

（2）多吃高蛋白食物，如瘦肉、蛋、家禽肉、大豆及豆制品等，增加热能，提高抗病力。消化功能差的人要少吃多餐。

（3）多吃含有维生素 A、维生素 C 及钙质的食物。含维生素 A 的食物有润肺、保护气管的功效，如猪肝、蛋黄、鱼肝油、胡萝卜、韭菜、南瓜、杏等；含维生素 C 的食物有抗炎、抗癌、防感冒的功能，如大枣、柚、番茄、青椒等；含钙食物能增强气管抗过敏能力，如猪骨、青菜、豆腐、芝麻酱等。

（4）根据自己平日身体状况，针对性地选择食物。痰多、食少、舌苔白者，宜选食南瓜、莲子、山药、糯米、芡实等补脾；如四肢发冷、小便清长、腰酸者，宜选食狗肉、麻雀肉、核桃、牛睾丸、羊肉补肾；如有多汗、易感冒者，宜选食动物肺、蜂蜜、银耳、百合等补肺。

（六）预　防

（1）由于吸入变应原是引起支气管哮喘的重要因素，所以应

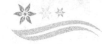

把预防变应原作为预防支气管哮喘的主要措施。

（2）预防变应原的关键是消除生活环境中的变应原，而花粉类变应原很难从环境中清除，因此对花粉过敏的患者应在相应的花粉飘散季节异地治疗，或在花粉量较高的午间尽量避免室外活动来避免与花粉的接触。

（3）对于食物或其他接触性物质过敏的患者，应尽量避免进食可疑食物。

九、慢性阻塞性肺疾病

慢性阻塞性肺疾病死亡率高,当前在世界居死亡原因的第四位。慢性阻塞性肺疾病是一种具有气流受限特征的疾病,与肺部对有害气体或有害颗粒的异常炎症反应有关。肺功能检查对确定气流受限有重要意义。

(一)病　因

1. 个体因素　某些遗传因素可增加慢性阻塞性肺疾病发病的危险性。已知的遗传因素为 α_1-抗胰蛋白酶缺乏,重度 α_1-抗胰蛋白酶缺乏与非吸烟者的肺气肿形成有关。在我国 α_1-抗胰蛋白酶缺乏引起的肺气肿迄今尚未见正式报道。支气管哮喘和气道高反应性是慢性阻塞性肺疾病的危险因素,气道高反应性可能与机体某些基因和环境因素有关。

2. 环境因素

(1)吸烟:吸烟为慢性阻塞性肺疾病重要发病因素。吸烟者肺功能的异常率较高,第一秒用力呼气容积的年下降率较快,吸烟者死于慢性阻塞性肺疾病的人数较非吸烟者为多。被动吸烟也可能导致呼吸道症状及慢性阻塞性肺疾病的发生。

(2)职业性粉尘和化学物质:当职业性粉尘及化学物质(雾霾、烟雾、过敏原、工业废气及室内空气污染等)的浓度过大或接触时间过久,均可导致与吸烟无关的慢性阻塞性肺疾病发生。接触某些特殊的物质、刺激性物质、有机粉尘及过敏原能使气道反应性增加。

(3)空气污染：化学气体(如氯气、氧化氮、二氧化硫等)对支气管黏膜有刺激和细胞毒性作用。空气中的烟尘或二氧化硫明显增加时，慢性阻塞性肺疾病急性发作显著增多。其他粉尘(如二氧化硅、煤尘、棉尘等)也刺激支气管黏膜，使气道清除功能遭受损害，为细菌入侵创造条件。烹调时产生的大量油烟和生物燃料产生的烟尘与慢性阻塞性肺疾病发病有关，生物燃料所产生的室内空气污染可能与吸烟具有协同作用。

(4)感染：呼吸道感染是慢性阻塞性肺疾病发病和加剧的另一个重要因素，肺炎链球菌和流感嗜血杆菌可能为慢性阻塞性肺疾病急性发作的主要病原菌。病毒也对慢性阻塞性肺疾病的发生和发展起作用。

(二)诊断要点

1. 临床表现

(1)症状

①慢性咳嗽。通常为首发症状。初起咳嗽呈间歇性，早晨较重，以后早晚或整日均有咳嗽，但夜间咳嗽并不显著。少数病例咳嗽不伴咳痰；也有部分病例虽有明显气流受限但无咳嗽症状。

②咳痰。咳嗽后通常咳少量黏液性痰，部分患者在清晨较多；合并感染时痰量增多，常有脓性痰。

③气短或呼吸困难。这是慢性阻塞性肺疾病的标志性症状，是使患者焦虑不安的主要原因，早期仅于劳力时出现，后逐渐加重，以致日常活动甚至休息时也感气短。

④喘息和胸闷。不是慢性阻塞性肺疾病的特异性症状。部分患者，特别是重度患者有喘息；胸部紧闷感通常于劳力后发生，与呼吸费力、肋间肌等容性收缩有关。

九、慢性阻塞性肺疾病

⑤全身性症状。在疾病的临床过程中，特别在较重患者，可能会发生全身性症状，如体重下降、食欲减退、外周肌肉萎缩和功能障碍、精神抑郁和(或)焦虑等。合并感染时可咳血痰或咯血。

(2)病史特征：慢性阻塞性肺疾病患病过程应有以下特征。

①吸烟史。多有长期较大量吸烟史。

②职业性或环境有害物质接触史。如较长期粉尘、烟雾、有害颗粒或有害气体接触史。

③家族史。慢性阻塞性肺疾病有家族聚集倾向。

④发病年龄及好发季节。多于中年以后发病，症状好发于秋冬寒冷季节，常有反复呼吸道感染及急性加重史。随病情进展，急性加重愈渐频繁。

⑤慢性肺源性心脏病史。慢性阻塞性肺疾病后期出现低氧血症和(或)高碳酸血症，可并发慢性肺源性心脏病和右心衰竭。

(3)体征：慢性阻塞性肺疾病早期体征可不明显。随疾病进展，常有以下体征。

①视诊及触诊。胸廓形态异常，包括胸部过度膨胀、前后径增大、剑突下胸骨下角(腹上角)增宽及腹部膨凸等；常见呼吸变浅，频率增快，辅助呼吸肌如斜角肌及胸锁乳突肌

参加呼吸运动，重症可见胸腹矛盾运动。患者不时采用缩唇呼吸以增加呼出气量；呼吸困难加重时常采取前倾坐位；低氧血症者可出现黏膜及皮肤发绀，伴右心衰竭者可见下肢水肿、肝大。

②叩诊。由于肺过度充气使心浊音界缩小，肺肝界降低，肺叩诊可呈过度清音。

③听诊。两肺呼吸音可减低，呼气相延长，平静呼吸时可闻及干啰音，两肺底或其他肺野可闻及湿啰音；心音遥远，剑突部心音较清晰响亮。

2. 辅助检查

(1)血气检查：当第 1 秒用力呼气容积<40％预计值时或具

有呼吸衰竭或右心衰竭的慢性阻塞性肺疾病患者,均应做血气检查。血气异常首先表现为轻、中度低氧血症。随疾病进展,低氧血症逐渐加重,并出现高碳酸血症。呼吸衰竭的血气诊断标准为静息状态下海平面吸空气时动脉血氧分压＜60毫米汞柱伴或不伴动脉血二氧化碳分压增高＞50毫米汞柱。

(2)胸部 X 线检查:胸部 X 线检查对确定肺部并发症及与其他疾病(如肺间质纤维化、肺结核等)鉴别有重要意义。慢性阻塞性肺疾病早期 X 线胸片可无明显变化,以后出现肺纹理增多、紊乱等非特征性改变;主要 X 线征为肺过度充气,肺容积增大,胸腔前后径增长,肋骨走向变平,肺野透亮度增高,横膈位置低平,心脏悬垂狭长,肺门血管纹理呈残根状,肺野外周血管纹理纤细稀少等,有时可见肺大疱形成。并发肺动脉高压和肺源性心脏病时,除右心增大的 X 线征外,还可有肺动脉圆锥膨隆,肺门血管影扩大及右下肺动脉增宽等。

(3)胸部 CT 检查:CT 检查一般不作为常规检查。但是,在鉴别诊断时 CT 检查有益,高分辨率 CT 对辨别小叶中心型或全小叶型肺气肿及确定肺大疱的大小和数量,有很高的敏感性和特异性,对预计肺大疱切除或外科减容手术等的效果有一定价值。

(4)肺功能检查:肺功能检查是判断气流受限的客观指标,重复性好,对慢性阻塞性肺疾病的诊断、严重程度评价、疾病进展、预后及治疗反应等均有重要意义。气流受限是以第 1 秒用力呼气容积和第 1 秒用力呼气容积/用力肺活量降低来确定的。第 1 秒用力呼气容积/用力肺活量是慢性阻塞性肺疾病的一项敏感指标,可检出轻度气流受限。第 1 秒用力呼气容积占预计值的百分比是中、重度气流受限的良好指标,变异性小,易于操作,应作为慢性阻塞性肺疾病肺功能检查的基本项目。

(5)其他实验室检查:低氧血症(即动脉血氧分压＜55毫米汞柱)时,血红蛋白及红细胞可增高,血细胞比容＞55％可诊断为红

细胞增多症。并发感染时痰涂片可见大量中性粒细胞,痰培养可检出各种病原菌,常见者为肺炎链球菌、流感嗜血杆菌、卡他摩拉菌、肺炎克雷白杆菌等。

(三) 西医治疗

1. 急性期治疗

(1)控制性氧吸入:氧吸入对慢性阻塞性肺疾病患者加重期在住院治疗中具有重要地位。

(2)抗生素:慢性阻塞性肺疾病急性期多由细菌感染诱发,故抗生素治疗在慢性阻塞性肺疾病急性期治疗中具有重要地位。如对初始治疗方案反应欠佳,应及时根据细菌培养及药敏试验结果调整抗生素。通常慢性阻塞性肺疾病轻度或Ⅱ级中度患者急性期时,主要致病菌多为肺炎链球菌、流感嗜血杆菌及卡他莫拉菌。属于Ⅲ级(重度)及Ⅳ级(极重度)慢性阻塞性肺疾病急性加重时,除以上常见细菌外,尚可有肠杆菌科细菌、铜绿假单胞菌及耐甲氧西林的金黄色葡萄球菌。用药详见"急性支气管炎"。

(3)支气管舒张药:短效 β_2-受体激动药较适用于慢性阻塞性肺疾病急性期治疗。若疗效不显著,建议加用抗胆碱药物。对于较为严重的慢性阻塞性肺疾病急性期者,可考虑静脉滴注茶碱类药物;监测血茶碱浓度对估计疗效和不良反应有一定意义。

(4)糖皮质激素:慢性阻塞性肺疾病急性期住院患者宜在应用支气管舒张药基础上,加服或静脉使用糖皮质激素,剂量要权衡疗效及安全性。

①泼尼松龙每日 30～40 毫克,口服,连续 10～14 日。

②甲泼尼龙静脉滴注,延长给药时间不能增加疗效,相反使不良反应增加。

(5)机械通气:慢性阻塞性肺疾病急性期患者应用无创性正

压通气可以降低二氧化碳分压,减轻呼吸困难,从而降低气管插管和有创机械通气的使用,缩短住院天数,降低患者的病死率。

(6)住院治疗:适当补充液体和电解质;注意补充营养,对不能进食者需经胃肠补充要素饮食或予静脉高营养;对卧床、红细胞增多症或脱水的患者,无论是否有血栓栓塞性疾病史,均需考虑使用肝素或低分子肝素;积极排痰治疗,如用刺激咳嗽、叩击胸部、体位引流等方法;识别并治疗伴随疾病(冠心病、糖尿病等)及休克、弥散性血管内凝血、上消化道出血、肾功能不全等并发症。

2. 稳定期治疗

(1)加强宣传教育:宣传吸烟对身体的危害性,督促患者尽可能戒烟,或减少吸烟,同时宣传吸烟所致的慢性阻塞性肺疾病的病理生理与临床基础知识;掌握一般和某些特殊的治疗方法;学会自我控制病情的技巧。

(2)药物治疗:支气管舒张药可松弛支气管平滑肌、扩张支气管、缓解气流受限,是控制慢性阻塞性肺疾病症状的主要治疗措施。短期按需应用可缓解症状,长期规则应用可预防和减轻症状,增加运动耐力。主要的支气管舒张药有 β_2-受体激动药、抗胆碱药及甲基黄嘌呤类。

①沙丁胺醇、特布他林。为短效定量雾化吸入剂,数分钟内开始起效,15~30 分钟达峰值,持续疗效 4~5 小时,每次剂量 100~200 微克(每喷 100 微克),24 小时不超过 800~1 200 微克。主要用于缓解症状,按需使用。

②沙美特罗与福莫特罗。为长效定量吸入剂,作用持续 12 小时以上。有资料认为,沙美特罗 50 微克,每日 2 次,可能改善慢性阻塞性肺疾病健康状况。

③异丙托溴铵气雾剂。可阻断 M 胆碱受体。定量吸入时,开始作用时间比沙丁胺醇等短效 β_2-受体激动药慢,但持续时间长,30~90 分钟达最大效果,维持 6~8 小时。每次剂量为 40~

80 微克(每喷 20 微克),每日 3～4 次。该药不良反应小,长期吸入可能改善慢生阻塞性肺疾病患者健康状况。

④茶碱类药物。可解除气道平滑肌痉挛,在慢性阻塞性疾病应用广泛,茶碱血浓度监测对估计疗效和不良反应有一定意义。茶碱血浓度＞5 毫克/升,即有治疗作用;＞15 毫克/升时不良反应明显增加。

⑤糖皮质激素。慢性阻塞性肺疾病稳定期应用糖皮质激素吸入治疗并不能阻止其第 1 秒用力呼气容积的降低。吸入激素的长期规律治疗只适用于具有症状且治疗后肺功能有改善者。对慢性阻塞性肺疾病患者,不推荐长期口服糖皮质激素治疗。

(3)氧气吸入:慢性阻塞性肺疾病稳定期进行长期家庭氧疗对具有慢性呼吸衰竭的患者可提高生存率。

(4)康复治疗:康复治疗可以使进行性气流受限、严重呼吸困难而很少活动的患者改善活动能力、提高生活质量,是慢性阻塞性肺疾病患者一项重要的治疗措施,包括呼吸生理治疗、肌肉训练、营养支持、精神治疗与教育等多方面措施。帮助患者咳嗽,用力呼气以促进分泌物的清除;使患者放松,进行缩唇呼吸及避免快速浅表的呼吸,以帮助克服急性呼吸困难等措施。在肌肉训练方面,有全身性运动与呼吸肌锻炼,前者包括步行、登楼梯、踏车等,后者有腹式呼吸锻炼等。在营养支持方面,应要求达到理想的体重;同时避免过高糖饮食和过高热能摄入,以免产生过多二氧化碳。

(5)外科治疗

①肺大疱切除术。在有指征的患者,术后可减轻患者呼吸困难的程度并使肺功能得到改善。术前胸部 CT 检查、动脉血气分析及全面评价呼吸功能,对于决定是否手术是非常重要的。

②肺减容术。与常规的治疗方法相比,其效果及费用仍待进一步调查研究,目前不建议广泛应用。

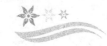

③肺移植术。对于选择合适的慢性阻塞性肺疾病晚期患者，肺移植术可改善生活质量，改善肺功能，但技术要求高，花费大，很难推广应用。

（四）中医治疗

1. 辨证施治

（1）痰热壅肺

主症：咳嗽气息粗促，或喉中有痰声，痰多质黏厚或稠黄，咳吐不爽，或有热腥味，或吐血痰，胸胁胀满，咳时引痛，面赤，或有身热，口干而黏，欲饮水，舌质红，舌苔薄黄腻，脉滑数。

治法：清热化痰，宣肺止咳。

方剂：麻杏石甘汤加味。麻黄5克，杏仁12克，生石膏（先煎）45克，生甘草、薄荷（后下）各6克，羌活、荆芥、炒牛蒡子各10克，板蓝根30克。

用法：每日2剂，水煎，只服头煎，连服2日，热退停药。

（2）寒痰壅盛

主症：咳嗽反复发作，咳声重浊，胸闷气憋，尤以晨起咳甚，痰多，痰黏腻或稠厚成块，色白或带灰色，痰出则憋减咳缓，常伴体倦，脘痞，食少，腹胀，大便时溏，舌苔白腻，脉濡滑。

治法：温肺化痰，降气平喘。

方药：苓桂术甘汤合苏子降气汤加减。桂枝5克，茯苓12克，白术、紫苏子（包煎）、半夏、厚朴、当归、前胡各10克，陈皮、甘草各6克。

用法：每日1剂，水煎分2次温服。

（3）肺气亏虚

主症：喘促气短，语音低微，精神疲乏，或有咳嗽，吐痰不爽，动则喘剧，口干舌燥，舌质红而少苔，脉沉细弱。

治法：补肺益气。

方药:玉屏风散。防风 30 克,黄芪(蜜炙)60 克,白术 60 克。

用法:每次 1 包,每日 3 次,饭前温水冲服。

(4)脾虚痰阻

主症:喘促气短,疲倦乏力,食欲缺乏,胸膈胀满,咳嗽,咳白黏痰,舌淡胖苔白腻,脉沉缓弱。

治法:健脾益气,祛痰平喘。

方药:参苓白术散加减。党参、白术、泽泻、黄芪各 6 克,茯苓、淮山药、苍耳子各 10 克,薏苡仁 15 克,甘草 3 克。

用法:每日 1 剂,水煎分 2 次温服。

(5)肾气亏损

主症:喘促气短,呼多吸少,气不得续,动则喘促更甚,腰腿酸软,头晕耳鸣,面色青黑,汗出肢冷,甚则大小便不禁,下肢水肿,舌质淡,苔薄白,脉沉细弱。

治法:补肾纳气。

方药:金匮肾气丸加减。地黄 108 克,山药、山茱萸(酒炙)、牡丹皮、泽泻各 27 克,茯苓 78 克,炼蜜适量。上药研成细粉,过筛,混匀。每 100 克粉末加炼蜜 35～50 克,与适量的水泛丸,干燥,制成水蜜丸;或加炼蜜 110～130 克制成大蜜丸。

用法:水蜜丸每次 4～5 克,大蜜丸每次 1 丸,每日 2 次,口服。

(6)痰郁气结

主症:胸满闷痛,气短心烦,头晕头痛,口干,舌红苔腻,脉弦滑。

治法:理气化痰。

方药:四逆散合二陈汤加减。柴胡 12 克,枳壳、陈皮、清半夏、生大黄 9 克,白芍 15 克,甘草 6 克。

用法:每日 1 剂,水煎分 2 次温服。

2. 验方

(1)当归、紫苏子(包煎)、沙参、瓜蒌皮各 12 克,五味子 6 克,沉香(刮为末,分3次冲服)3克。每日1剂,水煎服。

(2)紫石英15克,肉桂、沉香各3克,麦冬、熟地黄、山茱萸、茯苓、泽泻、牡丹皮、山药各10克,五味子5克,冬虫夏草6克。每日1剂,水煎服。

(3)红参、山茱萸、麦冬、枸杞子、核桃仁、怀牛膝、茯苓、法半夏各10克,补骨脂、生黄芪、冬虫夏草各15克,熟地黄12克,紫河车5克,五味子1.5克。每日1剂,水煎服。忌烟酒。

3. 针刺疗法 第一组取天突、尺泽、肺俞、孔最、膻中、足三里穴;第二组取列缺、丰隆、内关、风门、太渊穴。每日一组穴,用75%酒精消毒皮肤,每日针刺1次,留针20分钟。

4. 艾灸疗法 取孔最、内关、列缺、太渊、风门、定喘、身柱、肺俞穴。可用艾炷灸5～7壮,或用艾条灸10～15分钟。

5. 耳针疗法 取耳穴支气管、肺、肾上腺、平喘、交感。75%酒精耳郭皮肤消毒,用王不留行贴在耳穴上3～5日,每日揉针3～5分钟。

6. 穴位敷贴

(1)选穴:百劳、膏肓俞、肺俞穴。

(2)用药:白芥子、甘遂、细辛、延胡索各2克,生姜汁、丁桂散各适量。

(3)操作:白芥子、甘遂、细辛、延胡索共研细末,生姜汁调制成药饼6个,上置丁桂散少许,敷贴上穴,2小时后除去药物。穴位处呈红晕,有热、麻、灼痛等感觉,有时局部起疱,注意防止感染。

7. 药膳食疗方

(1)杏仁瓜蒌粥:杏仁60克,贝母、瓜蒌各10克,粳米80克。将杏仁去皮、尖,研末,与粳米贝母、瓜蒌加水煮成粥,每日分2～3次食用,连用20日。适用于痰浊阻肺证。

(2)蒸雪梨:雪梨2～3个,蜂蜜60克。将雪梨挖洞,去核,装

入蜂蜜,盖严蒸熟,每日睡前食,连食 20～30 日。适用于阴津亏虚证。

(3)核桃仁萝卜子冰糖块:核桃仁 30 克,萝卜子 6 克,冰糖适量。将核桃仁、萝卜子研末,冰糖熬化,三者拌匀,制成糖块,每日时时含化。适用于久咳气逆,上盛下虚者。

(4)竹荪汤:竹荪 100 克,银耳 10 克,鸡蛋 1 个,葱花、食盐、味精各适量。将竹荪用温水泡发,清水洗净;银耳用温水泡发,洗净,去蒂;鸡蛋打碎,调匀。锅内加水用大火煮沸,倒入鸡蛋糊,再加入竹荪、银耳,用小火煮 10 分钟后,加食盐、味精、葱花起锅即可。佐餐食用,每日 1～2 次。滋阴润燥,清热消痰。适用于见久咳不愈。

(5)萝卜炖猪肺:白萝卜 500 克,猪肺 500 克,生姜、料酒、葱、胡椒各适量。将萝卜洗净,切块;猪肺先用温水洗净肺内杂质,余后切成小块。猪肺与萝卜、生姜下锅同时煮,并打去血沫,再放料酒煮至萝卜、猪肺烂熟再放入食盐即可。佐餐食用,每日 1～2 次。

(6)甜杏仁炖猪肺:猪肺 500 克,桑白皮、甜杏仁各 30 克,黄酒、食盐各适量。将猪肺洗净,切块,同桑白皮、甜杏仁共入锅中,加水适量大火煮沸,加黄酒、食盐后再改小火炖 2 小时,弃渣吃肺喝汤,每日 2 次,分 2 日食完。

(7)萝卜蜇皮汤:水发海带 50 克,白萝卜 150 克,海蜇皮 30 克,食盐、味精各适量。将海带洗净,切段;白萝卜去皮,切块;海蜇皮洗净,切丝。将海带、白萝卜、海蜇皮放锅内,加水用小火熬汤,加食盐、味精调味即可。健脾和胃,润肺止咳。适用于慢性咳嗽咳痰。

(8)百合芦笋汤:干百合 50 克,芦笋 250 克,猪油、味精、食盐各适量。百合水发,洗净;芦笋洗净,斜切薄片。锅内水煮沸,将百合、芦笋倒入煮沸 2～3 分钟,再放入猪油、味精、食盐即可。佐

餐食用,每日1次。健脾和胃,润肺止咳。适用于慢性咳嗽咳痰。

(9)猪肉丝瓜汤:猪瘦肉50克,丝瓜100克,食盐、鸡汤各适量。将猪瘦肉洗净,切成薄片;丝瓜去皮,洗净,切成片。锅中放鸡汤煮沸后,放入肉片、丝瓜片调味即可。健脾和胃,补中益气,润肺止咳。适用于慢性咳嗽咳痰。

(10)核桃仁炒虾仁:核桃仁20克,鲜虾仁50克,木耳(水发)20克,植物油、葱、姜、食盐各适量。将油锅烧热,入葱、姜、食盐及鲜虾仁、核桃仁、木耳炒熟即可。健脾和胃,行气益中,润肺止咳。适用于慢性咳嗽咳痰。

(11)香酥山药:淮山药500克,豌豆粉100克,白糖60克,植物油、食盐、醋、味精各适量。将山药去皮,洗净,切成切片,上笼蒸熟后取出,与豌豆粉拌匀。将锅烧热,倒入植物油,烧至七八成热,逐个放入拌好的山药片,并加入白糖、水,用大火煮沸,加醋、食盐、剩余豌豆粉,淋上熟油、味精拌匀起锅装盘即可。佐餐食用,每日1~2次,宜常吃。健脾补肾,行血散瘀。适用于慢性咳嗽咳痰及肺部各种术后体质虚弱,心悸头昏,咳嗽痰多,食欲缺乏,体形消瘦,气短无力,大便稀溏等。

(12)猪皮大枣汤:猪皮200克,大枣20枚,姜、葱、食盐、味精各适量。将猪皮的毛或毛桩拔除干净,切成小块;姜去皮,拍破;葱切段。将猪皮、大枣、生姜、葱、食盐一同入锅,加水先用大火煮沸,后移小火炖至猪皮烂熟,出锅前加味精即可。每日1~2次,吃猪皮、大枣。滋阴养血,健脾补气,润燥。适用于慢性咳嗽咳痰及肺部各种术后体质虚弱,心悸头昏,咳嗽痰多,食欲缺乏,体形消瘦,气短无力,大便稀溏等。

(13)鸡冠花蛋汤:鸡蛋2个,白鸡冠花30克,白糖、食盐、味精各适量。将鸡冠花入锅,加水600毫升,煎煮至400毫升,去渣留汤。然后将鸡蛋打入碗内,反复拌匀,下入沸锅汤内,并用铲动锅底以防粘锅,蛋花汤即可。根据各自口味,喜甜者加白糖;喜咸

者加食盐、味精等。每日 1～2 次，吃蛋喝汤。滋阴养血，凉血止血。适用于慢性咳嗽咳痰及肺部各种手术手后体质虚弱，心悸头昏，咳嗽痰多，食欲缺乏，体形消瘦，气短无力，大便稀溏等。

（14）红杞鲫鱼汤：活鲫鱼（约 500 克）2 条，枸杞子 15 克，芫荽 6 克，醋、猪油、葱、香油、料酒、白胡椒粉、生姜、食盐、清汤、牛奶各适量。将鲫鱼去鳃、鳞，剖腹去内脏，用沸水略烫一下，清水洗净，在鱼身两面切成十字花刀；芫荽洗净，切成 2 厘米的长段；葱洗净，部分切成 2 厘米长段，切成葱花；生姜去皮，洗净，拍破。猪油放在炒勺里，置大火煮沸，依次放入胡椒粉、葱花、姜块，随后放入清汤、牛奶、姜汁、料酒、食盐、味精，同时将鱼放进沸水锅内烫约 4 分钟（使鱼肉刀口翻起，并去腥味），取出鱼放入盛汤的锅里，枸杞子用温水洗净下锅，置大火上煮沸后，移小火上炖 20 分钟，加入葱段、姜末、芫荽段、醋、香油即可。每日 1～2 次，吃肉喝汤。补肝肾，滋阴血，健脾胃，祛湿。适用于慢性咳嗽咳痰及肺部术后体质虚弱，心悸头昏，咳嗽痰多，食欲缺乏，体形消瘦，气短无力，大便稀溏等。

（15）参芪龟肉汤：乌龟 500 克，党参、黄芪各 30 克，姜丝、食盐、味精各适量。将乌龟洗净，头宰去，取肉。锅内放党参、黄芪及水用大火煮沸，改用小火熬煮 30 分钟后，捞出中药，将龟肉放入，加姜丝、食盐，再煮龟肉烂熟，放味精即可。佐餐分为 1～2 次食完。滋阴退热，补中益气健脾。适用于慢性咳嗽咳痰及肺部各种术后体质虚弱，心悸头昏，咳嗽痰多，食欲缺乏，体形消瘦，气短无力，大便稀溏等。

（16）沙参猪骨汤：猪脊骨 500 克，石斛、茯苓、南沙参各 15 克，菠菜 100 克，生姜、葱、食盐、味精各适量。将菠菜洗净，生姜拍破。猪骨洗净，砍成小块，放入锅内，加水用大火煮沸，打掉浮沫，加入生姜，石斛、茯苓、南沙参用干净纱布包好，一同放入汤内，改用小火熬煮骨肉分离，烂熟，捞去药包，放入菠菜煮沸，加食

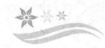

盐、葱花、味精即可。佐餐食用,每日1～2次。滋阴壮骨,生津补血。适用于慢性咳嗽咳痰及肺部各种术后体质虚弱,心悸头昏,咳嗽痰多,食欲缺乏,体形消瘦,气短无力,大便稀溏等。

(17)黄芪银耳炖鸡:黄芪80克,银耳50克,母鸡1只,生姜、食盐、味精各适量。将银耳用温水泡发,洗净;母鸡宰杀,去毛,除内脏,洗净;黄芪洗净;生姜拍破。把母鸡、生姜、黄芪、银耳、食盐一起放入砂锅,加水先用大火煮沸,后移小火炖至鸡肉烂熟,捞去黄芪,出锅前加味精即可。每日1～2次,吃肉喝汤。补中益气,补精髓,益精血。适用于慢性咳嗽咳痰及肺部各种术后体质虚弱,心悸头昏,咳嗽痰多,食欲缺乏,体形消瘦,气短无力,大便稀溏等。

(五)生活调理

1. 生活调理原则

(1)保持心情舒畅,避免情绪激动、紧张,注意口腔、皮肤清洁,勤洗澡。

(2)注意个人卫生,尤其是冬天,注意戴口罩(口罩每日要清洗或消毒),减少有害气体吸入,同时还可缓冲寒冷空气对气管的刺激引起咳嗽咳痰。注意保暖防寒,避免感冒,吸烟者应戒烟。

(3)痰多者要多饮水,尽量将痰液咳出;不能咳痰者,家人予拍背协助排痰。

(4)每日有计划地进行运动锻炼,如散步、慢跑、打太极拳、练养生功等,加强呼吸运动锻炼,如腹式呼吸锻炼等。

(5)经常在室外运动,主要是多晒太阳,每日不少于3小时,同时多与周围的同伴相互交流。

(6)戒烟限酒。

2. 饮食调理原则

（1）保持有规律的生活，饮食宜温热、清淡、富营养和高维生素之类食物，多食用新鲜蔬菜水果等。

（2）忌过食肥腻、腥辣、刺激性和易产气的食物，不宜进食过饱。

（六）预　防

（1）戒除或减少吸烟，限量饮酒。生活规律，冬季尽可能减少外出。

（2）定期到专科医院进行慢性阻塞性肺疾病的检查。

（3）脱离和改善有毒有害环境。控制职业性或环境污染。避免或防止粉尘、烟雾及有害气体吸入。

（4）加强体育锻炼，提高人体素质，增强对外界环境变化的适应能力。

（5）多食用含有丰富维生素 A 和维生素 C 的食物，如胡萝卜、蛋白、动物肝脏及新鲜的蔬菜、水果等，提高呼吸道黏膜的修复和抗病能力。

（6）冬季要注意胸部保暖，保证上呼吸道有良好的血液循环。

（7）可定期接种流感疫苗，增强机体对上呼吸道感染的免疫力。

十、肺源性心脏病

肺源性心脏病主要是由于支气管-肺组织或肺动脉血管病变所致肺动脉高压引起的心脏病。临床上根据病情的缓急和病程长短，分为急性肺源性心脏病和慢性肺源性心脏病，临床上以慢性肺源性心脏病多见，简称"肺心病"。

（一）病　因

（1）支气管、肺疾病多与吸烟、气候寒冷、某些工种、环境有关，以慢性支气管炎并发阻塞性肺气肿最为常见（占 80%～90%），其次为支气管哮喘、支气管扩张、重症肺结核、尘肺、慢性弥漫性肺间质纤维化、结节病、过敏性肺泡炎、嗜酸性肉芽肿等。

（2）胸廓运动障碍性疾病，严重的脊椎塌陷（如后凸或侧凸），脊椎结核，类风湿关节炎，胸膜广泛粘连及胸廓形成术后造成的严重胸廓或脊椎畸形及神经肌肉疾病（如脊髓灰质炎）。

（3）肺血管疾病累及肺动脉的过敏性肉芽肿病，广泛或反复发生的多发性肺小动脉栓塞及肺小动脉炎，以及原因不明的原发性肺动脉高压症。

（二）诊断要点

1. 临床表现　本病发展缓慢，临床上除原有肺、胸疾病的各种症状和体征外，主要是逐步出现肺、心力衰竭及其他器官损害

的征象。按其功能的代偿期与失代偿期进行分述。

(1)肺、心功能代偿期（包括缓解期）：此期主要是慢性阻塞性肺疾病的表现。慢性咳嗽、咳痰、气急，活动后可感心悸、呼吸困难、乏力和劳动耐力下降。体检可有明显肺气肿征，听诊多有呼吸音减弱，偶有干、湿啰音，下肢轻微水肿，下午明显，次晨消失。心浊音界常因肺气肿而不易叩出。心音遥远，但肺动脉瓣区可有第二心音亢进，提示有肺动脉高压。三尖瓣区出现收缩期杂音或剑突下示心脏搏动，多提示有右心肥厚、扩大。部分病例因肺气肿使胸膜腔内压升高，阻碍腔静脉回流，可见颈静脉充盈。又因横膈下降，使肝上界及下缘明显地下移，应与右心衰竭的肝淤血征相鉴别。

(2)肺、心功能失代偿期（包括急性加重期）：主要表现以呼吸衰竭为主。呼吸衰竭缺氧早期主要表现为发绀和胸闷等，病变进一步发展时发生低氧血症和高碳酸血症，可出现各种精神神经障碍症状，称为肺性脑病。表现为头痛、头胀、烦躁不安、语言障碍，并有幻觉、精神错乱、抽搐或震颤等。动脉血氧分压＜25毫米汞柱时，动脉血二氧化碳分压＞70毫米汞柱时，中枢神经系统症状更明显，出现神志淡漠、嗜睡，从而昏迷以致死亡。心力衰竭多发生在急性呼吸道感染后，患者出现气喘、心悸、少尿、发绀加重、上腹胀痛、食欲缺乏、恶心，甚至呕吐等右心衰竭症状。体检示颈静脉怒张、心率增快、心前区可闻奔马律或有相对性三尖瓣关闭不全引起的收缩期杂音，杂音可随病情好转而消失。可出现各种心律失常，特别是房性心律失常，肝大伴压痛，肝颈反流压征阳性，水肿和腹腔积液，病情严重者可发生休克。

(3)并发症：肺性脑病，酸碱失衡及电解质紊乱，心律失常，休克，消化道出血，弥散性血管内凝血等。

2. 辅助检查

(1)血液检查：红细胞计数和血红蛋白常增高，血细胞比容正

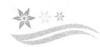

常或偏高,全血黏度、血浆黏度和血小板聚集率常增高,红细胞电泳时间延长,血沉一般偏快;动脉血氧饱和度常低于正常,二氧化碳分压高于正常,呼吸衰竭时更为显著。在心力衰竭期,可有丙氨酸氨基转移酶和血浆尿素氮、肌酐、血及尿 β_2 微球蛋白、血浆肾素活性、血浆血管紧张素 Ⅱ 含量增高等肝、肾功能受损表现。合并呼吸道感染时,可有白细胞计数增高。在呼吸衰竭不同阶段可出现高钾、低钠、低钾或低氯、低钙、低镁等变化。

(2)痰细菌培养:以甲型链球菌、流感杆菌、肺炎球菌、葡萄球菌、奈瑟球菌、草绿色链球菌等多见,近年革兰阴性菌增多,如铜绿假单胞菌、大肠埃希菌等。

3. X 线检查

(1)肺部变化:随病因而异,肺气肿最常见。

(2)肺动脉高压表现:肺动脉总干弧突出,肺门部肺动脉扩大延长及肺动脉第一分支扩张。一般认为,右肺动脉第一下分支横径≥15 毫米,或右下肺动脉横径与气管横径比值≥0.17,或动态观察较原右肺下动脉干增宽 2 毫米以上,可认为有该支气管扩张。肺动脉高压显著时,中心肺动脉扩张,搏动增强而外周动脉骤然变细呈截断或鼠尾状。

(3)心脏变化:心脏呈垂直位,故早期心脏都不见增大。右心室流出道增大时,表现为肺动脉圆锥部显著凸出。此后右心室流入道也肥厚增大,心尖上翘。有时还可见右心房扩大。心力衰竭时可有全心扩大,但在心力衰竭控制后心脏可恢复到原来大小。偶见左心室增大。

4. 心电图 右心室肥大和(或)右心房肥大是肺源性心脏病心电图的特征性改变,并有一定易变性。急性发作期由于缺氧、酸中毒、碱中毒、电解质紊乱等可引起 ST 段与 T 波改变和各种心律失常。当解除诱因,病情缓解后常可有所恢复及心律失常等消失,常见改变如下。

（1）P 波变化：额向 P 波电轴右偏（70°～90°）Ⅱ、Ⅲ、aVF 导联中 P 波高尖，振幅可达 0.22 毫伏或以上，称"肺型 P 波"。如 P＞0.25 毫伏，则诊断肺源性心脏病的敏感性、特异性和准确性均增高。

（2）QRS 波群和 T 波变化：额面 QRS 波群平均电轴右偏（≥90°）。有时电轴极度右偏 SⅠ、SⅡ、SⅢ的电轴左偏假象。右侧胸导联出现高 R 波。Vs 呈深 S 波，显著右心室肥大。有时在 V_3R、V_1 导联可出现 q 波，或在 V_1～V_5 导联都呈 QS 与 rS 波形。重度肺气患者如心电图从正常转至出现不全性右束支传导阻滞，往往表示有右心负荷过重，具有一定诊断价值。极少数患者有左心室肥大的心电图改变，这可能由于合并高血压、冠心病或支气管动脉分支扩张由左到右分流，左室泵出比右室更多血流而肥厚所致。Ⅱ、Ⅲ、aVF 导联和右侧胸导联的 T 波可倒置。可出现各种心律失常。此外，肺源性心脏病常出现肢体导联低电压、顺时针转位等心电图改变，这类表现也见于肺气肿，因此不能作为诊断肺源性心脏病的心电图改变。

（三）西医治疗

急性加重期积极控制感染；通畅呼吸道，改善呼吸功能；纠正缺氧和二氧化碳潴留；控制呼吸和心力衰竭。

1. 控制感染　参考痰菌培养及药物敏感试验选择抗生素：在还没有培养结果前，根据感染的环境及痰涂片革兰染色选用抗生素。院外感染以革兰阳性菌占多数，院内感染则以革兰阴性菌为主。或选用两者兼顾的抗生素。常用的有青霉素类、氨基糖苷类、喹诺酮类及头孢类抗生素。用药详见"急性支气管炎"。

2. 保持呼吸道通畅，纠正缺氧和二氧化碳潴留　详见"呼吸衰竭"有关内容。

3. 控制心力衰竭　肺源性心脏病心力衰竭的治疗与其他心

脏病心力衰竭的治疗有其不同之处,因为肺源性心脏病患者一般在积极控制感染,改善呼吸功能后心力衰竭便能得到改善。患者尿量增多,水肿消退,肿大的肝缩小,压痛消失,不需加用利尿药。但对治疗后无效的较重患者,可适当选用利尿、强心或血管扩张药。

(1)利尿药:有减少血容量、减轻右心负荷、消除水肿的作用。原则上宜选用作用轻,小剂量的利尿药。注意利尿药应用后会出现低钾、低氯性碱中毒,使痰液黏稠不易排痰,血液浓缩,要注意采取预防措施。

①氢氯噻嗪每次 5 毫克,每日 1～3 次,口服。尿量多时,需加用 10%氯化钾,每次 10 毫升,每日 3 次。

②氨苯蝶啶每次 50～100 毫克,每日 1～3 次,口服。保钾利尿药,用于重度而急需行利尿的患者。

③呋塞米每次 20 毫克,肌内注射或口服。

(2)强心药:肺源性心脏病患者由于慢性缺氧及感染,对洋地黄类药物耐受性很低,疗效较差,且易发生心律失常,这与处理一般心力衰竭有所不同。强心药的剂量宜小,一般为常规剂量的 1/2～2/3 量,同时选用作用快、排泄快的强心药。毒毛花苷 K 0.125～0.25 毫克,或毛花苷 C 0.2～0.4 毫克,加入 10%葡萄糖液内缓慢静脉注射。

应用强心药前应注意纠正缺氧,防治低钾血症,以免发生药物不良反应。

(3)血管扩张药:血管扩张药作为减轻心脏前、后负荷,降低心肌耗氧量,增加心肌收缩力,对部分顽固性心力衰竭有一定效果,但并不像治疗其他心脏病那样效果明显,因为目前还没有对肺动脉具有选择性的药物应用于临床。有研究认为,钙离子拮抗药、中药川芎嗪等对降低肺动脉压有一定效果而无不良反应,长期应用的疗效还在研究中。

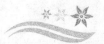

（4）控制心律失常药：一般心律失常经过治疗肺源性心脏病的感染、缺氧后可自行消失。如果持续存在可根据心律失常的类型选用药物，如快速心房颤动，治疗目标是减慢心室率，缓慢静脉注射毛花苷 C 0.2～0.4 毫克。阵发性室上性心动过速，可应用胺碘酮 5 毫克/千克体重，缓慢静脉注射，继以 600～800 毫克/24 小时维持。

4. 加强护理工作　本病多急重、反复发作，多次住院，造成患者及家属精神上和经济上的极大负担，加强心理护理，提高患者对治疗的信心，配合医疗十分重要。同时又因病情复杂多变，必须严密观察病情变化，宜加强心肺功能的监护。翻身、拍背排除呼吸道分泌物是改善功能的一项有效措施。

（四）中医治疗

1. 辨证施治　本病是以肺、心为本，痰浊、气滞、水饮、血瘀为标。肾失潜纳之根，脾失运化之基。一般来说，急性发作期多属本虚标实，缓解期多属本虚。

（1）外寒内饮

主症：喘咳，心悸，痰白清稀或呈泡沫状，或恶寒发热，无汗，鼻塞流涕，肢体痛楚，口不渴，舌质淡暗，苔薄白滑润，脉浮紧。

治法：解表化饮，镇咳平喘。

方药：小青龙汤加减。生麻黄、川桂枝、白芍、五味子各 15 克，北细辛、生甘草各 5 克，干姜、清半夏各 10 克。

加减：咳痰量多者，加白芥子、紫苏子（包煎）、莱菔子，顺气化痰；恶寒发热、周身关节疼痛甚者，加羌活、白芷，祛风散寒止痛。

用法：每日 1 剂，水煎分 2 次温服。

（2）痰热壅肺

主症：咳吐痰多，色黄，喘不得卧，面赤心烦，心悸痞闷，口干

而渴,面浮肢肿,舌红苔少而润,脉多沉数或沉滑。

治法:清热饮痰,止咳平喘。

方药:清金保肺汤加减。天冬、麦冬、沙参、玉竹、瓜蒌仁各20克,石斛、葶苈子、茯苓、当归各15克,杏仁5克。

加减:痰腥味异常或呈绿色者,加鱼腥草、败酱草、黄芩、栀子等,加强清热解毒之功;胸闷气短者,加紫苏子(包煎)、厚朴等,宽胸理气;口干舌燥者,加天花粉、芦根、知母等,以生津;口唇发绀甚者,加丹参、牡丹皮、赤芍等,以清热活血。

用法:每日1剂,水煎分2次温服。

(3)气滞血瘀

主症:喘而胀满,心悸怔忡,腹胀纳呆,口干,渴而不欲饮,便秘,颧赤,舌绛无苔,舌质隐青或有瘀点或瘀斑,脉多沉涩或结或代。

治法:疏肝理气,活血化瘀。

方药:调营饮加减。莪术10克,川芎、当归、瞿麦、槟榔、陈皮、葶苈子、赤茯苓、白芷、生甘草各15克,延胡索、赤芍、大腹皮、桑白皮各20克,大黄5克,细辛3克,官桂10克。

加减:喘而胀满明显者,可加瓜蒌、厚朴,行气消胀;口唇青紫、舌质紫暗者,可加丹参、土鳖虫等,活血化瘀;若胸满腹胀已除,可用加味四物汤(当归、川芎、生地黄、赤芍、蛤粉、茜草、葶苈子、沉香、大枣)。

用法:每日1剂,水煎分2次温服。

(4)痰蒙神窍

主症:意识蒙眬,谵妄,烦躁不安,表情淡漠,嗜睡,昏迷,或肢体抖动、抽搐,咳逆喘促,或伴痰鸣,舌质黯红或淡紫,或绛紫,苔白腻或淡黄腻,脉细滑数。

治法:涤痰,开窍,息风。

方药:方选涤痰汤。制半夏、陈皮、枳实、茯苓、石菖蒲、竹茹

各 15 克,制胆南星、人参、生姜各 10 克,甘草 5 克。

加减:痰热内盛、身热、烦躁、谵语、神昏、舌红苔黄者,加黄芩、桑白皮、葶苈子、天竺黄、竹沥,清热化痰;热结大肠、腑气不通者,用凉膈散或增液承气汤;肝风内动、抽动者,加钩藤、全蝎、羚羊角粉(代),平肝息风;瘀血明显、唇甲发绀者,加红花、桃仁、水蛭,以活血化瘀;热伤血络,见皮肤黏膜出血、咯血、便血色鲜者,加水牛角、生地黄、牡丹皮、紫草、生大黄,以凉血止血。

用法:每日 1 剂,水煎分 2 次温服。

(5)阳虚水泛

主症:面浮肢肿,甚则一身悉肿,腹部胀满有水,尿少,心悸,喘咳不能平卧,咳痰清稀,怕冷,面唇青紫,舌胖质黯,苔白滑,脉沉虚数或结代。

治法:温阳、化饮、利水。

方药:方选真武汤合五苓散加减。熟附子、干姜、茯苓、桂枝各 10 克,肉桂、丹参、藏红花、益母草、泽泻、猪苓各 15 克,生白术 12 克。

加减:咳痰不利者,加竹茹、桔梗、胆南星、蛤粉等,宣肺利痰;水肿甚者,加车前子、泽泻、大腹皮、白茅根等,利尿消肿;喘甚者,加炙麻黄、白果、炒葶苈子等,泻肺平喘;若瘀血重,加红花、赤芍、泽兰、益母草、五加皮等,以化瘀利水。

用法:每日 1 剂,水煎分 2 次温服。

(6)厥脱

主症:喘咳,心悸,水肿,神志不清,腹中坚满,烦扰不宁,四肢厥冷,汗出,面白口唇干,舌红,苔腻或白或黄,脉多沉微而数,或雀啄。

治法:益气固脱,强心醒神。

方药:方选生脉散加减。生晒参、麦冬、五味子、制附子各 15 克,黄芪 30 克。

加减:痰热内闭者,送服安宫牛黄丸;若厥脱已解,唯喘悸不宁者,用十味补心汤(朱茯苓、炒枣仁、当归身、党参、熟地黄、麦冬、远志、香附、桂圆肉)。

用法:每日1剂,水煎分2次温服。

2. 验方

(1)寒痰壅肺:多见于肺功能不全合并呼吸道感染。

主症:咳喘气急,劳则即著,胸部胀闷,痰白而稀,纳少倦怠,舌苔薄白而腻,脉弦滑。

症候分析:病程日久而肺虚脾弱,故见纳少倦怠;正虚复感寒邪,肺气不宣,痰浊上犯,故咳喘,痰多;因肺虚而又痰阻气机,故胸胀闷,咳喘劳则加重;舌苔薄腻,脉弦滑为寒痰内阻之候。

方药:小青龙汤加减。麻黄、桂枝、半夏、紫苏子(包煎)各9克,细辛、干姜、五味子、陈皮、炙甘草各6克。

加减:痰多涌盛、肺实喘满者,加白芥子15克,莱菔子12克,以降气化痰;痰多、纳少、倦怠等脾虚者,加党参、茯苓各12克,白术15克,以健脾补肺;寒痰化热、烦躁而喘者,加石膏30克,以清热。

用法:每日1剂,水煎分2次温服。

(2)热痰蕴肺:多见于肺功能不全合并呼吸道感染。

主症:咳嗽气促,痰黄而稠,不易咳出,大便干燥,小便黄赤,口干,舌红,苔黄或黄腻,脉滑数或弦数。

症候分析:痰浊内蕴化热,痰热壅肺,故痰黄而难以咳出;肺气上逆,故见气促;热伤津液,肺不布津,故口干,小便黄赤;肺与大肠相表里,大肠运化失司,故大便干燥。

方药:桑白皮汤加减。桑白皮、天花粉各12克,黄芩15克,黄连3克,浙贝母、杏仁、紫苏子(包煎)、半夏各9克,竹沥(冲服)30克,大黄(后下)6克。

加减:痰多黏稠者,加海蛤壳15克,以清肺化痰;尚可加丹参

15 克,红花 9 克,以活血化瘀。

用法:每日 1 剂,水煎分 2 次温服。

(3)痰蒙清窍:多见于肺性脑病。

主症:神志恍惚,烦躁不安,或表情淡漠,嗜睡,甚至昏迷,或肢体抽搐,咳喘气促,咳痰不爽,舌质黯红或淡紫,苔白腻或黄腻,脉细滑数。

症候分析:痰迷心窍,蒙闭气机,故见神志恍惚,烦躁不安,表情淡漠,嗜睡;昏迷;痰浊引动肝风,故可见肢体抽搐;痰浊壅肺,气机上逆,故见咳喘气促,咳痰不爽;舌质黯红或淡紫为心血瘀阻之征;苔白腻或黄腻,脉细滑数为痰浊内蕴之象。

方药:涤痰汤加减送服(或鼻饲)至宝丹或安宫牛黄丸。竹沥(冲服)30 克,半夏、胆南星、枳实、石菖蒲、人参、桃仁各 9 克,橘红、竹茹各 6 克,茯苓 12 克,甘草 3 克,丹参 15 克,安宫牛黄丸(化服)1 粒。

加减:痰热内盛、神昏谵语、舌红苔黄者,加葶苈子 15 克,天竺黄 12 克,以清肺化痰开窍;肝风内动、抽搐者,加天麻 12 克,钩藤 15 克,以平肝息风止痉。

用法:每日 1 剂,水煎分 2 次温服。

(4)肺肾气虚

主症:咳嗽气短,活动后加重,甚则张口抬肩,不能平卧,痰白而稀,无力咳出,胸闷心悸,汗出,舌淡或黯,脉沉细数或有结代。

症候分析:肺虚无以主气,肾虚无以纳气,故气短,活动后加重,甚则张口抬肩,不能平卧;肺气不足,不能宣肺布津,故咳嗽,痰白无力咳出;肺病及心,心气虚弱,气机不利,故胸闷心悸,汗出;气虚不能推动血液运行,故舌淡或黯;脉沉细数或结代亦为肺肾气虚,兼有血瘀之证。

方药:补肺汤合肾气丸加减。人参、五味子、桑白皮、山茱萸、泽泻、附子各 9 克,黄芪 15 克,熟地黄、紫菀、茯苓各 12 克,桂枝、炙甘草各 6 克。

加减；脾虚痰湿者，加陈皮、半夏各 9 克，白术 12 克，以燥湿健脾；肺虚有寒、怕冷、舌淡者，加干姜 6 克，以温阳化饮；喘脱危象者，急加参附汤送服蛤蚧粉 9 克（或黑锡丹补肾纳气），回阳固脱；兼有阴伤、低热、舌红少苦者，加麦冬、玉竹各 12 克，以养阴润肺。

用法：每日 1 剂，水煎分 2 次温服。

（5）脾肾阳虚

主症：面浮肢肿，心悸喘咳，咳痰清稀，脘痞纳差，形寒肢冷，腰膝酸软，小便清长，大便稀溏，舌胖质黯，苔白滑，脉沉细。

症候分析：阳气衰微，气不化水，冰邪泛滥则面浮肢肿；水饮上凌心肺，故心悸喘咳，咳痰清稀；脾阳虚则脘痞，纳差，便溏；肾阳虚则形寒肢冷，腰膝酸软，小便清长；舌胖质黯，苔白滑，脉沉细。

方药：真武汤加减。附子 9 克，桂枝、茯苓、白术、赤芍各 12 克，生姜 3 片，泽泻 15 克，车前子（包煎）15 克。

加减：血瘀甚者，加红花 9 克，泽兰 12 克，以化瘀行水；肿甚者，加猪苓 15 克，黑丑、白丑各 9 克，沉香 3 克，以行气逐水；喉中有痰涎者，加半夏 9 克，全瓜蒌 15 克，以燥湿化痰。

用法：每日 1 剂，水煎分 2 次温服。

3. 针灸疗法 取肺俞、定喘穴埋针，每周 1 次，连续 6 个月。急性期可取足三里、素髎、人中、肺俞、会阴等穴针刺，用泻法，中强刺激。

4. 中药雾化吸入 寒性咳喘者，麻黄、桂枝、杏仁、甘草各 10 克，橘红 5 克；热性咳喘者，麻黄 5 克，杏仁、黄芩各 10 克，石膏 30 克，桑白皮 15 克，金银花 20 克。两方分别水煎，共 2 次，合 2 次煎液，浓缩过滤沉淀取汁 500 毫升，装瓶备用。超声雾化口腔吸入，每次 40 分钟。

5. 耳针疗法 取耳穴支气管、肺、肾、交感、肾上腺。75％酒精耳郭皮肤消毒，用王不留行贴在耳穴上，保留 3～5 日，每日揉

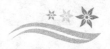

针 3～5 分钟。

6. 药膳食疗方

（1）萝卜柿霜饮：白萝卜 500 克，饴糖 150 克，柿霜 9 克，川贝母粉 6 克。将白萝卜绞汁，盛入碗内，加入饴糖蒸化，趁热将柿霜、川贝粉调入，一并饮下，每日 2～3 次，可经常饮用。润肺化痰。适用于阴虚肺热肺燥，久咳痰黏。

（2）冬瓜鲤鱼汤：冬瓜 300 克，鲤鱼（约 500 克）1 条，植物油、葱、黄酒各适量。将冬瓜洗净，切成块；鲤鱼洗净，切成段。将鲤鱼块放入热油锅内煎至微黄，再加适量水煮沸，撇去浮沫，然后加葱、黄酒及冬瓜块，煲煮至成汤即可出锅食用。利水化痰，益气养心。适用于阴虚肺热肺燥，久咳痰黏。

（3）梨柿生姜饮：梨 200～300 克，柿子 200～300 克，生姜 10 克。将梨、柿子均洗净，去皮、核，生姜去皮，用打汁机打汁，加温，分 2 次饮用，可经常饮用。适用于阴虚肺热肺燥，久咳有痰。

（4）白萝卜生姜饮：白萝卜 500 克，生姜 20 克，将白萝卜、生姜分别洗净，生姜不去皮，用打汁机打汁，加温，每次饮 200 毫升，每日 2～3 次，可经常饮用。适用于肺热肺燥，久咳痰多。

（5）葛根银耳羹：葛根粉 20 克，淀粉 10 克，银耳 20 克，葱、食盐、香油各适量。将银耳发好，洗净，入锅加水煮几分钟，加葱、食盐、香油，将葛根粉、淀粉调浆，勾芡入锅煮沸即可。可经常食用。适用于阴虚肺热肺燥，久咳多痰。

（6）海带豆腐汤：海带丝 50 克，豆腐 100 克，虾皮 10 克，香菜 10 克，食盐、淀粉、调料各适量。海带丝与豆腐入锅煮几分钟，加入虾皮、食盐、香菜、调料，用淀粉勾芡即可。佐餐食用，每日 1～2 次，宜常吃。适用于肺热肺燥，久咳痰黏。

（7）丹参菠菜汤：丹参 10 克，菠菜 200 克，鸡蛋 1 个，食盐、味精、葱、香油、淀粉各适量。先将丹参水煮 30 分钟，去渣，然后将洗净的菠菜入锅，再打入搅拌好的鸡蛋煮沸后，加食盐、味精、葱、

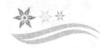

香油,用淀粉勾芡即可。佐餐食用,每日 1～2 次,宜常吃。适用于阴虚肺热肺燥,久咳有痰。

(8)山楂豆腐汤:山楂片 10 克,豆腐 50 克,鸡蛋 1 个,香菜 100 克,食盐、葱、姜、五香粉、淀粉等各适量。将山楂片、豆腐一起入锅煮几分钟,加入食盐、葱、姜、五香粉、香菜,打入鸡蛋煮沸,用淀粉勾芡即可。佐餐食用,每日 1～2 次,宜常吃。适用于肺热肺燥,久咳多痰。

(9)黄芪炖柴鸡:黄芪 30 克,柴鸡块 500 克,香菇 50 克,木耳 10 克,香菜 10 克,五香粉、葱、姜、食盐等各适量。先将黑木耳发好,洗净。柴鸡块加水适量,用大火煮沸,打去血沫,然后放入黄芪、香菇、木耳、食盐、五香粉、葱、姜等,水煮至熟,加入香菜即可。佐餐食用,每日 1～2 次,可常吃。阴虚肺热肺燥,体质虚弱。适用于长期慢性咳嗽咳痰,久病愈后食欲缺乏,营养不良等。

(10)什锦海参:水发海参 300 克,鸡肉片、火腿片、鲜笋片各 50 克,肉丸子 10 个,蛋饺 8 个,香菇 20 克,植物油、黄酒、食盐、水淀粉、味精各适量。锅内加水煮沸,放入洗净的海参及黄酒、食盐煮沸 3 分钟捞出;用水淀粉把鸡肉、火腿片拌匀。锅内放植物油烧七八成热,下火腿、鸡肉翻炒,略变色出锅,把鲜笋、香菇片、肉丸、蛋饺、食盐等放入海参汤里内烩,最后放入炒好的火腿、鸡肉翻炒出锅。佐餐食用,每日 1～2 次,可常吃。补肾壮阳,健脾益胃。适用于慢性肺病,咳嗽咳痰和胃肠手术恢复期,癌症手术恢复期,久病愈后食欲缺乏,营养不良等。

(11)紫菜蛋卷:紫菜 20 克,鸡蛋 3 个,牡蛎粉 10 克,浙贝母粉 5 克,猪瘦肉 200 克,鲜橘皮 5 克,姜、葱、食盐、味精各适量。将鸡蛋打在碗内调匀,在热油锅内摊成蛋皮;紫菜发好;猪肉剁成细末,与牡蛎粉、浙贝母粉用水调成黏稠状,拌入橘皮末、姜末、葱末、食盐、味精拌成馅。蛋皮摊开,铺上一层紫菜,抹上肉馅,卷成卷,摆在盘中,上笼蒸至肉熟,出笼后切成段即可。佐餐食用,每日 1～2 次,宜常吃。育阴平肝,清热化痰,软坚散结。适用于慢性肺病,咳嗽咳痰和自汗盗汗,舌苔黄腻等。

(12)红烧冬笋:冬笋 50 克,香菇 50 克,枸杞子 10 克,麦冬 10 克,鲜菊花 5 克,栀子 2 克,黄酒、酱油、清汤、白糖、食盐、味精各适量。将冬笋用温水发泡,洗净,切丝;香菇水泡发,切片。把冬笋丝用热油炸呈金黄色,捞出沥油。铲去多余油,将油炸的冬笋丝、香菇、枸杞子、麦冬、菊花、栀子稍炒,放清汤、黄酒、酱油、白糖、食盐,用大火煮沸,移小火焖煮至汁干即可。佐餐食用,每日 1～2 次,宜常吃。补肾滋阴,清热化痰,平肝祛风。适用于慢性肺病,咳嗽咳痰和心悸自汗等。

(13)柏子仁炖猪心:猪心 1 个,柏子仁 15 克,山楂 5 克,姜丝、葱、食盐、味精各适量。将猪心剖开,洗净,切成小块,与柏子仁、山楂混合,放小砂锅内,并放姜、葱、食盐及水,用余炭火或草木灰火炖至猪心烂熟,食用前加味精即可。佐餐食用,每日 1～2 次,宜常吃。养心补血,滋阴健脾。适用于慢性肺病,咳嗽咳痰和胃肠手术恢复期,久病愈后食欲缺乏,营养不良等。

(14)陈皮乌骨鸡:乌骨鸡 1 只,陈皮、生姜、胡椒粉各 5 克,草果 2 个,葱、食盐各适量。将鸡宰杀,除毛,去内脏,洗净,切小块。生姜拍破,与陈皮、草果用纱布包好,与鸡块一同入锅,加水先用大火煮沸,再用小火炖煮至鸡肉烂熟,加入胡椒粉、葱、食盐再煮沸,捞出药包即可。佐餐食用。每日 1～2 次,吃肉喝汤。温中健脾,补气填髓。适用于慢性肺病,咳嗽咳痰和胃肠手术恢复期,久病愈后食欲缺乏,营养不良等。

(15)贝母蒸团鱼:甲鱼(500 克)1 只,贝母、知母、杏仁、柴胡、前胡各 5 克,生姜、甘草、料酒、食盐各适量。将甲鱼宰头,留血,剖开,去苦胆,置入大碗中,加入 6 味中药、姜、料酒、食盐,加清汤适量,把大碗放入蒸笼中蒸至甲鱼肉烂熟取出,捞出中药即可。佐餐食用,每日 1～2 次,宜常吃。滋阴活血,清热化痰,散结退

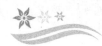

烧。适用于慢性肺病,咳嗽咳痰和胃肠手术恢复期,久病愈后食欲缺乏,营养不良等。

(五)生活调理

1. 生活调理原则

(1)保持规律性生活,体重正常的患者应给予平衡的饮食,以增强呼吸道的抵抗力;体重低于正常值者,应给予高热能、高蛋白饮食,以利于受损伤的支气管组织修复。

(2)维生素 A、维生素 C、维生素 D 亦可增强机体免疫力,促进支气管黏膜的修复,应注意补充。

(3)大量饮水,有助于痰液稀释,保持气管通畅。

(4)忌食刺激性食物,如过冷、过热及其他刺激性食物,可刺激气管黏膜,引起咳嗽。

(5)加强身体锻炼,经常参加室外运动,保持室内通风,预防感染。自用的被褥经常勤洗勤晒。

2. 饮食调理原则

(1)宜食用清淡、稀软、易消化、营养丰富的食物。本病急性发作期属寒证者,可选用橘皮、干姜、生姜等食物;属热证者,可选用梨、柿子、荸荠、萝卜、冬瓜仁、芦根、百合等食物。疾病缓解期可选用莲子、核桃仁、杏仁、山药、芡实、白扁豆、薏苡仁、桂圆肉、大枣、花生、苹果、牛肉、猪瘦肉、鸡肉、鸭肉、河鱼及蛋类、乳类、豆类食物。

(2)忌摄入高盐食物,高盐食物可引起钠水潴留而致水肿,加重心力衰竭症状,因此本病患者应低盐饮食。

(3)肺源性心脏病患者支气管黏膜抵抗力差,受到烟、酒刺激后,会使黏膜局部炎症渗出或水肿加重,引起咳嗽,加重病情,故应戒烟限酒。

（4）辛辣食物（如辣椒、姜、葱、胡椒等）食之易生热化燥伤阴，肺源性心脏病为慢性消耗性病症，病程较长，且易反复发作，病发时患者体内蛋白质及热能消耗很大，使患者体质逐渐降低，故应禁食辛辣食物。

（5）给予患者高蛋白、高纤维素、高热能而又容易消化的食物，同时应适当多进食补肺、脾、肾的食物，如杏仁、核桃仁、莲子、豆浆、茯苓、薏苡仁等。患者咳痰清稀时，应多吃些温性食物，如骨头汤、猪肺汤、排骨汤、瘦肉、鸡汤、猪肝汤、蛋羹、豆制品等；久患肺气肿者，宜选用滋阴生津的食物，如梨、山楂、话梅、杏子、杏仁、苹果、鳖、老鸭等。

（六）预　防

（1）力戒吸烟饮酒，保持空气新鲜。患者避免接触有害气体，如煤、油烟的刺激。要注意室内空气流通，经常开窗换气，保持空气新鲜，厨房内要装排气扇或抽油烟机。

（2）积极防治原发病的诱发因素，如呼吸道感染，各种过敏原，有害气体的吸入，粉尘作业等的防护工作和个人卫生的宣教。加强自我保健，注意防寒保暖。患者在冬季要增强自我保护意识，注意收听天气预报，及时增减衣服。特别要注意脚的保暖，睡前用热水洗脚，入睡前可用电热毯或热水袋将被窝预热。平时要勤晒被褥，勤换衣服，讲究个人卫生，避免过度疲劳，保证充足睡眠。

（3）开展多种形式的群众性体育活动和卫生宣教，提高人群的卫生知识，增强抗病能力。加强身体锻炼，增强抗病能力。患者可根据自身状况，选择合适的体育锻炼方法，如打太极拳、散步、打乒乓球、做健身操、慢跑等；也可坚持冷水洗脸、冷毛巾擦脸，进行耐寒锻炼。

十一、肺脓肿

肺脓肿是由多种病因所引起的肺组织化脓性病变。早期为化脓性炎症,继而坏死形成脓肿。肺脓肿的感染细菌为一般上呼吸道、口腔的常存菌。常为混合感染,包括有氧和厌氧的革兰阳性与阴性球菌和杆菌。

(一)病 因

1. 吸入性肺脓肿 病原体经口、鼻、咽腔吸入致病。正常情况下,吸入物经气道黏液-纤毛运载系统、咳嗽反射和肺巨噬细胞可迅速清除。但当有意识障碍(如在麻醉、醉酒、药物过量、癫痫、脑血管意外)时,或由于受寒、极度疲劳等诱因,全身免疫力与气道防御清除功能降低,吸入的病原菌毒力较强而致病。此外,还可由于鼻窦炎、牙槽脓肿等脓性分泌物被吸入致病。脓肿常为单发,其部位与支气管解剖和体位有关。

由于右主支气管较陡直,且管径较粗大,吸入物易进入右肺。仰卧位时,好发于上叶后段或下叶背段;坐位时好发于下叶后基底段;右侧卧位时,则好发于右上叶前段或后段。病原体多为厌氧菌。

2. 继发性肺脓肿 某些细菌性肺炎、支气管扩张、支气管囊肿、支气管肺癌、肺结核空洞等继发感染可导致继发性肺脓肿。支气管异物阻塞,也是导致肺脓肿,特别是小儿肺脓肿的重要因素。肺部邻近器官化脓性病变,如膈下脓肿、肾周围脓肿、脊柱脓肿或食管穿孔等波及肺也可引起肺脓肿。阿米巴肝脓肿好发于右肝顶部,易穿破膈肌至右肺下叶,形成阿米巴肺脓肿。

3. 血源性肺脓肿 肺外部位感染病灶的细菌或脓毒性栓子经血行途径播散至肺部,导致小血管栓塞,肺组织化脓性炎症坏死而形成肺脓肿。病原菌以金黄色葡萄球菌多见,其肺外病灶多为皮肤创伤感染、疖肿、化脓性骨髓炎等。泌尿道、腹腔或盆腔感染产生败血症所致肺脓肿的病原菌为革兰阴性菌或少数厌氧菌。病变常为多发性,常发生于两肺的外周边缘部。

(二)诊断要点

1. 临床表现

(1)急性吸入性肺脓肿:早期临床表现为畏寒,高热,咳嗽,咳黏液脓痰,炎症波及胸膜可有胸痛,全身中毒性症状(如精神不振、乏力、纳差);发病 7～10 日脓肿形成,临床表现为咳嗽加剧,咳出大量脓臭痰,每日可达 300～500 毫升,痰静置后分层,有时痰中带血。

(2)慢性肺脓肿:临床表现为慢性咳嗽,咳脓痰,反复咯血,继发感染和不规则发热,常呈贫血、消瘦慢性病态。血源性肺脓肿先有原发病灶引起的畏寒、高热等全身脓毒血症的表现,经数日至 2 周才出现肺部症状,如咳嗽、咳痰,痰量不多,极少咯血。体征与肺脓肿的大小和部位有关,病变较小或位于肺脏的深部,可无异常体征。病变较大,脓肿周围有大量炎症,叩诊呈浊或实音,听诊呼吸音减低,有时可闻及湿啰音。有大脓腔者可闻及空瓮音。血源性肺脓肿体征大多阴性。慢性肺脓肿患者胸廓略塌陷,叩浊音,呼吸音减低,可有杆状指(趾)。

2. 辅助检查

(1)血常规:急性肺脓肿白细胞计数可高达(20～40)$\times 10^9$/升,

中性粒细胞在 0.80～0.90,明显核左移,常有中毒颗粒;慢性肺脓肿白细胞可无明显改变,但可有轻度贫血。

(2)痰检查:痰液特点为脓性,黄绿色,可带血,留置后分层:上层为泡沫样痰,中层为黏液样成分,下层为坏死组织。

(3)痰和血的病原体检查:痰涂片染色、痰液细菌培养＋药物敏感试验,有助于确定病原体和选择有效的抗生素。血源性肺脓肿患者血培养可发现致病菌。

(4)X线检查:肺脓肿的 X 线表现根据类型、病期、支气管引流是否通畅及有无胸膜并发症而不同。

①吸入性肺脓肿。在早期化脓性炎症阶段,典型的 X 线征象为大片浓密度模糊炎性浸润阴影,边缘不清,分布在一个或数个肺段。肺脓肿形成后,大片浓密炎性阴影中出现圆形透亮区及液平面。在消散期,脓肿周围炎症逐渐吸收,脓腔缩小而消失,最后残留少许纤维条索阴影。

②慢性肺脓肿。腔壁增厚,内壁不规则,周围炎症略消散,伴纤维组织显著增生,并有不同程度的肺叶收缩,胸膜增厚,健肺代偿性肺气肿。

③血源性肺脓肿。在一侧肺或两肺边缘有多发的散在小片状炎症阴影,其中可见脓腔及液平面。炎症吸收后可呈局灶性纤维化。

(5)纤维支气管镜检查:有助于发现病因,如见到异物可摘出,使引流恢复通畅;借助纤维支气管镜双套防污染毛刷采样细菌培养做病原诊断;纤维支气管镜吸引脓液和病变部位注入抗生素,促进支气管引流和脓腔愈合。

(三)西医治疗

1. 抗生素药物治疗 吸入性肺脓肿多为厌氧菌感染,一般均

对青霉素敏感,仅脆弱拟杆菌对青霉素不敏感,但对林可霉素、克林霉素和甲硝唑敏感。可根据病情严重程度决定用药。

(1)青霉素:轻者每日 120 万～240 万单位,病情严重者每日 1 000 万单位,分次静脉滴注,以提高坏死组织中的药物浓度。体温一般在治疗 3～10 日降至正常,然后可改为肌内注射。如青霉素疗效不佳,可用林可霉素每日 1.8～3.0 克,分次静脉滴注;或克林霉素每日 0.6～1.8 克,分次静脉滴注;甲硝唑每次 0.4 克,每日 3 次,口服或静脉滴注。血源性肺脓肿多为葡萄球菌和链球菌感染,可选用耐 β-内酰胺酶的青霉素,如哌拉西林他唑巴坦每次 4.5 克,静脉滴注,每日 2 次。

(2)头孢菌素:头孢曲松每次 2 克,静脉滴注,每日 1 次;头孢替安 2 克,静脉滴注,每日 2 次;或头孢噻肟每次 4 克,静脉滴注,每日 2 次。

(3)氟喹诺酮类:左氧氟沙星每次 0.4 克,静脉滴注,每日 1 次;可联用氨基糖苷类抗生素,如依替米星每次 0.3 克,静脉滴注,每日 1 次。抗菌药物疗程 8～12 周,直至 X 线胸片脓腔和炎症消失,或仅有少量的残留纤维化。

(4)其他:如为耐甲氧西林的葡萄球菌,应选用万古霉素每次 1 克,静脉滴注,每日 2 次;如为阿米巴原虫感染,则用甲硝唑每次 0.4 克,口服,每日 3 次。

2. 脓液引流 脓液引流是提高疗效的有效措施。身体状况较好者可采取体位引流排痰,引流的体位应使脓肿处于最高位,每日 2～3 次,每次 10～15 分钟。痰液稠不易咳出者可用祛痰药,如氨溴索每次 100 毫升,静脉滴注,每日 2 次;或雾化吸入生理盐水、祛痰药;或支气管舒张药,如生理盐水 5 毫升,氨溴索 30 毫克,沙丁胺醇 0.2～0.4 毫升,以利痰液引流。经纤维支气管镜冲洗及吸引也是引流的有效方法。

3. 手术治疗 适应证为肺脓肿病程超过 3 个月,经内科治疗

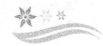
脓腔不缩小,或脓腔过大(5厘米以上)估计不易闭合者。大咯血经内科治疗无效或危及生命。伴有支气管胸膜瘘或脓胸经抽吸、引流和冲洗疗效不佳者。支气管阻塞限制了气道引流,如肺癌。对病情重不能耐受手术者,可经胸壁插入导管到脓腔进行引流。术前应评价患者一般情况和肺功能。

(四)中医治疗

1. 辨证施治　本病多由风热犯肺,或痰热素盛,以致热伤肺阴,蒸液成痰,热壅血瘀,肉腐脓,成痈化脓而成。外感风热之邪,侵袭肺卫,或感受风寒之邪,日久不愈,郁而化热,邪热壅遏于肺,肺络瘀滞,热瘀互结而成肺痈。或者由于饮食不节,嗜食肥甘辛辣之品,或嗜酒成癖,滋生湿热成痰;或肺有痰热蕴结,加之外邪侵袭,内外合邪,引发为肺痈。本病初期病在肺卫,风热袭肺,或风寒外袭,日久化热,出现咳嗽,痰白而黏等症状;成痈期邪热壅肺,瘀热内结而成痈,而见咳嗽,咳吐脓痰;溃疡期,肺热炽盛,血败肉腐,咳嗽,咳吐大量腥臭脓痰;恢复期肺气阴两伤,咳嗽,痰量减少。

(1)风热犯肺(初期)

主症:起病急,恶寒,发热,咳嗽,胸痛,咳重则胸痛甚,痰白而黏,由少渐多,呼吸不利,口鼻咽干,舌苔薄白而干或为薄黄,舌质淡红,脉浮数而滑。

治法:疏风宣肺,清热解毒。

方药:银翘散加减。金银花、连翘各15～30克,薄荷(后下)、荆芥、桔梗、杏仁、牛蒡子、竹叶各10克,芦根30克,甘草5克。

方解:方中金银花、连翘,清热解毒,辛凉透表,为主药,用量宜大;薄荷(后下)、荆芥,辛凉解表;桔梗、杏仁、甘草、牛蒡子,宣肺利咽,化痰止咳;竹叶、芦根,清热除烦,润肺生津。

加减:若热势较重者,加黄芩、鱼腥草,加强清热解毒的作用;

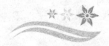

伴头痛者,加菊花、白芷,清利头目;咳痰量多者,加瓜蒌、贝母,化痰止咳;胸痛甚者,加郁金、桃仁,化瘀通络止痛。

用法: 每日 1 剂,水煎分 2 次温服,连用 20~30 日。

(2)热壅血瘀(成痈期)

主症: 身热较甚,壮热不退,时有寒战,咳嗽气急,咳吐黄稠脓痰,喉间带有腥味,胸胁疼痛,转侧不利,口燥咽干,烦躁汗出,舌质红,舌苔黄腻,脉滑数或洪数。

治法: 化瘀消痈,清热解毒。

方药: 千金苇茎汤加味。芦根、薏苡仁各 30 克,冬瓜子、金银花、连翘各 15~30 克,桃仁、杏仁、桔梗、黄芩、黄连各 10 克。

方解: 方中芦根、薏苡仁、冬瓜子清热利湿,化痰排脓;桔梗、杏仁,宣肺止咳化痰;金银花、连翘、茅根、黄芩、黄连,清热解毒凉血;桃仁,化瘀散结消痈。

加减: 若热毒内盛、高热不退者,加鱼腥草、蒲公英、败酱草、栀子,清热凉血解毒;热毒瘀结、痰味腥臭者,加犀黄丸,清热化痰,凉血消瘀;胸闷喘满、咳痰量多者,加瓜蒌、桑白皮、葶苈子,泻肺化痰;便秘者,加大黄、枳实,清热通腑;胸痛甚者,加枳壳、郁金、延胡索、丹参,化瘀止痛;伴咯血者,去桃仁,加牡丹皮、三七粉,凉血止血。

用法: 每日 1 剂,水煎分 2 次温服,连用 20~30 日。

(3)瘀毒成脓(溃脓期)

主症: 咳吐大量脓臭痰,状如米粥,或痰血相兼,异常腥臭,胸中烦满而痛,甚则气喘不能平卧,身热面赤,烦渴喜饮,舌质红或绛,舌苔黄腻,脉滑数或数。

治法: 清热解毒,化痰排脓。

方药: 桔梗汤合千金苇茎汤加减。桔梗、葶苈子各 15 克,贝母、陈皮、白及、桃仁各 10 克,芦根、薏苡仁、冬瓜子仁、金银花各 20~30 克,甘草 5 克。

方解：方中桔梗、芦根，消痈排脓，清热宣肺；贝母、陈皮、薏苡仁、冬瓜子仁、甘草，清肺化痰止咳；金银花，清热解毒；白及，止血消肿；桃仁，化瘀止咳。

加减：若咳痰脓出不畅者，加皂角刺、竹沥水，化痰排脓；胸闷气短、无力咳痰者，加生黄芪，益气扶正，托脓排出；咯血量多者，加藕节、牡丹皮、生地黄、侧柏叶，凉血止血；便秘者，加生大黄，泄热通腑。

用法：每日 1 剂，水煎分 2 次温服，连用 20～30 日。

（4）气阴两虚（恢复期）

主症：发热渐退，咳嗽减轻，咳吐脓痰减少，但气短息微，面色无华加重，常伴自汗盗汗、口燥咽干，形体消瘦，心烦，舌质红，舌苔少或见舌苔花剥，脉细数无力。

治法：清热养阴，益气补肺。

方药：沙参清肺汤加减。沙参、麦冬各 10～15 克，生黄芪、薏苡仁、冬瓜子仁各 20～30 克，白及、桔梗各 10 克，甘草 5 克。

方解：方中黄芪、沙参、麦冬、白及，益气养阴，补虚生肌；薏苡仁、冬瓜子仁、桔梗、甘草，清热宣肺，利湿化痰。

加减：若气虚明显者，加太子参，重用黄芪，以补气生肌；血虚者，加当归，以养血和络；阴虚重者，加玉竹，以养阴润肺；食少、便溏者，加白术、山药、茯苓，以健脾燥湿；脓毒不尽、咳吐脓血未愈者，加鱼腥草、败酱草、金银花、连翘，以解毒排脓，扶正祛邪。

用法：每日 1 剂，水煎分 2 次温服，连用 20～30 日。

2. 验方

（1）桔梗 15 克，生甘草 4.5 克，鱼腥草 30 克，鸭跖草 30 克，半枝莲 30 克，野荞麦根 30 克，虎杖根 15 克。每日 1 剂，水煎服，1个月为 1 个疗程。清热解毒，消除炎症，化痰散结。主治肺脓肿。

（2）生黄芪 15 克，鱼腥草 10 克，赤芍 9 克，牡丹皮 6 克，桔梗 6 克，瓜蒌 9 克，生大黄（后下）9 克。每日 1 剂，水煎服，14 日为 1

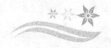

个疗程。益气托脓,泻火解毒。主治肺脓肿。

(3)金银花、蒲公英、芦根、败酱草、紫花地丁、薏苡仁、鱼腥草各 30 克,桔梗 20 克,知母 15 克,连翘 15 克,桃仁 10 克,甘草 6 克。每日 1 剂,水煎服,依病情轻重分次服。清热解毒,止咳祛痰。主治急性肺脓肿。

(4)冬瓜子、金银花、蒲公英、生薏苡仁各 30 克,鲜芦根 60 克,黄芩 15 克,桔梗 10 克,牡丹皮 10 克,枳实 10 克,葶苈子 10 克,川贝母 10 克,桃仁 10 克,紫苏子(包煎)10 克。每日 1 剂,水煎分 2 次服。清热解毒,祛痰排脓,活血化瘀。

3. 中成药

(1)养阴清肺膏每次 10～20 毫升,每日 2～3 次,开水冲服。适用于肺痈后期,邪热已退,气阴耗伤者。

(2)清气化痰丸每次 6～9 克,每日 2 次,口服。适用于肺痈成痈期。

(3)银翘解毒丸每次 3～9 克,每日 2～3 次,以芦根汤或开水送服。适用于肺痈初期。

4. 针刺疗法

(1)初期选用大椎、合谷、曲池、外关、尺泽、鱼际穴。用泻法,透邪清热。

(2)成痈期、溃脓期选用合谷、尺泽、肺俞、大椎、期门、膻中、内关穴。用泻法,祛邪泄热。

(3)恢复期选用肺俞、尺泽、气海、太溪、天门、复溜穴。用平补平泻法,扶正祛邪。

5. 穴位注射疗法 鱼腥草注射液 4 毫升,双侧肺俞、曲池穴注射,每日 1～2 次,1 周为 1 个疗程。

6. 雾化疗法

(1)杏仁 10 克,黄芩 15 克,桔梗 20 克,金银花 25 克。上药共置壶内煎沸,吸入药蒸气。适用于肺痈成痈期及溃脓期。

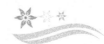

（2）鲜竹沥液 10 毫升,鱼腥草浸液 10 毫升。上药置于超声雾化器内吸入,每次 10～20 分钟,每日 2 次。

（3）桔梗、川贝母、黄芩、瓜蒌皮、甘草各 15～20 克,鱼腥草 30～50 克。上药加水 400 毫升,煎成 100 毫升滤出,每次 20 毫升,对入蒸馏水 20 毫升,做超声雾化吸入,每日 1～2 次,配合体位引流排脓祛痰效果更好。

7. 药膳食疗方

（1）猪肺汤:猪肺 250 克,萝卜 500 克,苦杏仁 15 克,食盐适量。将猪肺洗净,用沸水烫 1 次,放入瓦锅内,加入萝卜、苦杏仁煮烂,用食盐调味。吃猪肺喝汤,每周 2～3 次,连用 30 日。

（2）炖燕窝银耳:燕窝 6 克,银耳 9 克,燕窝银耳用清水泡发,清洗干净,放入冰糖,隔水炖熟。吃燕窝、银耳,喝汤,每周 2 次,连用 30 日。

（3）蒸雪梨:雪梨 2～3 个,蜂蜜适量。将雪梨挖洞,去核,装入蜂蜜,盖严蒸熟。睡前食用,每日 1 次,连用 20～30 日。

（4）芦根汁:鲜芦根 300 克,洗净,切段,用打汁机将芦根段加水 200 毫升打成汁。每日 1～2 次,连续饮用 5～7 日。清热解毒,滋阴润燥。适用于肺热咳嗽,咳痰,肺脓肿早期。

（5）萝卜汁饮:白萝卜 300 克,蜂蜜适量。将萝卜洗净,切块,放入打汁机,加凉开水 200 毫升,将其打成的萝卜汁,煮沸待凉后放入蜂蜜即可。每日饮用 1～2 次。清热解毒,润燥通便。适用于肺热咳嗽,咳痰,肺脓肿早期。

（6）莴笋青菜饮:莴笋 200 克,青菜 20 克。将莴笋、青菜均洗净,切段,打成汁,用微波炉中高火加热 3～5 秒钟,取出加入适量蜂蜜即可。每日 1～2 次,每次饮用 200 毫升。清热解毒,滋阴润燥。适用于肺热咳嗽,咳痰,肺脓肿早期。

（7）葛根粉羹:葛根粉 10 克,鸡蛋 1 个。将鸡蛋打破,加水 200 毫升,与葛根粉调匀,放入蒸笼蒸熟即可。每日食用 1～2 次。

健脾开胃,滋阴润燥。适用于肺脓肿早期或肺脓肿恢复期。

(8)贝母鸡蛋羹:川贝母粉 10 克,鸡蛋 1 个。将鸡蛋打破,加水 100 毫升,与川贝母细粉调匀,放入蒸笼蒸熟即可。每日食用 1~2 次。滋阴润肺,健脾开胃。适用于肺脓肿早期咳嗽,咳痰或肺部疾病等。

(9)芦根山楂饮:芦根、山楂各 20 克。将芦根、山楂煮水 500 毫升,当茶饮,每日数次。清热解毒,祛痰排脓,活血化瘀。适用于肺脓肿恢复期。

(10)金银花蜂蜜饮:金银花 30 克,蜂蜜适量。将金银花煮水 500 毫升,放入蜂蜜,当茶饮用,每日数次。清热解毒,化痰散结。适用于肺脓肿早期或恢复期。

(11)竹沥丝瓜汤:鲜竹沥 10 毫升,鲜丝瓜 200 克,葱花、猪油、食盐、味精各适量。将鲜丝瓜去皮,洗净,切片。锅内加水 500 毫升,放入鲜竹沥,先用大火煮沸,再用小火煮 20 分钟,将丝瓜片倒入竹沥药液内,再用大火煮沸 3~5 分钟,放入葱花、猪油、食盐、味精即可。吃菜喝汤,每日 1~2 次,可长期食用。清热解毒,消除炎症,化痰散结。适用于肺脓肿早期或恢复期。

(12)凉拌鱼腥草萝卜丝:鱼腥草 100 克,白萝卜 80 克,白糖、蒜泥、醋、酱油、香油、味精各适量。将鱼腥草洗净,去根、须,掐成 4~5 厘米长的节;白萝卜洗净,切丝,用食盐浸 5~10 分钟,去水。鱼腥草、白萝卜丝放入香油、味精拌匀。每日 1~2 次,每次食用 80 克左右,宜常吃。清肺热,化痰浊,健脾开胃,食欲缺乏。适用于肺脓肿早期和肺部疾病的恢复期所致食欲缺乏等。

(13)茼蒿炒萝卜:茼蒿 100 克,白萝卜 100 克,植物油、花椒、食盐、味精各适量。将白萝卜洗净,切丝;茼蒿洗干净,切成段。将锅烧热,放植物油烧七八成热,放几颗花椒,倒入萝卜丝煸炒,适量放入棒骨汤,翻炒七成熟,加入茼蒿、食盐、味精翻炒均匀,加点香油出锅即可。每日 1~2 次,每次食用 100 克左右,宜常吃。

益肺养脾,化痰下气,宽中。适用于肺脓肿早期和肺病的恢复期。

(14)排骨香菇冬瓜汤:排骨 500 克,香菇 20 克,冬瓜 400 克。食盐适量。将排骨洗净,砍成 2～3 厘米小段;香菇用水发 3 小时,洗净;冬瓜去皮、瓤,切成 3 厘米×4 厘米×3 厘米方块。先在锅内加水,放入排骨,大火煮沸前打去血沫,再放入香菇、冬瓜、食盐等,煮至排骨肉熟即可。喝汤吃肉,每日 1～2 次。健脾开胃,利湿化痰。适用于肺脓肿和肺部疾病。

(15)鲜笋烧海参:水发海参 250 克,鲜竹笋 400 克,猪肉汤 600 毫升,酱油、冰糖、食盐、料酒、水淀粉、味精各适量。将海参洗净,切长条。鲜竹笋洗净,切薄片。一同入锅中,加猪肉汤,将锅置大火上煮沸,改用小火炖,在快熟之前加食盐、冰糖、酱油、料酒、水淀粉、味精等,待汤汁透明,竹笋烂熟即可。佐餐食用,每日 1～2 次。清热化痰,滋阴益气。适用于肺脓肿和肺部疾病。

(16)番茄肉末:鲜番茄 500 克,牛肉 200 克,料酒、姜、葱、植物油、茨菇、金钩、胡椒粉、肉汤、味精、食盐各适量。将牛肉洗净,剁细;金钩发好,茨菇去皮,姜、葱剁细。锅烧热放入适量植物油,放 1/2 牛肉、料酒,待牛肉烧干水气再放入姜、金钩、胡椒粉、食盐、味精,一起炒出香味,铲出盆内凉冷,再放入余下的一半牛肉和葱花、植物油一起拌匀,制成生熟混合馅。把番茄洗净,去皮,在顶部切一刀,掏去番茄内的子,用纱布抹干番茄内的水分,将混合馅装入番茄上盖,顺序放在蒸笼摆好,上笼蒸好后取出放在盘内。锅内放入肉汤,胡椒粉、味精、食盐,煮沸起锅淋在番茄上即可。以健脾开胃,利湿化痰。适用于肺脓肿和肺部疾病。

(17)红烧带鱼:带鱼 500 克,植物油、酱油、料酒、水淀粉、姜、葱、食盐、白糖各适量。将带鱼去头、尾,剖肚,去内脏,洗净,砍成 3 厘米段,并用食盐浸泡 5 分钟以上。姜切丝,葱切段。锅内倒植物油烧至七八成热,放几颗花椒,将鱼段逐个放入热油锅炸至微黄后捞出。铲出多余油,放酱油、料油、姜、葱、白糖、鱼块,再放清汤、水淀粉适量,用大火煮沸,移至小火煮10分钟即可。每日1~2次,每次食用100克左右,宜常食。健脾开胃,益气健身。适用于肺脓肿和肺部疾病。

(18)黄豆煨猪蹄:猪蹄2只,黄豆200克,生姜、味精、食盐各适量。将猪蹄拔除毛,洗净,劈开,砍成小块。黄豆洗净;生姜拍破。一同入砂锅,加水、食盐,先用大火煮沸,改用小火煮至猪蹄烂熟,食用前放味精。每日1~2次,吃猪蹄肉、黄豆,喝汤。壮腰健肾,健脾润燥。适用于肺脓肿和肺部疾病。

(19)羊肉焖萝卜:羊肉500克,胡萝卜300克,生姜、植物油、胡椒、花椒、醋、食盐各适量。将羊肉洗净,切小块;胡萝卜去叶,尾须,洗净,切小块;生姜去皮,拍破。锅中倒入植物油烧至七八成热,放入几颗花椒、胡椒、生姜、羊肉翻炒均匀,肉变色后倒入几滴醋,起锅,倒入砂锅,放清汤、食盐,用大火煮沸,移至小火焖至羊肉、胡萝卜烂熟即可。每日1~2次,每次食用100克左右。温中健脾,益气行气,消积润燥。适用于肺脓肿和肺部疾病。

(五)生活调理

1. 生活调理原则

(1)保持室内空气清新,每日通风,定期消毒。咳痰恶臭者,最好单间隔离。做好口腔护理,可用生理盐水或复方硼砂液漱口,清除口臭,及时倾倒痰液,痰杯加盖并每日清洗消毒1次,痰杯内可放置消毒液,以达到消毒和去除臭味的目的。

(2)注意保持皮肤的清洁,经常更换衣被,以保持舒适的休养环境,更换衣被时要关闭门窗,防止着凉感冒,加重病情。

(3)注意休息,劳逸结合,生活规律。适当进行体育锻炼,在户外晒太阳等。

(4)对于高热不退者,要给予物理降温或药物降温,以免出汗

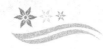

过多导致虚脱。

(5)注意早期全身应用大剂量有效的抗生素,如青霉素为首选药物。有条件可根据痰液细菌培养和药物敏感试验结果选用抗生素。病灶局部应用抗生素,可采取经支气管或鼻导管置入气管内,可提高药物在病灶局部的浓度,控制耐药菌株生长。

(6)做支气管镜前 4 小时禁食,术后 2 小时后才可进温热流食,以减少对咽喉部的刺激,防止呛咳误吸。陪护要协助叩背,并鼓励患者坚持体位引流,以得到彻底治疗。

2. 饮食调理原则

(1)加强营养,提高食欲,多食绿叶蔬菜、水果及坚果等。

(2)患者应进食高蛋白、高维生素、高热能、易消化的食物为主,吃一些清淡而营养丰富的食物,如山药、百合、萝卜、梨、甘蔗等,有清热润肺之功效,可辅助治疗。

(3)忌辛辣、刺激性食物,如辣椒、花椒、葱、姜、大蒜等;忌生痰之物,如肥肉、花生;忌油腻不易消化的食物,如动物内脏、糯米、火腿、咸鱼、腊肉等;忌腥发之物,如鱼、虾、蟹等;忌多食甜食及高钠盐饮食;忌烟酒、浓茶;忌偏食等。

(六)预　防

(1)指导患者保持良好的口腔卫生习惯,根治上呼吸道、口腔的感染灶,以防止污染分泌物误吸入肺部而诱发本病。口腔及胸部手术时,应将口腔、气道分泌物尽量吸出,并加强术后口腔、呼吸道的护理。对昏迷或全麻患者,积极护理,防止继发肺部感染等,以上均为预防吸入性肺脓肿的有效措施。

(2)积极治疗皮肤疖痈或肺外化脓性病灶,以预防血源性肺脓肿的发生。

(3)增强体质,提高机体抗病能力,切勿过劳,严禁酗酒等。

十二、胸腔积液

胸膜腔是由肺脏与胸壁之间两层胸膜围成的一个完全封闭的潜在性腔隙，腔内含少量浆液（正常人胸膜腔内有 3～15 毫升液体），在呼吸运动时起润滑作用。如全身或局部出现了病变，破坏了此种动态平衡，致使胸膜腔内液体形成过多或吸收过缓，临床出现了胸腔积液。

（一）病 因

1. 感染性胸腔积液 常见包括细菌（结核杆菌最多见）、真菌、寄生虫、支原体和病毒等致病菌引起的，如结核性渗出性胸膜炎、结核性脓胸、非特异性脓胸、胸膜放线菌病、胸膜白色念珠菌病、胸膜阿米巴病、肺吸虫性胸膜炎等。

2. 恶性胸腔积液 可为胸膜本身（原发性）或其他部位恶性肿瘤的胸膜转移（继发性）最常见的转移癌，来自肺癌、乳腺癌、卵巢癌、胃癌和淋巴瘤等，原发性胸膜恶性肿瘤为胸膜间皮瘤。

3. 结缔组织疾病与变态反应性疾病 结缔组织病中，如系统性红斑狼疮、类风湿关节炎、系统性硬皮病、皮肌炎等可伴有胸腔积液，尚有嗜酸性粒细胞增多性胸膜炎、心肌梗死后综合征等。

4. 其他原因 如胆固醇性胸膜炎、乳糜性胸腔积液、血胸与血气胸、心力衰竭、低蛋白血症胸腔积液等。

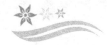

（二）诊断要点

1. 临床表现

（1）症状：大多表现为咳嗽、胸痛，常为干咳，伴胸部刺痛，咳嗽或深呼吸时胸痛加剧，呼吸困难。少量胸腔积液时症状不明显，或略感胸闷；大量胸腔积液时有明显呼吸困难，胸痛可趋缓。全身症状取决于胸腔积液的病因。

（2）体征：少量胸腔积液时可有胸膜摩擦音，典型的积液体征为患侧胸廓饱满，呼吸运动减弱，叩诊浊音，语颤及呼吸音减弱或消失；中量胸腔积液在叩诊浊音界的上缘有时可闻及支气管呼吸音；大量胸腔积液时气管向健侧移位。

2. 辅助检查

（1）胸部 X 线：胸腔积液量 300～500 毫升时，X 线仅见肋膈角变钝；更多的积液显示有向外侧、向上的弧形上缘的积液影。平卧时积液散开，使整个肺野透亮度降低。液气胸时积液有液平面。大量积液时整个患侧阴暗，纵隔推向健侧。积液时常边缘光滑饱满，局限于叶间或肺与膈之间，超声检查有助诊断。B 超可探查胸液掩盖的肿块，协助胸腔穿刺的定位。

（2）CT 检查：能根据胸液的密度不同提示判断为渗出液、血液或脓液，尚可显示纵隔、气管旁淋巴结、肺内肿块及胸膜间皮瘤及胸内转移性肿瘤。CT 检查胸膜病变有较高的敏感性与密度分辨率，较易检出 X 线平片上难以显示的少量积液。

（3）其他：胸腔穿刺抽出液体，胸水检查常规、生化、免疫学和细胞学。

（三）西医治疗

通过治疗原发病或纠正胸腔液体漏出的原因，使漏出性胸腔积液吸收或稳定。根据结核性胸腔积液、恶性胸腔积液、化脓性胸腔积液 3 种不同病因的常见渗出性胸腔积液进行相应的治疗。

1. 结核性胸腔积液

（1）抗结核药物治疗：详见"肺结核"有关内容。

（2）胸腔穿刺抽液：中等量以上积液需治疗性胸腔穿刺抽液，可减轻或解除肺、心血管的受压症状，减少纤维蛋白沉着及胸膜增厚，降低或避免影响肺功能的可能。胸腔抽液治疗具有减轻结核毒性症状作用。每次抽液不宜过多（不超过 1 000 毫升），不宜过快，以免造成胸腔压力骤降，出现复张后肺水肿。抽液过程中出现头晕、面色苍白、出汗、心悸、四肢发凉，则考虑"胸膜反应"，应立即停止操作，并让患者平卧，密切观察血压等症状变化，必要时肌内注射尼可刹米 0.375 克或皮下注射 0.1% 肾上腺素 0.5 毫升。

（3）糖皮质激素：糖皮质激素可降低炎症反应，减轻结核性胸腔积液的中毒症状，加快胸腔积液吸收（缩短积液吸收时间），减少胸膜增厚、粘连的机会。但糖皮质激素具有免疫抑制功能，可导致结核播散，必须谨慎应用。在有效抗结核治疗前提下，主要用于有严重结核毒性症状经抽液、抗结核治疗未有效缓解的中等量以上胸腔积液患者。采用中小剂量泼尼松（每日 15～30 毫克），疗程一般不超过 4～6 周。要求症状得到控制后尽早减量、停药。

2. 恶性胸腔积液 恶性胸腔积液系最常见的胸腔积液之一，其中肺癌、乳腺癌、淋巴瘤、卵巢癌的转移是恶性胸腔积液最常见的病因。

（1）全身性抗肿瘤化学治疗：恶性胸腔积液病变不仅局限于胸腔局部（除原发胸膜恶性肿瘤外），因此对于全身性抗肿瘤化学治疗较为敏感的恶性肿瘤，如小细胞肺癌经全身性化学治疗约 1/3 患者胸腔积液消失。详见"原发性支气管肺癌"。

（2）胸腔局部治疗

①胸腔内注入抗肿瘤药物。通常采用肋间切开引流，尽可能将胸腔积液排空，经引流管注入抗肿瘤药物（如顺铂 40～80 毫克、多柔比星 30 毫克、丝裂霉素 10～20 毫克、博来霉素 60 毫克、氟尿嘧啶 750～1 000 毫克等）既有杀伤癌细胞作用，又可引起胸膜粘连。

②胸膜腔注入生物免疫调节药。如短小棒状杆菌疫苗、链球菌 722 制剂（沙培林 OK-432）、胞必佳、白细胞介素-2、干扰素、淋巴因子激活的杀伤细胞（LAK 细胞）、肿瘤浸润淋巴细胞。

③胸膜粘连术。采用四环素（每次＜2 克）、滑石粉（每次＜5 克）、多西环素等粘连剂，使胸膜粘连、胸膜腔闭锁，阻止胸腔积液复发。对于胸腔内注射抗肿瘤药物或胸膜粘连剂，可同时注入利多卡因或地塞米松以减轻胸痛或发热，嘱患者在注药后 2 小时内卧床休息并定时更换体位，以 5～10 分钟为宜，使药物能与胸膜或病灶广泛接触，达到最佳治疗效果。

3. 化脓性胸腔积液　常继发于化脓性感染或外伤。感染病原体主要有金黄色葡萄球菌、厌氧菌、革兰阴性菌、结核菌、放线菌等。急性期脓胸给予强有力抗感染治疗，详见"肺炎"治疗。同时全身和局部胸腔内给药，应积极引流胸腔脓液，可反复胸穿或肋间切开引流，并采用 2% 碳酸氢钠反复冲洗胸腔，然后注入抗生素。胸腔内注入链激酶，使脓液变稀，以利于引流。

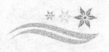

（四）中医治疗

1. 辨证施治

（1）邪郁少阳：多见于疾病的初期，胸水较少。

主症：寒热往来，或恶寒发热，胸胁满痛，咳嗽痰少，口苦咽干，纳呆，舌苔薄白或黄，脉弦数。

治法：和解少阳。

方药：柴枳半夏汤加减。柴胡 9 克，黄芩、瓜蒌、半夏、枳壳、桔梗、赤芍、白芥子、桑白皮各 12 克。

用法：每日 1 剂，水煎分 2 次温服。

（2）饮停胸胁：多见于疾病的中期。

主症：咳唾胸胁引痛，但胸胁痛势较初期减轻，而呼吸困难加重，咳逆气喘息促不能平卧，肋间饮满，头昏眩晕，食欲缺乏，舌苔薄白腻，脉沉弦。

治法：逐水祛饮。

方药：十枣汤加减。芫花、大戟、甘遂各 1.5 克，大枣 10 枚。

用法：每日 1 剂，水煎分 2 次温服。

（3）气机郁结：多见于疾病的恢复期。

主症：胸胁疼痛，胸闷不舒，呼吸不畅，或有闷咳，甚则经久不愈，舌苔薄，舌质黯，脉弦。

治法：理气通络。

方药：香附旋覆花汤加减。旋覆花、香附、枳壳、延胡索、陈皮、桃仁、红花、川芎、赤芍、丹参、牡丹皮各 10 克，紫苏子（包煎）、杏仁、半夏各 12 克，薏苡仁、茯苓、当归各 15 克。

用法：每日 1 剂，水煎分 2 次温服。

（4）阴虚内热：恢复期。

主症：干咳少痰，胸胁闷痛，口干咽燥，或午后潮热、颧红、心

烦,手足心热,盗汗少寐,病久不复,形体消瘦,舌质偏红,少苔,脉细数。

治法:养阴清热。

方药:沙参麦冬汤加减。沙参、麦冬、天花粉各15克,玉竹10克,扁豆、生甘草各6克。

用法:每日1剂,水煎分2次温服。

(5)气虚不足:恢复期。

主症:病程迁延日久,气短乏力,咳嗽,胸胁引痛,体倦神疲,食欲缺乏,舌质胖嫩,苔少,脉沉细数。

治法:补中益气。

方药:补中益气汤加减。党参12克,白术、茯苓、黄芪、当归、晚蚕沙各10克,炙甘草6克,广陈皮、升麻、桔梗各3克,苍术5克。

用法:每日1剂,水煎分2次温服。

2. 验方

(1)恶性胸腔积液:黄芪、太子参、沙参、麦冬、白术、茯苓各15克,百合、黄芩各12克,贝母、大枣各10克,桑白皮、葶苈子、瓜蒌壳、半枝莲各30克。胸闷、气急者,加炙紫苏子(包煎)、白芥子、莱菔子;胸痛者,加赤芍、延胡索;咳嗽、咳痰黏者,加紫菀、款冬花、胆南星;口干者,加石斛、生地黄、芦根;纳差者,加陈皮、谷芽、麦芽等。每日1剂,水煎分2次温服。

(2)良性胸腔积液:柴胡15克,黄芩、制半夏、生姜、紫苏子(包煎)、白芥子各9克,党参10克,炙甘草、大枣各6克。每日1剂,水煎分2~3次服,5日为1个疗程。

(3)结核性渗出性胸膜炎:葶苈子、白芥子、桑白皮、大腹皮、茯苓皮、车前子、浙贝母、益母草各10克,大枣6枚,白及、百部各12克,甘草3克。每日1剂,水煎分3次服,连服15剂。兼服利福平、维生素B_6,每次各2片,每日3次。

（4）化脓性胸膜炎：葶苈子、桔梗、杏仁、陈皮、半夏、枳壳各 10 克，炙百部、全瓜蒌、炙紫菀、云茯苓、炒麦芽各 15 克，桑白皮 12 克，甘草 6 克，大枣 3 枚。每日 1 剂，水煎服。

3. 偏方

（1）鸦胆子油乳 40 毫升，静脉滴注，每日 1 次，14 日为 1 个疗程；可在此基础上加用鸦胆子油乳 50 毫升，胸腔内注入，每周 2 次。注药以 50 毫升生理盐水稀释注入，每隔 15 分钟改变体位 1 次，持续 2 小时，以使药物与胸膜充分接触，保留 24～48 小时后放开引流。若积液量＞100 毫升可重复上述治疗，一般不超过 3 次，局部治疗同时可对原发肿瘤进行全身治疗。

（2）葶苈子、桑白皮、陈皮、半夏、茯苓、桂枝、白术、山茱萸各 20 克，紫苏子（包煎）15 克，黄芪 30 克，大枣 10 枚，生姜皮 10 克，附子 5 克。痰浊盛、胸闷者，加薤白、杏仁；胸胁痛者，加延胡索；食少者，加鸡内金、焦神曲、焦麦芽、焦山楂。每日 1 剂，水煎分 2～3 次服，连用 30 日。

4. 中药制剂 康莱特注射液是从中药薏苡仁中提取的天然高效抗癌药物，抑制癌细胞的增殖，导致细胞凋亡，并有免疫调节作用。该药是可供动脉、静脉输注的双相、广谱抗癌新药，对肺癌、肝癌等有明显疗效。据临床报道康莱特不但能抑制肿瘤生长，而且能改善晚期癌症患者生存质量，能有效控制胸腔积液，并直接作用于细胞膜而使癌细胞破裂死亡。临床常用量为 100～200 毫升，生理盐水 60 毫升稀释后注入胸腔，每周 1 次，共 1～2 次。少数患者用药后可出现胸痛，如在用该药前先胸腔注入利多卡因 50～100 毫克可缓解疼痛。

5. 药膳食疗方

（1）蜂蜜豆浆饮：鲜豆浆 250 毫升，新糯米 100 克，蜂蜜适量。将糯米淘洗净，加水煮成粥，粥熟时加入豆浆煮沸，再加入蜂蜜，搅拌均匀即可。每日 2～3 次，每次食用 200 克左右。健脾补虚

润燥。适用于胸腔疾病和手术恢复期,体质虚弱,久病不愈,食欲缺乏,困倦疲乏等。

(2)贝梨猪肺:猪肺1/2叶,梨2个,川贝母25克。共炖熟后食用。依中医学功能互补理论,将猪肺与清热退火的川贝母、梨共炖食,可强肺气,增精神。补虚润肺,止咳祛痰。适用于胸腔疾病和手术恢复期,体质虚弱,久病不愈,食欲缺乏,困倦疲乏等。

(3)冰糖杏仁粥:蓬莱米2份,杏仁1份,冰糖适量。蓬莱米、杏仁加适量水煮成稀饭,加冰糖调味,当正餐或点心食用。止咳祛痰。适用于胸腔疾病和手术恢复期,体质虚弱,久病不愈,食欲缺乏,困倦疲乏等。

(4)冰糖燕窝饮:燕窝1～3个,银耳、百合、冰糖各等量。燕窝、银耳、百合煮熟后加冰糖调味食用。清肺热,补气血,定精神。假若不用燕窝,只吃冰糖百合银耳也可以。适用于胸腔疾病和手术恢复期,体质虚弱,久病不愈,食欲缺乏,困倦疲乏等。

(5)玉竹粥:玉竹25克,新米100克,冰糖10克。将玉竹和水一起入锅煮熟后,用小火再煮20分钟,捞出玉竹,入大米,加水用小火煮至粥熟,再入冰糖煮沸即可。每日早餐1次,每次250～400毫升,宜常食用。养胃生津,润肺胃。适用于胸腔疾病和手术恢复期,体质虚弱,久病不愈,食欲缺乏,困倦疲乏等。

(6)菠菜粥:新米50克,菠菜50克。按家常方法将米煮粥,待粥煮熟之前,将事先准备好的菠菜放入粥内,再将粥煮烂熟即可。每日早餐1次,每次200～300毫升,宜常用。补气养血。适用于胸腔疾病和手术恢复期,体质虚弱,久病不愈,食欲缺乏,困倦疲乏等。

(7)香菇陈皮粥:陈皮15克,香菇20克,粳米50克,猪瘦肉末25克。将陈皮、香菇洗净,切丝,与粳米同煮粥至八分熟,去除陈皮,加入猪瘦肉末,再煮至熟烂。每次食用300克左右,每日1～2次。补气养血,健脾开胃。适用于胸腔疾病和手术恢复期,体质

虚弱,久病不愈,食欲缺乏,困倦疲乏等。

(8)玫瑰花茶:玫瑰花瓣5克,茉莉花3克,云南下关驼茶(或熟普洱茶)3克。将上料同放入茶杯中,用沸水冲泡,代茶饮。健脾开胃,止咳化痰。适用于胸腔疾病和手术恢复期,体质虚弱,久病不愈,食欲缺乏,困倦疲乏等。

(9)西洋参白米粥:西洋参6克,新糯米100克。将西洋参切薄片,加水用小火煎煮2小时,把糯米淘净,放入参汤中,继续煮至米熟成粥即可。每日1～2次,每次食用300克左右,宜常吃。补中益气,生津止喘。适用于胸腔疾病和手术恢复期,体质虚弱,久病不愈,食欲缺乏,困倦疲乏等。

(10)猪骨粥:鲜猪骨1 000克,大米100克,姜、葱、食盐各适量。将羊骨洗净,捣碎,入锅,加水用大火煮沸,放姜(拍破)、食盐,改用小火熬煮2小时。大米淘净,入另锅,取羊骨汤600毫升熬煮成粥,起锅前加葱、食盐即可。佐餐食用,每日1～2次,宜常吃。补脾肾,益精髓,滋阴润肺。适用于肺部疾病和体质虚弱,久病不愈,食欲缺乏等。

(11)参苓山药汤圆:人参5克,茯苓20克,山药20克,豆沙泥50克,猪油20克,白糖、糯米粉各300克。将山药、人参、茯苓分别洗净,烘干,研细粉,与豆沙泥、白糖、猪油共同拌匀,搓成小丸子,然后在糯米粉中滚动,均匀糯米粉,再将丸子逐个蘸水,放入糯米粉中滚动,再蘸水,如此反复3～4次即可为汤圆。把汤圆投入沸水锅中煮熟食用,每日1～2次,宜常吃。补中益气,补肾、补元气,健脾开胃。适用于胸腔积液抽液治疗期后有气无力、食欲差患者。

(12)苁蓉猪肉粥:猪肉100克,肉苁蓉10克,大米100克,生姜、葱、食盐各适量。将猪肉洗净,切成小块;生姜拍破。肉苁蓉切碎,入锅加水用大火煮沸,改用小火熬煮20分钟,捞出渣,放猪肉、洗净的大米、生姜一起用小火煎煮至肉烂、米熟粥成,放食盐、葱花搅拌即可。佐餐食用,每日1～2次,可常吃。补肾助阳,补

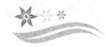

虚益气。适用于胸腔积液抽液治疗期后有气无力、食欲差患者。

(13)灵芝海参:水发海参 400 克,灵芝粉 20 克,小白菜 100 克,玉兰片 50 克,猪油、姜、葱、水淀粉、食盐、味精各适量。将海参洗净、切片,用沸水煮软;姜末、葱段、玉兰片、灵芝粉制成鲜汤;小白菜去根,洗净,放沸水中断生。锅烧热下猪油,烧至七八成热,加姜、葱煸出香味,倒入鲜汤稍煮,放入海参片,改用小火慢煮入味,再放小白菜,用水淀粉勾兑,出锅前放味精即可。佐餐食用,每日 1～2 次,宜常吃。补肝肾,益精气,健脾胃。适用于胸腔积液抽液治疗期后有气无力、食欲差患者。

(14)阿胶黄酒饮:阿胶 30 克,红砂糖、黄酒各适量。将阿胶、黄酒放入杯中,锅内放水,茶杯置锅内隔水蒸溶化,放入红砂糖即可。每次饮 15 毫升,每日 2 次,7 日为 1 个疗程。滋阴补血,润燥止血。适用于胸腔积液抽液治疗期后有气无力、食欲差患者。

(15)灵芝甲鱼:灵芝 20 克,甲鱼 500 克,火腿肉 100 克,姜、葱、鸡汤、料酒、食盐、味精各适量。将活甲鱼入沸水中烫死,斩去头、爪、尾,斩开腹甲,去内脏,洗净;切成小块,摆入碗中;火腿肉切成小片,盖在甲鱼面上。灵芝洗净,切片放入碗中,入笼蒸 2 小时至烂熟。甲鱼也入笼蒸至肉烂。把鸡汤煮沸,放入姜、葱、料酒、食盐,浇在甲鱼面上,加入味精即可。佐餐食用。每日 1～2 次,宜常吃。滋阴养心,补血活血,祛瘀退热,抗癌。适用于胸腔积液抽液治疗期后有气无力、食欲差患者。

(五)生活调理

1. 生活调理原则

(1)平时注意生活作息,尽可能不要做剧烈运动和重体力的劳动。

(2)注意营养和生活环境,环境周围要注意通风,多晒太阳,

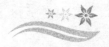

多在户外运动。

（3）平时注意适量活动，注意气候变化及避免受凉感冒。

2. 饮食调理原则

（1）适时补充必要的蛋白质，如鸡蛋、鸡肉、瘦肉、牛奶、动物肝、鱼类、豆制品等。

（2）寒冷季节应补充一些含热能高的肉类暖性食物，以增强御寒能力，如羊肉、狗肉、牛奶、动物肝、鱼类、豆制品等。

（3）经常多食新鲜蔬菜、瓜果，以确保各类维生素的需要。尤其是含维生素 A、维生素 C、维生素 D 类的食物具有保护呼吸道黏膜的作用。

（六）预 防

1. 积极防治原发性疾病 胸腔积液为胸部或全身疾病的一部分，因此积极防治原发病是预防本病的关键。

2. 增强体质，提高抗病能力 积极参加各种适宜的体育运动和有氧运动，如散步、太极拳、太极剑、养生功等，以增强体质，提高抗病能力。

3. 注意生活环境 对居住的环境要保持干燥，经常勤晒被褥，避免湿邪侵袭。患病后，及时治疗，注意保暖，避风寒，慎起居，怡情志，以臻早日康复。

十三、肺结核

结核病是由结核杆菌感染而引起的一种较常见的慢性传染病,发生于肺部的结核称为肺结核。

(一)病　因

结核菌属分枝杆菌,无活动性,无芽孢或鞭毛,需氧生长,在生长中具多形性。根据其致病性,结核菌可分为人型、牛型、鸟型、鼠型等。前两型尤以人型标准菌株 H37RV 为人类结核病的主要病原菌。牛型菌是牛及其他畜类的病原体,但亦能使人致病。人型菌与牛型菌在温度 68℃,经 20 分钟即可灭活。所以,结核菌的获得性耐药性是菌株接触药物、不规则治疗的结果。开放性肺结核患者是主要传染源。

(二)诊断要点

1. 临床表现

(1)咳嗽、咳痰:咳嗽、咳痰为肺结核最常见症状。咳嗽较轻,干咳或少量黏液痰。有空洞形成时,痰量增多;若合并其他细菌感染,痰可呈脓性;若合并支气管结核,表现为刺激性咳嗽。发热为最常见症状,多为长期午后潮热(即下午或傍晚温度开始升高,翌晨降至正常)。部分患者有倦怠乏力、盗汗、食欲缺乏和体重减轻等。育龄女性患者可以有月经不调。结核累及胸膜时可表现

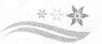

胸痛,为胸膜性胸痛。随呼吸运动和咳嗽加重。多见于干酪样肺炎和大量胸腔积液患者。1/3～1/2 的患者有咯血。咯血量多少不定,多数患者为少量咯血,少数为大咯血。

(2)面颊潮红,尤其是青少年女性,面颊部出现长期较稳定的潮红,似涂有胭脂的面型。

(3)体征多寡不一,取决于病变性质和范围。病变范围较小时,可没有任何体征;渗出性病变范围较大或干酪样坏死时,则可以有肺实变体征,如触觉语颤增强、叩诊浊音、听诊闻及支气管呼吸音和细湿啰音。较大的空洞性病变听诊也可以闻及支气管呼吸音。当有较大范围的纤维条索形成时,气管向患侧移位,患侧胸廓塌陷、叩诊浊音、听诊呼吸音减弱并可闻及湿啰音。结核性胸膜炎时有胸腔积液体征:气管向健侧移位,患侧胸廓望诊饱满、触觉语颤减弱、叩诊实音、听诊呼吸音消失。支气管结核可有局限性哮鸣音。少数患者可以有类似风湿热样表现,称为结核性风湿症,多见于青少年女性,常累及大关节,在受累关节附近可见结节性红斑或环形红斑,间歇出现。

2. 辅助检查

(1)血常规:血液中的白细胞升高不明显,而中性粒细胞、淋巴细胞较高。血沉常较快。

(2)胸部 X 线检查:胸部 X 线检查是诊断肺结核的重要方法,可以发现早期轻微的结核病变,确定病变范围、部位、形态、密度、与周围组织的关系、病变阴影的伴随影像;判断病变性质、有无活动性、有无空洞、空洞大小和洞壁特点等。

(3)CT 检查:CT 检查能提供横断面的图像,减少重叠影像,易发现隐蔽的病变而减少微小病变的漏诊,比普通胸片更早期显示微小的粟粒状结节,能清晰显示各型肺结核病变特点和性质。CT 检查能清晰显示各型肺结核病与支气管的关系,有无空洞,以及进展恶化和吸收好转的变化;CT 检查能准确显示纵隔淋巴结

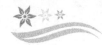

有无肿大。常用于对肺结核的诊断,以及与其他胸部疾病的鉴别诊断,也可用于引导穿刺、引流和介入性治疗等。

(4)痰结核分枝杆菌检查:痰结核分枝杆菌检查是确诊肺结核的主要方法,也是制订化学治疗方案和考核治疗效果的主要依据。常行痰涂片,痰培养,药物敏感性测定及其他检测技术。

(5)其他检查:纤维支气管镜检查及结核菌素试验对诊断有重要参考价值。

3. 结核病的分型标准　2004年,我国实行以下新的结核病分类标准。

(1)原发型肺结核:含原发复合征及胸内淋巴结结核。多见于少年儿童,无症状或症状轻微,多有结核病家庭接触史,结核菌素试验多为强阳性,X线胸片表现为哑铃形阴影,即原发病灶、引流淋巴管炎和肿大的肺门淋巴结形成典型的原发复合征。

(2)血型播散型肺结核:含急性血行播散型肺结核(急性粟粒型肺结核)及亚急性、慢性血行播散型肺结核。急性粟粒型肺结核多见于婴幼儿、青少年,X线胸片和CT检查开始为肺纹理粗乱,在症状出现2周左右可发现由肺尖至肺底呈大小、密度和分布均匀的粟粒状结节阴影,结节直径2微米左右。

(3)继发型肺结核:多发生在成年人,病程长,易反复。临床特点如下。

①浸润性肺结核。浸润渗出性结核病变和纤维干酪增殖病变多发生在肺尖和锁骨下,影像学检查表现为小片状或斑点状阴影,可融合和形成空洞。

②空洞性肺结核。空洞形态不一,多由干酪渗出病变溶解形成洞壁不明显的、多个空腔的虫蚀样空洞。

③结核球。多由干酪样病变吸收和周边纤维膜包裹或干酪空洞阻塞性愈合而形成。

④干酪样肺炎。多发生在机体免疫力和体质衰弱,又受到大

量结核分枝杆菌感染的患者,或有淋巴结支气管瘘,淋巴结中的大量干酪样物质经支气管进入肺内而发生。

⑤纤维空洞性肺结核。特点是病程长,反复进展恶化,肺组织破坏严重,肺功能严重受损,常见胸膜粘连和代偿性肺气肿。

(4)结核性胸膜炎:含结核性干性胸膜炎、结核性渗出性胸膜炎、结核性脓胸。

(5)肺外结核:按部位和脏器命名,如骨关节结核、肾结核、肠结核等。

(6)菌阴肺结核:菌阴肺结核为3次痰涂片及1次培养阴性的肺结核,其诊断标准如下:典型肺结核临床症状和胸部X线表现;抗结核治疗有效;临床可排除其他非结核性肺部疾病;结核菌素试验强阳性;血清抗结核抗体阳性;痰结核菌聚合酶链式反应和探针检测呈阳性;肺外组织病理证实结核病变;支气管肺泡灌洗液中检出抗酸分枝杆菌;支气管或肺部组织病理证实结核病变。

4. 鉴别诊断　呼吸系统疾病的临床表现大多很相近,鉴别诊断要依靠病史、体征,必要时做化验和X线检查,详细的分析。须与肺结核进行鉴别的常见呼吸系统疾病如下。

(1)慢性支气管炎:一般情况良好,有慢性咳嗽、咳痰,无明显的全身症状,肺底部有湿啰音,X线检查仅见肺纹理增强,有肺气肿的征象。

(2)支气管扩张:往往自幼年就发病,主要症状有慢性咳嗽、咳脓性痰及咯血,有反复的症状加剧,在所谓干性支气管扩张患者仅有咯血,一般无中毒症状。此病多发生于肺下叶,左侧居多,故水泡音亦限于局部。慢性化脓性支气管扩张的患者常伴有杵状指,X线检查多见下叶肺纹理加深,有时并发支气管周围炎症。支气管碘油造影及痰中结核菌的培养有无,对鉴别诊断有决定意义。

（3）大叶性肺炎：起病急，有高热、寒战、胸痛、铁锈色痰、口唇疱疹、白细胞计数增高。病程短，用青霉素后症状短期内消失。大叶性肺炎与干酪性肺炎的区别，有时颇难，后者往往有空洞形成，扩散的病灶及痰结核菌阳性。

（4）肺炎支原菌肺炎：多为急性起病，全身中毒症状较轻，X线检查有炎性浸润阴影，可于 2～4 周完全吸收。在发病第二周后血清冷凝集试验可呈阳性反应，痰中无结核菌。

（5）过敏性肺炎：由于寄生虫或其他过敏原引起。临床症状较轻，肺内有一过性浸润，形态不定，数日内清散。血液内嗜酸细胞明显增高。

（6）肺脓肿：急性肺脓肿起病急，多有寒战高热，白细胞数增高，咳大量脓性痰。X线检查脓腔中有气液面，其周围有浓厚的炎性阴影，用抗生素治疗效果显著。慢性者有杵状指，痰结核菌检查阴性。

（7）肺癌：中年以后多见，咳嗽常为刺激性，咯血大多为少量持续性血痰，大咯血者较少见。早期一般无全身中毒症状，仅在继发感染时才出现。痰培养无结核菌，锁骨上窝或腋下淋巴结有转移时可做活检。X线检查病灶多位于肺门，呈结节状阴影，或位于肺野，呈类圆形阴影。痰癌细胞检查、碘油造影、断层摄影及支气管镜检查对鉴别有帮助。应注意肺结核可以和肺癌同时存在。

（8）肺吸虫病：咳嗽、反复咯血与肺结核极为相似，但肺吸虫病患者多来自此病的流行区，曾有食生蟹和蝲蛄史。常咳出猪肝样的深褐色血样痰。痰中可发现肺吸虫卵，血液中嗜酸细胞略有增加。在 X 线检查时所显示出的阴影，颇难与结核病相鉴别。本病早期多无明显症状，仅有咳嗽，咳痰（少），纳差，盗汗；到中期时患者的症状逐渐加重，出现反复咳嗽，咳痰（多），胸痛，如肺有空洞时可出现脓痰，恶臭，呼吸困难，有规律性发热，发热不高（体温

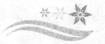

在 38℃左右),纳差,盗汗,心悸,面颧部呈桃红色,久治不愈,出现咯血。到中晚期时上述症状加重外,身体极度消瘦,淋巴结肿大等,最后全身极度衰竭而死亡。

(三)西医治疗

1. 化学治疗

(1)治疗原则:肺结核化学治疗的原则是早期、规律、全程、适量、联合。整个治疗方案分强化和巩固两个阶段。

①早期。对所有检出和确诊患者,均应立即给予化学治疗。早期化学治疗有利于迅速发挥早期杀菌作用,促病变吸收和减少传染性。

②规律。严格遵照医嘱要求,规律用药,不漏服,不停药,以避免耐药性的产生。

③全程。保证完成规定的治疗期是提高治愈率和减少复发率的重要措施。

④适量。严格遵照适当的药物剂量用药,药物剂量过低不能达到有效的血浓度,影响疗效和易产生耐药性,剂量过大易发生药物不良反应。

⑤联合。联合用药系指同时采用多种抗结核药物治疗,可提高疗效,同时通过交叉杀菌作用减少或防止耐药性的发生。

(2)常用抗结核药物:成年人用药剂量制菌机制和不良反应,见表1。

(3)尽可能减少药物的不良反应:服药时间根据不同药物的要求安排在餐前或餐后服用。适量增加 B 族维生素,如维生素 B_1、维生素 B_6 等。服药时要多饮水。

表 1　常用抗结核药物成年人剂量和不良反应

药　名	缩写名	每日剂量（克）	间歇疗法量（克）	制菌作用机制	不良反应
异烟肼	H,INH	0.3	0.6～0.8	DNA 合成	周围神经炎,偶有肝功能损伤
利福平	R,RFP	0.45～0.6*	0.6～0.9	mRNA 合成	肝功能损害,过敏反应
链霉素	S,SM	0.75～1.0△	0.75～1.0	蛋白合成	听力障碍,眩晕,肾功能损害
吡嗪酰胺	Z,PZA	1.5～2.0	2～3	吡嗪酸	胃肠道不适,肝功能损害,高尿酸血症,关节痛
乙胺丁醇	E,EMB	0.75～1.0**	1.5～2.0	RNA 合成	视神经炎
对氨基水杨酸钠	P,PAS	8～12***	10～12	中间代谢	胃肠道不适,过敏反应,肝功能损害
丙硫异烟胺	1321Th	0.5～0.75	0.5～1.0	蛋白合成	胃肠道不适,肝功能损害
卡那霉素	K,KM	0.75～1.0△	0.75～1.0	蛋白合成	听力障碍,眩晕,肾功能损害
卷曲霉素	Cp,CPM	0.75～1.0△	0.75～1.0	蛋白合成	听力障碍,眩晕,肾功能损害

注:* 体重<50 千克用 0.45 克,≥50 千克用 0.6 克;S、Z、Th 用量亦按体重调节;** 前 2 个月 25 毫克/千克体重,其后减至 15 毫克/千克体重;*** 每日分 2 次服用,其他药均为每日 1 次;△老年人每次 0.75 克

　　(4)统一标准化学治疗方案:为充分发挥化学治疗在结核病防治工作中的作用,便于大面积开展化学治疗,解决滥用抗结核药物、化学治疗方案不合理和混乱造成的治疗效果差、费用高、治疗期过短或过长、药物供应和资源浪费等实际问题,在全面考虑到化学治疗方案的疗效、不良反应、治疗费用、患者接受性和药源

供应等条件下,且经国内外严格对照研究证实的化学治疗方案,可供选择作为统一标准方案。实践证实,严格执行统一标准方案确能达到预期效果,符合投入效益的原则。

①初治痰涂片阳性治疗方案。包括有空洞或粟粒型痰阴的肺结核患者,均使用本方案。强化期:异烟肼 600 毫克,利福平 600 毫克,吡嗪酰胺 2 000 毫克,链霉素 750 毫克或乙胺丁醇 1 200 毫克,隔日晨顿服 1 次,共 2 个月;巩固期:异烟肼 600 毫克,利福平 600 毫克,隔日 1 次,晨顿服,共 4 个月。

全疗程共 6 个月的短程间歇化学治疗期。如果治疗至 2 个月末痰菌仍为阳性,则应延长 1 个月的强化期,同时缩短 1 个月的巩固期。如果患者治疗至第五个月末仍为阳性,而第六个月末痰菌始转阴性,应延长 2 个月的巩固期,到第八个月仍为阴性则停止治疗,如复查治疗涂片阳性则改为"复查治涂片阳性化学治疗方案"。体重≤40 千克的患者,吡嗪酰胺应改为每次 1 500 毫克;0～14 岁儿童不能给予乙胺丁醇。

②初治痰涂片阴性方案。用于初治痰涂(或培养)阴性的活动性肺结核(但除外有空洞及粟粒型涂阴的患者)。强化期:异烟肼、利福平、吡嗪酰胺、链霉素(或乙胺丁醇)每周 3 次,共 2 个月;巩固期:异烟肼、利福平每周 3 次,共 4 个月。

③复治痰涂片阳性方案。对象为初治后复发,初治失败,初治未满疗程中止治疗后复诊痰涂阳性的患者均用此方案。强化期:异烟肼、利福平、吡嗪酰胺、链霉素、乙胺丁醇每周 3 次,共 2 个月;巩固期:异烟肼、利福平每周 3 次,共 6 个月。

④耐多药肺结核。耐多药乃是指药物敏感试验结果,证明至少耐异烟肼或利福平及其他药物者。应根据药物敏感试验结果及既往用药史,可选择由 3 种新药或敏感药物在内的 4～5 种抗结核药物组成的化学治疗方案,强化期至少 3 个月,总疗程为 21 个月或以上。耐多药反复治疗无效又为手术适应者,可做胸外手

术治疗。耐药、耐多药结核病亦可采用综合疗法,如在化学治疗基础上加免疫、中药或采用人工气腹、手术及介入等辅助治疗。

以上患者除有肺结核并发症及渗出性胸膜炎需短期住院治疗外,均应归口到辖区结核病防治所进行门诊全程督导化学治疗。

(5)肺结核药物治疗的疗程与方案的确定:肺结核患者治疗的疗程与方案,应根据肺结核患者的具体情况,如病灶性质及其大小,病灶范围,有无空洞及排菌情况,是初治还是复治等条件综合考虑而定。以往使用标准化学治疗时,疗程为 18~24 个月。自从采用两个阶段化学治疗以来,常以 2~3 种抗结核药联合应用,疗程为 12~18 个月。目前,使用更多的是短程化学治疗,疗程由原来的 1.5~2 年缩短为 6~9 个月。此方法已被国内外防结核界所公认,并已广泛应用。关于化学治疗方案的选择,一般根据患者情况,分为初治方案和复治方案两种。

①初治方案。指目前国际上大多数国家倾向 6 个月的治疗方案。包括异烟肼、利福平、吡嗪酰胺 3 种药联用,如疑有异烟肼原发耐药,须加用乙胺丁醇或链霉素。在开始治疗的头 2 个月必须包括异烟肼、利福平、吡嗪酰胺、乙胺丁醇或链霉素每日用药;在后 4 个月包括异烟肼、利福平每日或每周 2 次给药。对初治患者用以上方案,6 个月或 9 个月的短程化学治疗,大部分可取得满意的疗效。

②复治方案。初治以后出现治疗失败或复发的病例,即为复治。在初治 5~6 个月后痰菌仍未阴转,就是初治失败。这时必须对其痰菌做药敏测定,确定方案要参考药敏结果。如果仍属敏感菌,则维持原方案;如果其中有些药物已属耐药,则应改变治疗方案,须增加两种以前没有用过的药物,并且要求患者正规用药。

对采用包括异烟肼、利福平方案的患者,如开始治疗时细菌属敏感,而复发后也仍敏感,则可以仍用原方案治疗。如初时没

有用过利福平,仅对异烟肼耐药,则一般可用利福平、乙胺丁醇方案或加吡嗪酰胺,其绝大多数能成功,但疗程以 12 个月为好。如利福平及异烟肼均耐药,就必须用 3 种以上敏感药复治,并继续治疗到 24 个月。复治仍有 10% 以上的治疗失败者。

有条件施行外科手术治疗者,可有 77% 患者治疗成功。因此,对化学治疗失败病例,有人推荐有条件者应行外科手术治疗。

(6)抗结核药固定剂量复合剂和板式药:固定剂量复合剂是将两种以上的抗结核药物按固定剂量组合成一种药物,其每种药物的生物利用度不能低于相对应的单药,进入体内后其溶出度较好,可使每一种药物成分均达到有效血药浓度,其中利福平的生物利用度决定着复合剂的质量。

①复合剂的种类。目前,在我国基本上有两种各不相同药物组成的复合剂在临床应用。即异烟肼和对氨基水杨酸;异烟肼、利福平、吡嗪酰胺和异烟肼、利福平复合片剂。目前,多用于不能耐受异烟肼的病例或用于异烟肼耐药者,后者是世界卫生组织推荐的结核病化学治疗的基本药物组合,也已广泛用于初治病例。世界卫生组织为确保患者得到更充分的治疗,1999 年又积极地推荐在原 3 药基础上加乙胺丁醇的 4 药复合剂,即强化期每片含异烟肼 75 毫克,利福平 150 毫克,吡嗪酰胺 400 毫克,乙胺丁醇 275 毫克;巩固期每片含异烟肼 150 毫克,利福平 300 毫克或异烟肼 75 毫克,利福平 150 毫克。体重<55 千克者,每日服用 3 片;体重≥55 千克者,每日服用 4 片。

②复合片剂优点。由异烟肼、利福平、吡嗪酰胺/异烟肼、利福平组成的复合剂已用于临床。异烟肼、利福平、吡嗪酰胺/异烟肼、利福平复合片剂具有许多优点,如高疗效,低毒性,避免单药治疗,防止用错药物,避免用错剂量,简化化学治疗方案,防止或减少多耐药菌的发生,提高合作率,便于执行短程直接督导管理等。

③复合片剂不良反应。主要表现为丙氨酸氨基转移酶增高，严重者出现黄疸。但与单剂异烟肼、利福平、吡嗪酰胺引起的肝毒性相比，表现轻微。过敏反应表现为皮疹，药物热，在临床试用中尚无其他过敏反应发生。胃肠道反应，同异烟肼、利福平单剂。

④板式药。将每次顿服的多种抗结核药的片剂或胶囊按规定方案和一定剂量压在同一片包板上，患者每次服药将组合板上的各种药片全部服下即为板式组合药。该药有助于保证患者联合、足量用药，不易发生药物配伍及剂量错误，有利于广大农村推广应用和便于开展直接面视下短程化学治疗管理等优点。此外，板式药制作加工简单，价格较固定剂量复合剂便宜，有利于推广应用。

(7)服用抗结核药需要注意的问题

①一经确诊，应及时服抗结核药治疗，只有及时地化学治疗，才能提高疗效，减少并发症，降低复发率。

②服从医嘱，联合用药，才能保证疗效，延缓和防止耐药性的产生。切忌私自停用或乱用某些抗结核药物。

③所有的抗结核药物均有一定的不良反应，剂量太小时达不到治疗的目的；剂量太大时则易出现不良反应。只有适量用药，才能收到疗效好，不良反应少的最佳效果。

④规律服药是保证化学治疗成功的关键。如果服药不规律，三天打鱼，两天晒网，不仅治不好病，反而会导致耐药性产生，增加治疗困难。

⑤因为结核是一种慢性病，疗程不足而自动停药，将导致化学治疗失败，所以全程服药是确保疗效的前提。

⑥异烟肼顿服法的疗效优于分次服法的疗效。故应提倡采用每日剂量 1 次服用的顿服法。

⑦利福平必须空腹服用，如果饭前、饭后服用，均影响利福平的吸收，且降低其药效。由于利福平对肝脏具有一定的毒性作

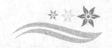

用,所以还要注意定期复查肝功能。

⑧服用乙胺丁醇会引起视力障碍,故应定期检查视力。

⑨不能将对氨基水杨酸钠和利福平同时服用。如果确需服用时,必须将两种药物分别服用,间隔时间以8～12小时为宜。

⑩妇女在妊娠期间忌用利福平,特别是头3个月应禁用,因为利福平对胚胎有致畸作用。

2. 对症治疗 肺结核的一般症状在合理化学治疗下很快减轻或消失,无须特殊处理。咯血是肺结核的常见症状,在活动性和痰涂阳性肺结核患者中,咯血症状分别占30%和40%。咯血处置要注意镇静、止血,患侧卧位,预防和抢救因咯血所致的窒息并防止肺结核播散。

(1)一般少量咯血:多以安慰患者、消除紧张、卧床休息为主,可用氨基己酸、氨甲苯酸、酚磺乙胺、卡巴克洛等药物止血。

(2)大咯血:先用垂体后叶素5～10单位,加入25%葡萄糖液注射40毫升中,缓慢静脉注射,一般为15～20分钟。然后将垂体后叶素加入5%葡萄糖注射液中,按每小时0.1单位/千克体重速度静脉滴注。垂体后叶素收缩小动脉,使肺循环血量减少而达到较好的止血效果。高血压、冠状动脉粥样硬化性心脏病、心力衰竭患者和孕妇禁用。对支气管动脉破坏造成的大咯血可采用支气管动脉栓塞法。在大咯血时,患者突然停止咯血,并出现呼吸急促、面色苍白、口唇发绀、烦躁不安等症状时,常为咯血窒息,应及时抢救。置患者头低足高45°的俯卧位,同时拍击健侧背部,保持充分体位引流,尽快使积血和血块由气管排出,或直接刺激咽部以咯出血块。有条件时可进行气管插管,硬质支气管镜吸引或气管切开。

3. 糖皮质激素治疗 糖皮质激素在结核病的应用主要利用其抗炎、抗病毒作用,仅用于结核毒性症状严重者,必须确保在有效抗结核药物治疗的情况下使用。使用剂量依病情而定,一般用

泼尼松,每日 20 毫克,顿服,1~2 周后每周递减 5 毫克,用药时间为 4~8 周。

4. 外科手术治疗　　当前,肺结核外科手术治疗主要的适应证是经合理化学治疗后无效、多重耐药的厚壁空洞、大块干酪灶、结核性脓胸、支气管胸膜瘘和大咯血的患者。

5. 肺结核与相关疾病

(1)人类免疫缺陷病毒/艾滋病:截至 2004 年底,全球共有人类免疫缺陷病毒/艾滋病约 3 940 万例,其中 2004 年人类免疫缺陷病毒/艾滋病新感染者约为 490 万例,因人类免疫缺陷病毒/艾滋病死亡者为 310 万例。在人类免疫缺陷病毒/艾滋病死亡病例中,至少有 1/3 病例是由人类免疫缺陷病毒/艾滋病与结核的双重感染所致。人类免疫缺陷病毒/艾滋病与结核病双重感染病例的临床表现是症状和体征多,如体重减轻、长期发热和持续性咳嗽等,全身淋巴结肿大,可有触痛,肺部 X 线经常出现肿大的肺门纵隔淋巴结团块,下叶病变多见,胸膜和心包有渗出等,结核菌素试验常为阴性,应多次查痰。治疗过程中常出现药物不良反应,易产生获得性耐药。治疗仍以 6 个月短程化学治疗方案为主,可适当延长治疗时间,一般预后差。

(2)肝炎:异烟肼、利福平和吡嗪酰胺均有潜在的肝毒性作用,用药前和用药过程中应定期监测肝功能。严重肝损害的发生率为 1%,但约 20% 患者可出现无症状的轻度丙氨酸氨基转移酶升高,无须停药,但应注意观察,绝大多数的丙氨酸氨基转移酶可恢复正常。如有食欲缺乏、黄疸或肝大应立即停药,直至肝功能恢复正常。在传染性肝炎流行区,确定肝炎的原因比较困难。如肝炎严重,肺结核又必须治疗,可考虑使用 2SHE/10HE 方案(即强化期,链霉素、异烟肼、丁胺醇每日 1 次,共 2 个月;巩固期,异烟肼、乙胺丁醇每日 1 次,共 10 个月)。

(3)糖尿病:糖尿病合并肺结核有逐年增高趋势。糖尿病合

并肺结核互相影响,糖尿病对肺结核治疗的不利影响比较显著,必须在控制糖尿病的基础上,肺结核的治疗才能奏效。肺结核合并糖尿病的化学治疗原则与单纯肺结核相同,只是治疗期可适当延长。

(四)中医治疗

1. 辨证施治

(1)肺阴亏虚

主症:干咳,痰少黏白,或带血丝,口干咽燥,午后手足心热,皮肤干灼,或有少量盗汗,舌质红,苔薄,脉细数。

治法:滋阴润肺。

方药:月华丸加减。天冬、川贝母、茯苓、百部各9克,麦冬、生地黄、山药、沙参各12克。

加减:痰中带血者,加三七粉(冲服)2克,白及、仙鹤草各12克;胸痛者,加延胡索9克。

用法:每日1剂,水煎分2次温服。

(2)阴虚火旺

主症:咳呛气急,痰少质黏,色白或黄,咯血反复发作,血色鲜红,午后潮热,骨蒸,五心烦热,颧红,盗汗,口渴,心烦,胸闷掣痛,形体日渐消瘦,舌质红或绛,苔薄黄或剥,脉弦细数。

治法:滋阴降火,润肺止咳。

方药:百合固金汤加减。百合20克,麦冬、玄参、白芍、川贝母、银柴胡各9克,桔梗、炙甘草各6克,生地黄、地骨皮各12克。

加减:盗汗者,加浮小麦15克,煅龙骨、煅牡蛎各20克;失眠多梦者,加酸枣仁、柏子仁各12克。

用法:每日1剂,水煎分2次温服。

(3)气阴两虚

主症:咳嗽气短,咳痰清稀,偶有咯血,神疲乏力,自汗盗汗,或有腹胀,便溏,或午后潮热,热势一般不剧,舌质嫩红,苔薄,细弱而数。

治法:益气养阴。

方药:四君子汤加味。党参、百合各15克,白术12克,茯苓、紫菀各9克,甘草、五味子、川贝母各6克。

加减:脉沉迟者,加制附子6克;寒重者,加干姜6克;咯血者,加阿胶(烊化、冲服)9克,艾叶6克。

用法:每日1剂,水煎分2次温服。

(4)脾肾阳虚

主症:久病阳虚,面色苍白,形寒肢冷,咳喘气短,自汗,食少纳呆,小便清,大便溏,舌淡苔白,脉虚弱或沉迟。

治法:温补脾肾。

方药:拯阳理劳汤加减,党参12克,黄芪15克,白术9克,炙甘草、枸杞子、肉桂各6克。

加减:舌红而干为阴阳俱虚,治宜填补精血,调理脾胃,用保真汤加减:党参、黄芪、白术、茯苓、生地黄、白芍、地骨皮各12克,当归、熟地黄、知母、甘草、五味子各6克,枸杞子、炙款冬花各9克,大枣5枚。

用法:每日1剂,水煎分2次温服。

2. 验方

(1)白及、百部各60克,党参、黄芩、龙骨、牡蛎各30克。研末为蜜丸,每丸重9克,每日早晚各服1丸。

(2)夏枯草120克,沙参60克,红糖30克。每2日1剂,熬膏分服。

(3)丹参15克,百部12克,桃仁、黄芩各9克。每日1剂,水煎服或水煎代茶饮。

(4)百部、胎盘、川贝母各 60 克,白及 240 克,海螵蛸 15 克。共研为细末,每次 6 克,每日早晚各服 1 次。

(5)夏枯草全草 1 000 克,红糖适量。夏枯草加水 250 毫升,煎煮浓缩至 500 毫升,加红糖制成乳膏,每次 15 毫升,每日 3 次,口服。

(6)白及、侧柏叶各 50 克,川贝母 20 克。共研为细面,每日早晚各服 3 克。

(7)大蒜含有大蒜素,对结核杆菌有明显的抑菌和杀菌作用,大蒜气是大蒜破碎之后产生的大量挥发性活性成分,从呼吸道吸入肺部,让蒜气中几百种有益成分伴随氧气通过肺泡转化进入血液,运送至全身各器官,对肺结核进行治疗。该方法使用方便,疗效高,无明显不良反应(极少出现轻微头痛、流涕等刺激症状,停吸后可消失)。药价便宜,是治疗肺结核的有效方法之一。紫皮大蒜 50～60 克,捣碎,装入封闭瓶内,用吸管由鼻吸入,每次 1～2 小时,每日 2 次,连用 6～8 个月;紫皮大蒜 50～60 克,捣碎,加入挥发素添加剂,放入呼吸治疗仪中,依据病情轻重调节至 30 分钟、40 分钟、1～2 小时。一般患者每日吸入 1 次,重者可每日收入 2 次,1 个月为 1 个疗程。

3. 药膳食疗方

(1)甘蔗汁、萝卜汁各 1/2 杯,野百合 60 克。先煎百合至熟酥,再加甘蔗汁、萝卜汁稍煮即可。每日 1 剂,睡前饮。滋阴润肺,清热止咳。适用于肺结核低热、咳嗽者。

(2)白及粉 6 克,大蒜 30 克,大米 60 克。将大蒜剥皮、洗净;大米淘洗干净。将大米、大蒜、白及同放锅内,加适量清水煮成粥,熟后食用。

(3)百合 60 克,粳米 100 克,蜂蜜 30 克。将百合、粳米洗净,加水煮粥,粥熟时加入蜂蜜食用。

(4)甲鱼 1 只,知母、贝母、银柴胡、甜杏仁各 15 克,食盐适量。将甲鱼去肠杂,洗净,与其余各味加水煎煮至甲鱼肉熟烂,去药渣,加食盐调味。每1～2日1剂,分次食甲鱼肉,喝汤。滋阴清热,止咳敛汗。适用于肺结核阴虚内热、咳嗽、盗汗者。

(5)生黄芪、浮小麦各30克,生甘草6克,粳米100克,大枣5～7枚。先将生黄芪、浮小麦、生甘草一同入水中煎煮30分钟左右,去渣取汁,再将粳米、大枣入汁中熬成粥。当早餐或晚餐经常食用。

(6)枸杞子100克,粳米60克,咸豆豉适量。先将枸杞子入水中煎煮片刻,去渣取汁;再入粳米于汁中熬粥,粥成之后佐以咸豆豉即可。代早餐或晚餐经常食之。

(7)白茅根150克,生地黄60克,雪梨1个,柿饼1个,大枣7枚,鲜藕1段,荷叶蒂7个。将白茅根洗净,切段;雪梨洗净,去核,切片;鲜藕洗净,切片。白茅根、生地黄、雪梨、柿饼、大枣、鲜藕片、荷叶蒂加水煎熟即可。每日1剂,分2次喝汤,吃梨、大枣、柿饼、藕片,连用7日为1个疗程。滋阴润肺,清热解毒。适用于肺虚燥热型肺结核。

(8)母鸡肉(未生蛋的小母鸡肉)120克,甜杏仁15克,怀山药12克,百合、党参、百部各10克。将各味加水炖熟,每日1剂,吃肉喝汤。补气,润肺止咳。适用于肺脾两虚型肺结核。

(9)鳝鱼肉(切段)450克,川贝母、百部各6克,百合15克,白茅根10克,食盐、味精各适量。将鳝鱼肉、川贝母、百部、百合、白茅根入砂锅加水炖熟,去药渣,加食盐、味精调味。每日1剂,分2次吃鳝鱼喝汤。补虚润肺,清热止咳。适用于肺脾虚型肺结核。

(10)猪肺(洗净、切块)1具,百合、白及、白蔹各60克。各味入砂锅加水炖熟即可。每日1剂,分3次于饭后1小时食猪肺喝汤。补虚润肺,止血祛咳。适用于肺结核咳嗽、咯血。

(11)鲫鱼250克,川贝母、白及各15克,珍珠粉3克。将鲫鱼去鳞及肠杂,洗净,川贝母、白及、珍珠粉塞入鱼肚中,加水炖熟,

每3日1剂,吃鱼喝汤。补气润肺,止咳止血。适用于肺结核咳嗽、咯血者。

(12)蛤蜊肉60克,麦冬15克,地骨皮12克,小麦30克。将各味共用水煎煮至蛤蜊肉熟。每日1剂,吃蛤蜊肉喝汤。滋阴清热敛汗。适用于肺结核潮热、盗汗者。

(13)蛤蜊肉50克,百合、玉竹、怀山药各30克。将各味共煎汤,每日1剂,喝汤吃肉。滋阴清热,润肺健脾。适用于肺结核肺脾两虚者。

(14)乌鸡肉(切块)100克,冬虫夏草15克,怀山药50克。将3味共炖汤,每日1剂,吃肉喝汤,常食。补肺健脾,止咳定喘。适用于肺脾虚型肺结核。

(15)人鲜胎盘1~2具,大枣(去核)500~1 000克,冰糖500克。将胎盘洗净,切碎,与大枣、冰糖一起煎煮,熬炼成膏。每日3次,每次食1汤匙。补虚和胃。适用于肺结核体虚纳差者。

(16)白果仁100粒,鱼肝油适量。将白果仁放入鱼肝油中浸泡4~5个月即可。每日3次,每次2粒,于饭前食白果仁。润肺止咳。适用于肺虚燥热型肺结核。

(17)玉竹15克,鹧鸪1只,食盐适量。将鹧鸪去毛及肠杂,洗净,玉竹塞入其腹内,置炖盅隔水炖熟,加食盐调味。每日1只,喝汤吃肉。滋阴,清热,敛汗。适用于肺结核潮热、盗汗者。

(18)猪肺1具,芭蕉花60克。将猪肺洗净,切块,与芭蕉花一起加水煮熟烂。每周2~3剂,吃猪肺喝汤。补虚,润肺,清热。适用于肺结核内热咳嗽者。

(19)猪肝、白及粉各适量。将猪肝切片,晒干,研粉,与白及粉等量和匀。每次15克,每日3次,开水送服。补肺止血。适用于肺结核肺虚咳嗽、咯血者。

(20)马齿苋250克,大蒜头1个。将马齿苋洗净,切碎,大蒜头去皮,水煎代茶频饮,每日1剂。清热解毒。适用于肺结核初

期患者。

(21)甲鱼 250 克,百部、地骨皮、知母各 9 克,生地黄 24 克。将百部、地骨皮、知母、生地黄水煎取汁;鳖去肠杂,洗净。用药汁水煎至鳖肉熟烂,每日 1 剂,分 2 次喝汤吃肉。滋阴,润肺,清热。适用于肺结核阴虚者。

(22)白及 500 克,百合、百部各 240 克,蜂蜜 1 500 克。将白及、百合、百部共研为细末和匀,入蜂蜜一起小火煎熬至呈膏状,贮瓶备用。每日早晚各食 1～2 匙。滋阴,润肺,止血。适用于肺结核低热、咳嗽、咯血者。

(23)百合、百部各 30 克,粳米 50～100 克,冰糖适量。将各味加水煮成稀粥,每日 1 剂,分 1～2 次食用。杀菌,润肺,止咳。适用于肺结核阴虚咳嗽者。

(24)莲子 50 克,百合 30 克,猪瘦肉 250 克,食盐适量。将莲子去心,猪肉切片。莲子、百合、猪瘦肉加水煲汤,熟后加食盐调味。每日 1 剂,分 2 次吃肉喝汤。滋阴,清热,敛汗。适用于肺结核潮热、盗汗。

(25)干白及、何首乌各 10 克,粳米 50～100 克,白糖适量。将干白及、何首乌共研为细末备用。粳米入水中熬粥,将成时加入白及、何首乌末,继续熬至粥熟,调入白糖。每日 1 次,可代作早餐或晚餐食之。

(26)生地黄、酸枣仁各 30 克,粳米 100 克。将生地黄、酸枣仁分别加水细研,各取汁 100 毫升,再将粳米入清水中熬粥,粥将成之后加入生地黄和枣仁汁,继续用小火熬至粥融食之。

(27)绿茶 1 克,浮小麦 200 克,大枣 30 克,莲子 25 克,生甘草 10 克。将浮小麦、大枣、莲子、生甘草加水 1 500 毫升,煮至浮小麦熟后,加入绿茶稍煮即可。每日 1 剂,代茶频饮。清虚热,敛汗。适用于肺结核内热、盗汗者。

(28)浮小麦 30 克,生甘草 10 克,大枣 5 枚,黄芪 200 克,生牡

蛎 30 克。浮小麦、生甘草、大枣、黄芪、生牡蛎加水 1000 毫升,煎剩 600 毫升,每日分 3 次饮完。

(29)猪肺 200 克,雪梨 2 个,川贝母 15 克,冰糖适量。将猪肺洗净,挤出泡沫,切成小块,与雪梨、川贝母共置砂锅内中,加入冰糖和清水适量,置大火上煮沸,用小火炖 3 小时即可。佐餐食用。适用于肺结核咳嗽、咯血者。

(30)紫苏子、猪肺各 60 克,鸡骨 1 副,冰糖 30 克,黄酒适量。将紫苏子用纱布包好;猪肺洗净,切块;鸡骨洗净,拍碎。紫苏子、猪肺、鸡骨与冰糖、黄酒一起加水炖熟。每日 1 剂,吃猪肺喝汤。补肺,降气,止咳。适用于肺结核咳嗽等。

(31)藕粉 100 克,山楂粉 10 克,蜂蜜适量。将藕粉、山楂粉加入少许水调匀,再用沸水冲调至熟,放入蜂蜜拌匀即可。每日 1 次,每次 20 克。健脾胃,滋肺阴。适用于肺结核患者食用。

(32)面粉 100 克,山药 10 克,白糖适量。将面粉和山药粉加入少许水调匀,再用水冲调至熟,放入白糖拌匀,放入蒸笼蒸熟即可。每日 1～2 次,每次 200 克左右。健脾胃。适用于肺部疾病。

(33)面粉 100 克,山药 10 克,鸡蛋 1 个,植物油、猪油、食盐各适量。将面粉、山药粉、鸡蛋、植物油加入少许水冲调匀,放入食盐,放入蒸笼蒸熟即可。每日 1～2 次,每次 200 克左右。滋阴润肺,补气补血。适用于肺结核患者。

(34)新米 50 克,菠菜 50 克,植物油、猪油、食盐各适量。按家常方法将米煮粥,待粥煮熟之前,将事先准备好的菠菜放入粥内,再放入适量的植物油、猪油、食盐,将粥煮烂即可。每日早餐 1 次,每次 200～300 克,宜常用。补气养血。适用于肺阴虚咳嗽,体质虚弱,食欲缺乏,慢性疾病,贫血患者,气短乏力,面黄肌瘦等。

(35)活鸡 1 只,大米 60 克,料酒、胡椒各适量。将鸡宰杀,除毛,去内脏,用水将鸡肉煮成烂熟。按家常方法,将大米煮粥,临熟之前加入鸡汤300毫升左右,再用小火煮沸即可。每日早餐1次,每次食250～300克,宜常食用。益气补血,添精益髓。

(36)羊肉500克,木瓜200克,枸杞子100克,豌豆200克,淮山药200克,姜、草果、食盐、味精各适量。将羊肉洗净,切小块;木瓜取汁;姜去皮,拍破;山药去皮,切块。将羊肉、枸杞子、木瓜汁、豌豆、山药、草果一同入锅,加水2000毫升,先用大火煮沸,后移小火煎煮至羊肉、豌豆烂熟,食用前放味精即可。佐餐食用,每日1～2次,冬令宜常吃。滋阴,润肺,清热。适用于肺结核阴虚者。

(37)鸡蛋2个,绿茶1克,蜂蜜25克。将300毫升水煮沸,入鸡蛋、绿茶、蜂蜜煮至蛋熟。每日1剂,早晚吃蛋喝汤,连用45日为1个疗程。补虚润肺,清热止咳。适用于肺结核低热、咳嗽者。

(38)鲜牛奶300毫升,冰糖30克。将牛奶煮熟,冰糖调化,每日1剂,分1～2次饮用。滋阴,清热,敛汗。适用于肺结核潮热、盗汗者。

(39)鲜梨2个,鲜藕500克,柿饼1个,大枣10枚,鲜茅根50克。将鲜梨去核,切成条;鲜藕去皮,切成片;柿饼去蒂,切成条;大枣去核,切成条。将梨、藕、柿饼、大枣、鲜茅根用水泡过,煮开30分钟。喝汤,吃梨、大枣、柿饼、藕片,每日2～3次。滋阴润肺。适用于肺结核潮热、盗汗、咳嗽者。

(40)花生仁50克,粳米100克,百合15克,冰糖适量。同入砂锅煮粥,待欲熟后,放入冰糖再稍煮片刻即可食用。滋阴润肺。适用于肺结核潮热、盗汗者。

(41)鸡蛋1个,豆汁、白糖各适量。将鸡蛋打入碗内,搅开,以煮沸的豆汁冲熟,并加入白糖搅匀。每日早晨当点心食用。滋阴敛汗。适用于肺结核潮热者。

(42)鸡蛋适量,煮熟,去白留黄,将蛋黄置小钢精锅内在火上熬之,以筷子搅炒至油出,滤出蛋黄油。每次空腹食用20毫升,每

日 3 次,连用 3 周为 1 个疗程。滋阴敛汗。适用于肺结核潮热者。

(43)绿茶 2 克,橄榄 5 克,胖大海 9 克,蜂蜜 25 克。将胖大海、橄榄加水 600 毫升,煮沸 5 分钟后去渣,入绿茶、蜂蜜调匀即可。每日 1 剂,分数次饮用。清热润肺止咳。适用于肺结核干咳无痰者。

(44)花生仁、甜杏仁、黄豆各 15 克。将花生仁、甜杏仁、黄豆加水共研磨成浆,滤汁煮熟。每日 1 剂,早晚饮用。补虚润肺,止咳。适用于肺结核阴虚咳嗽者。

(45)荸荠 120 克,鲜萝卜 250 克,麦冬 15 克。将荸荠去皮,萝卜切丝,一起绞取汁,与麦冬一起煎汤。每日 1 剂,分 2 次饮用。滋阴清肺,止咳。适用于肺结核阴虚咳嗽、低热者。

(46)韭黄 150 克,蛤蜊肉 250 克,食盐、味精等各适量。将韭黄洗净,切段。韭黄、蛤蜊肉加水煮熟,加食盐、味精调味。每日 1 剂,分 2 次食用。补虚敛汗。适用于肺结核体虚、盗汗者。

(47)嫩鸡肉 500～1 000 克,鸡蛋(用蛋清)2 个,食盐 3 克,生粉 10 克拌匀;白果 200 克,猪油、植物油、葱段、黄酒、香油、味精、白糖各适量。将嫩鸡肉切成肉丁,放入锅内,加入蛋清、食盐、生粉拌匀;白果剥去硬壳,放热油内爆至六成熟时捞出,剥去薄衣,洗净待用。烧热锅放猪油烧至 6 成熟时,将鸡丁下锅炒散,再放白果炒匀,炒至鸡丁熟后,捞出沥去油;原锅内留猪油,投葱段,开锅随即烹黄酒,加鲜汤、食盐、味精及鸡丁、白糖翻炒几下,用生水粉勾芡,淋上香油再翻炒几下即可。佐餐食用,每日 1 次。补肾益精,滋阴健脾。适用于肺结核咳嗽、咯血者。

(48)蛤士蟆油、银耳、大米各 30 克,冰糖适量。将蛤士蟆油、银耳冷水浸泡 12 小时,用小火煎煮 2 小时,入粳米煮熬成粥,以冰糖调味。每日 1 剂,分 2 次食用。补肾益精,润肺养阴。适用于肺肾阴虚型肺结核伴咳嗽、盗汗、低热、咯血者。

(49)鳢鱼 1 条,生姜 3 片,大枣 5 枚。将鳢鱼去鳞及肠杂洗净,大枣去核,与生姜同入锅,加水2 000毫升,煮至600毫升。每周2剂,分早晚吃鱼喝汤。补虚健脾,和胃。适用于肺脾两虚型肺结核。

(50)紫皮大蒜30克,小站米、白及粉各50克。将大蒜去皮,入沸水中煮1～2分钟捞出,小站米入蒜水中煮粥,将成时入大蒜和白及粉调匀,稍煮即可。每日1～2剂,分1～2次食用,可连用3个月。补虚,杀菌,止血。适用于浸润型肺结核伴咯血者。

(51)绿茶1克,甜瓜200克,莲藕100克,冰糖25克。将莲藕、甜瓜洗净,切片,与冰糖一起加水500毫升,煮沸3分钟,加绿茶稍煮即可。每日1剂,分2次饮用。清热,润肺,止咳,止血。适用于肺结核肺虚燥热者。

(52)蚕蛹(略炒黄)100克,核桃仁250克。将蚕蛹、核桃仁共入砂锅内,加水适量,隔水炖熟。每日1剂,分次食用。补肺肾。适用于肺肾虚型肺结核。

(53)高粱米、燕麦各60克。将高粱米、燕麦共煮成粥,每日1～2剂,分1～2次食用。润肺、清热、敛汗。适用于肺结核低热、盗汗者。

(54)猪肝200克,胡萝卜100克,植物油、姜丝、食盐各适量。将猪肝洗净,切薄片;胡萝卜洗净,切丝,用盐浸渍滗水。锅烧热,放植物油烧七八成热,下姜丝和猪肝爆炒片刻,再下萝卜丝、食盐搅匀翻炒即可。佐餐食用,每日1～2次,宜常吃。健脾化痰,消积和胃,养血生血。适用于肺结核低热、盗汗者和病后恢复期食欲缺乏等。

(55)墨鱼50克,鹌鹑蛋10个,食盐、姜末各适量。将墨鱼用水泡发、去皮和骨,洗净,切丝,入锅加水置大火上煮沸,后用小火炖煮30分钟,墨鱼丝烂熟后,放姜末、打鹌鹑蛋入锅,放食盐,蛋熟后即起锅。佐餐食用。墨鱼和鹌鹑蛋为1次用量,分1～2次食完。养血祛瘀,益中气,适用于肺结核低热、盗汗者和病后恢复

期食欲缺乏等。

(56)鲜猪肝 250 克,木耳 5 克,青菜叶、黄酒、姜、葱、水淀粉、清汤、食盐、植物油各适量。将猪肝洗净,切片;木耳水发,洗净,去杂质;青菜叶洗净,切段;姜拍破;葱切段。把肝片、食盐、水淀粉加水适量一起搅匀。另把酱油、黄酒、醋、食盐、水淀粉调成滋汁。锅内放植物油烧至八九成热时,放肝片翻炒,变色发硬时下入木耳、姜丝略炒,下入青菜叶翻炒,再倒入滋汁炒匀,入葱段翻炒起锅即可。佐餐食用,每日 1～2 次。补肝养血,滋阴凉血,益肾阴。适用于肺结核低热、盗汗者和病后恢复期食欲缺乏等。

(57)鱼肉(去刺)200 克,猪肉 100 克,鸡蛋 8 个,水发紫菜 50 克,料酒、水淀粉、葱末、姜末、胡椒粉、食盐、香油、味精各适量。将鱼肉、猪肉洗净,均剁成泥,放入盆内,加入料酒、水淀粉、姜末、葱末、胡椒粉、香油、食盐、味精拌匀。将鸡蛋打破,倒碗内调匀,下油锅摊成片,再把蛋皮铺平,抹上鱼、肉泥,铺上紫菜,再抹上一层薄鱼肉泥,卷成筒状,放在盘中上笼蒸熟。佐餐食用,每日 1～2 次,每次食用 100 克左右,宜常吃。滋阴平肝,清热化痰。适用于肺结核低热、盗汗者和病后恢复期食欲缺乏等。

(58)兔肉 300 克,青豆米 150 克,香菇 30 克,水淀粉、姜、醋、料酒、植物油、食盐、味精各适量。将兔肉洗净,切成 1.5 厘米×1.5 厘米小方块;青豆米洗净,去掉内衣;香菇用水泡发,去蒂,洗净,切片;姜去皮,切碎末。锅烧热,下植物油烧至七八成热时下兔肉丁翻炒,变色发硬时铲出;另起油锅下青豆米,放少许水、食盐把豆米煮熟,下香菇片、生姜末、料酒、酱油翻炒后,下兔肉丁、味精炒片刻,加入水淀粉拌匀即可。佐餐食用,每日 1～2 次,每次食用 100 克左右,宜常吃。滋阴养肝,补益气血。适用于肺结核低热、盗汗者和病后恢复期食欲缺乏等。

(59)火鸡肉 750 克,植物油 50 克,姜片 10 克,葱段 10 克,红辣椒 5 个,花椒、大料、黄酒、清汤、食盐、植物油、白糖、味精各适量。将火鸡肉切块成小块,入沸水中余透,捞出,洗净血沫;花椒、大料用纱布包好。把锅烧热,倒入植物油,烧至七八成热时下入火鸡肉,加糖少许煸炒至肉上色,加入清汤、红辣椒和纱布包,煮沸后打去浮沫,倒入砂锅,用小火炖至肉烂熟,取出纱布包和辣椒,放食盐和味精调味即可。每日 1~2 次,吃肉喝汤。健脾开胃,滋阴补肾,益气养血,强筋壮骨。适用于肺结核低热、盗汗者和病后恢复期食欲缺乏等。

(五)生活调理

1. 生活调理原则

(1)肺结核患者一定要调节好心态,树立战胜疾病的信心,相信结核病是可以治愈的。

(2)危重肺结核患者如出现咯血,急性胸膜炎,自发性气胸及病情恶化或身体代偿功能差者,要注意休息治疗。对治疗后没有明显症状者,应行体育锻炼,这对病灶吸收和提高药物疗效都很有好处。

(3)烟酒对肺结核恢复均有影响,均应禁烟戒酒。

(4)注意室温的调节,室内光线要柔和及时通风,有利于患者的休息与康复。同时注意室内消毒。

2. 饮食调理原则

(1)充足的热能:结核病是慢性消耗性疾病,因长期发热,盗汗,消耗大量热能,故热能供给应超过正常人。若患者毒血症不明显,消化功能处于良好状态时,每日供给热能为 168~210 千焦/千克体重。若患者因严重毒血症影响消化功能,应根据患者实际情况,循序渐进地提供既富有营养又易消化的饮食。

(2)优质蛋白质食物:病灶修复需要大量的蛋白质,提供足量的优质蛋白有助于体内免疫球蛋白的形成和纠正贫血症状。每

日蛋白质适宜供给量为 1.5～2 克/千克体重,优质蛋白质应占总量的 1/3～2/3。宜吃肉类、奶类、蛋类、禽类及豆制品等。应注意尽量多选择含酪蛋白高的食物,因酪蛋白有促进结核病灶钙化的作用,牛奶和奶制品至今仍然被认为是结核病患者的良好食物,因其含有丰富的酪蛋白和较多的钙,这两种营养素都有利于结核病灶的钙化。

(3)含钙丰富的食物:结核病痊愈过程出现的钙化需要大量钙质,因此结核病患者应供给高钙饮食,如各种脆骨、贝类、豆制品等。钙在代谢过程中常与磷有关,因此在补钙的同时,应注意增加含磷丰富的食物。

(4)富含维生素的食物:维生素 C 可以帮助机体恢复健康,维生素 B6 能减少抗结核药物的不良反应,维生素 A 可增强上皮细胞的抵抗力,维生素 D 可帮助钙的吸收。应多选用新鲜的蔬菜、水果、鱼、虾、动物内脏及鸡蛋等。

(5)适量矿物质和水:长期发热、盗汗的患者,应及时补充钾、钠和水分。适量给予水分,可稀释和冲淡炎性产物,但严重肺结核和有肾衰竭时,应限制水分和钠盐的摄入。

(6)有益病变修复的食物:鳗鱼含有豆蔻酸等抗结核成分,是肺结核的食疗佳品,常食可获意外之效。蛤蜊含磷酸钙,用蛤蜊肉加韭菜制作菜肴有良好疗效,且有预防咯血之功效。茶叶含有硅酸,能抑制结核菌扩散,促使结核病灶形成瘢痕。大蒜有抑制结核菌的作用,可以熟食,但不宜过多。百合是治肺痿、肺痈的良药,煮熟及磨粉煮粥吃均佳。

(7)补血养血食物:肺结核患者有可能出现贫血,因此要注意补给含铁丰富的食物,如肉类、蛋黄、动物肝脏、绿叶蔬菜、食用菌等,都是铁的良好来源。肺结核患者由于肺部小血管的损伤,时常会咯血,久而久之就可造成贫血。另外,因结核病本身对人体造血功能有抑制作用,故补血养血食物不可偏废。动物肝是供给

造血的基本原料。叶酸、铁和维生素 B_{12} 能调节造血功能。排骨含有直接生血原料,每根排骨的髓腔间,都集存大量补血成分,或煮或炖均可,以小火炖汤最为可取。淡菜是滋阴补血佳品,可经常食用。

(8)其他:咯血患者可饮新鲜藕汁、百合莲子汤,清炖银耳,有降火止血作用;潮热盗汗患者,可常食鸭肉、甲鱼、鸡蛋、丝瓜、百合、藕、甘蔗、梨、荸荠、山药、莲子、苹果、橘子等,有养阴增液作用,并能补充损失的蛋白质和维生素;咳嗽的患者,可常食枇杷、梨、罗汉果、核桃、柿子、百合、白萝卜、豆浆、牛奶。猪肺亦可配制药膳,取以脏补脏之义。

(六)预　防

(1)注意环境卫生,房屋要经常通风透气,房前屋后注意多栽点有益空气的花草。

(2)注意个人卫生,不要随地吐痰,如在公共场所或医院时应戴口罩。

(3)如患有发热、咳嗽超过 10 日以上时,应及时到医院就诊。

(4)结核病预防性措施主要有肺结核传染源(排菌患者)的发现和治愈,化学药物预防,卡介苗接种等。

十四、肺 栓 塞

肺栓塞是指嵌塞物质进入肺动脉及其分支,阻断组织血液供应所引起的病理和临床各种症状。

(一)病 因

1. 血栓形成 肺栓塞是静脉血栓形成的常见并发症。栓子通常来源于下肢和骨盆的深静脉,通过循环到肺动脉引起栓塞。但很少来源于上肢、头和颈部静脉。血流淤滞、血液凝固性增高和静脉内皮损伤是血栓形成的促进因素。因此,创伤、长期卧床、静脉曲张、静脉插管、盆腔和髋部手术、肥胖、糖尿病、避孕药或其他原因的凝血机制亢进等,容易诱发静脉血栓形成。早期血栓松脆,加上纤溶系统的作用,故在血栓形成的最初数日发生肺栓塞的危险性最高。

2. 心脏病 为我国肺栓塞的最常见原因,占40%,包括各种心脏病,合并心房颤动、心力衰竭和亚急性细菌性心内膜炎者发病率较高。以右心腔血栓最多见,少数亦源于静脉系统。细菌性栓子除见于亚急性细菌性心内膜炎外,亦可由于起搏器感染引起。前者感染性栓子主要来自三尖瓣,偶尔先天性心脏病患者二尖瓣赘生物可自左心经缺损分流进入右心而到达肺动脉。

3. 肿瘤 在我国是引起肺栓塞的第二位原因,占35%,远较国外6%为高。以肺癌、消化系统肿瘤、绒癌、白血病等较常见。恶性肿瘤并发肺栓塞仅约1/3为瘤栓,其余均为血栓。据推测,

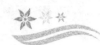

肿瘤患者血液中可能存在凝血激酶及其他能激活凝血系统的物质,如组蛋白、组织蛋白酶和蛋白水解酶等,故肿瘤患者肺栓塞发生率高,甚至可以是其首发症状。

4. 妊娠和分娩 肺栓塞在孕妇数倍于年龄配对的非孕妇,产后和剖宫产术后发生率最高。妊娠时腹腔内压增加和激素松弛血管平滑肌及盆静脉受压,可引起静脉血流缓慢,改变血液流变学特性,加重静脉血栓形成。

5. 其他 少见的病因有长骨骨折致脂肪栓塞,意外事故和减压病(沉箱病、高空病)造成空气栓塞,寄生虫和异物栓塞。没有明显的促发因素时,还应考虑到遗传性抗凝因素减少或纤维蛋白溶酶原激活抑制剂的增加。常见的栓子是血栓,其余为少见的新生物细胞、脂肪滴、气泡、静脉输入的药物颗粒,甚至导管头端引起的肺血管阻断。

(二)诊断要点

1. 临床表现

(1)常见症状:呼吸困难和胸痛为常见症状,发生率均达 80% 以上。胸膜性疼痛为邻近的胸膜纤维素炎症所致,突然发生者常提示肺栓塞。膈胸膜受累可向肩或腹部放射。如有胸骨后疼痛,颇似心肌梗死。慢性肺栓塞可有咯血。

(2)其他症状:如焦虑,可能为疼痛或低氧血症所致;晕厥,常是肺梗死的征兆。肺栓塞的临床表现可从无症状到突然死亡。

(3)常见体征:呼吸增快,发绀,肺部湿啰音或哮鸣音,肺血管杂音,胸膜摩擦音或胸腔积液为常见体征。循环系统体征有心动过速,肺动脉瓣第二心音亢进及休克或急、慢性肺源性心脏病相应表现。约 40% 患者有低至中等度发热,少数患者早期有高热。

2. 辅助检查

（1）血清乳酸脱氢酶升高，动脉血氧分压下降，肺泡动脉血氧分压差增宽。心电图有 T 波和 ST 段改变（类似心肌梗死图形），P 波和 QRS 波形改变（类似急性肺源性心脏病图形）。

（2）X 线显示肺部斑片状浸润、肺不张、膈肌抬高、胸腔积液，尤其是以胸膜为基底凸面朝向肺门的圆形致密阴影，以及扩张的肺动脉伴远端肺纹理稀疏等，对肺栓塞的诊断都具有重要价值。

（3）核素肺通气/灌注扫描是诊断肺栓塞最敏感的无创性方法，特异性虽低，但有典型的多发性、节段性或楔形灌注缺损而通气正常或增加，结合临床，诊断即可成立。

（4）肺动脉造影是诊断肺栓塞最特异的方法，适用于临床和核素扫描可疑及需要手术治疗的病例。表现为血管腔充盈缺损、动脉截断或"剪枝征"。造影不能显示直径≤2 毫米的小血管，因此多发性小栓塞常易漏诊。磁共振为肺栓塞诊断有用的无创性技术，较大栓塞时可见明显的肺动脉充塞缺损。

3. 鉴别诊断　肺栓塞易与肺炎、胸膜炎、气胸、慢阻肺、肺肿瘤、冠心病、急性心肌梗死、充血性心力衰竭、胆囊炎、胰腺炎等多种疾病相混淆，需仔细鉴别。应仔细搜集病史。

（三）西医治疗

1. 一般处理

（1）对高度可疑或确诊肺栓塞的患者，应进行严密监护，监测呼吸、心率、血压、静脉压、心电图及血气的变化；对大面积肺栓塞可收入重症监护治疗病房。为防止栓子再次脱落，要求绝对卧床，保持大便通畅，避免用力。

（2）对于有焦虑和惊恐症状的患者，应予安慰并可适当使用镇静药（地西泮 10 毫克，肌内注射）。

（3）胸痛者,可予镇痛药（吗啡 3～5 毫克,肌内注射）。

（4）对于发热、咳嗽等症状者,可给予相应的对症治疗。

（5）呼吸困难者,采用经鼻导管或面罩吸氧。

2. 保护脏器功能

（1）呼吸衰竭:可使用经鼻或面罩无创性机械通气,或经气管插管行机械通气。应避免做气管切开,以免在抗凝或溶栓过程中局部大量出血。应用机械通气中需注意尽量减少正压通气对循环的不利影响。

（2）右心功能不全:心排血量下降,但血压尚正常的病例,可给予具有一定肺血管扩张作用和正性肌力作用的多巴酚丁胺和多巴胺,每分钟 2～5 微克/千克体重;若出现血压下降,可增大剂量或使用其他血管加压药物,如间羟胺、肾上腺素等。对于液体负荷疗法需持谨慎态度,因过大的液体负荷可能会加重右室扩张并进而影响心排血量,一般给予负荷量限于 500 毫升之内。

3. 溶栓治疗

（1）适应证:主要适用于大面积肺栓塞病例,即出现因栓塞所致休克和（或）低血压的病例;对于次大面积肺栓塞,即血压正常,但超声心动图显示右室运动功能减退,或临床上出现右心功能不全表现的病例,若无禁忌证可进行溶栓;对于血压和右室运动均正常的病例不推荐进行溶栓。溶栓治疗宜高度个体化。溶栓的时间段一般定为 14 日以内,但鉴于可能存在血栓的动态形成过程,对溶栓的时间段不作严格规定。溶栓应尽可能在肺栓塞确诊的前提下慎重进行。对有溶栓指征的病例宜尽早开始溶栓。

（2）绝对禁忌证:活动性内出血,近期自发性颅内出血。

（3）相对禁忌证:2 周内的大手术,分娩,器官活检或不能以压迫止血部位的血管穿刺,2 个月内的缺血性卒中,10 日内的胃肠道出血,15 日内的严重创伤,1 个月内的神经外科或眼科手术,难于控制的重度高血压（收缩压＞180 毫米汞柱,舒张压＞110 毫米

汞柱),近期曾接受心肺复苏,血小板计数<100×10^9/升,妊娠,细菌性心内膜炎,严重肝肾功能不全,糖尿病出血性视网膜病变,出血性疾病等。对于大面积肺栓塞,因其对生命的威胁极大,上述绝对禁忌证亦应被视为相对禁忌证。

(4)主要并发症:溶栓的主要并发症为出血。用药前应充分评估出血的危险与后果,必要时应配血,做好输血准备。溶栓前宜留置外周静脉套管针,以方便溶栓中取血监测,避免反复穿刺血管。

(5)常用的溶栓药物:尿激酶、链激酶和重组组织型纤溶酶原激活剂(阿替普酶)。三者溶栓效果相仿,阿替普酶可能对血栓有较快的溶解作用,临床上可根据条件选用。

①尿激酶负荷量4 400国际单位/千克体重,静脉注射10分钟,随后以每小时2 200国际单位/千克体重,持续静脉滴注12小时;另可考虑2小时溶栓方案:20 000国际单位/千克体重,持续静脉滴注2小时。

②链激酶负荷量250 000国际单位,静脉注射30分钟,随后以每小时100 000国际单位,持续静脉滴注24小时。链激酶具有抗原性,故用药前需肌内注射或静脉注射地塞米松5～10毫克,以防止过敏反应。

③阿替普酶50～100毫克,持续静脉滴注2小时。

使用尿激酶、链激酶溶栓期间勿同用肝素。对以阿替普酶溶栓时是否需停用肝素无特殊要求。溶栓治疗结束后,应每24小时测定一次凝血酶原时间或活化部分凝血激酶时间。当其水平低于正常值的2倍,即应重新开始规范的肝素治疗。溶栓后应注意对临床及相关辅助检查情况进行动态观察,评估溶栓疗效。

4. 抗凝治疗 抗凝为肺栓塞和深静脉血栓形成的基本治疗方法,可以有效地防止血栓再形成和复发,同时机体自身纤溶机制溶解已形成的血栓。目前,临床上应用的抗凝药物主要有普通肝素(以下简称肝素)、低分子量肝素和华法林。一般认为,抗血小板药物的抗凝作用尚不能满足肺栓塞或深静脉血栓形成的抗凝要求。临床疑诊肺栓塞时,即可安排使用肝素或低分子量肝素进行有效的抗凝治疗。应用肝素/低分子量肝素前,应测定基础活化部分凝血激酶时间、凝血酶原时间及血常规(含血小板计数和血红蛋白),注意是否存在抗凝的禁忌证(如活动性出血、凝血功能障碍、血小板减少、未予控制的严重高血压等)。对于确诊的肺栓塞病例,大部分属相对禁忌证。

(1)肝素的推荐用法(供参考)

①肝素 2 000～5 000 国际单位或按 80 国际单位/千克体重,静脉注射;继之以每小时 18 国际单位/千克体重,持续静脉滴注。在开始治疗后的最初 24 小时内,每 4～6 小时测定活化部分凝血激酶时间,根据活化部分凝血激酶时间调整剂量,尽快使活化部分凝血激酶时间达到并维持于正常值的 1.5～2.5 倍。达稳定治疗水平后,改为每日上午测定 1 次活化部分凝血激酶时间。使用肝素抗凝务求达到有效水平。若抗凝不充分,将严重影响疗效并可导致血栓复发率的显著增高。

②肝素亦可用皮下注射方式给药。一般先予静脉注射负荷量 2 000～5 000 国际单位,然后按 250 国际单位/千克体重剂量,每 12 小时皮下注射 1 次。调整注射剂量使注射后 6～8 小时的活化部分凝血激酶时间达到治疗水平。

肝素治疗前常用的监测指标是活化部分凝血激酶时间。活化部分凝血激酶时间为一种普通凝血状况的检查,并不是总能可靠地反映血浆肝素水平或抗栓活性,对这一情况需加注意。若有条件测定血浆肝素水平,使之维持在 0.2～0.4 国际单位/毫升(鱼精蛋白硫酸盐测定法)或 0.3～0.6 国际单位/毫升(酰胺分解测定法),可能为一种更好的调整肝素治疗的方法。因可能出现肝素诱发的血小板减少症,故在使用肝素的第 3～5 日必须复查血小板计数。若较长时间使用肝素,尚应在第 7～10 日和 14 日复查。血小板减少症很少在肝素治疗的 2 周后出现。若出现血小板迅速或持续降低达 30% 以上,或血小板计数 $<100\times10^9/$升,应停用肝素。一般在停用肝素后 10 日内血小板开始逐渐恢复。需注意血小板减少症可能会伴发肺栓塞和深静脉血栓形成的进展或复发。当血栓复发的风险很大而又必须停用肝素时,可考虑放置下腔静脉滤器,但需警惕滤器处合并腔静脉血栓。

(2)低分子量肝素的推荐用法

①达肝素每日 200 国际单位/千克体重,皮下注射。单次剂量不超过 1.8 万国际单位。

②依诺肝素 1 毫克/千克体重,皮下注射,每 12 小时 1 次;或 1.5 毫克/千克体重,皮下注射,每日 1 次,单次总量不超过 180 毫克。

③那屈肝素钙每日 86 国际单位/千克体重,皮下注射,每 12 小时 1 次,连用 10 日;或每日 171 国际单位/千克体重,皮下注射。单次总量不超过 17 100 国际单位。

④亭扎肝素每日 175 国际单位/千克体重,皮下注射。

(3)重组水蛭素和其他小分子血栓抑制剂:重组水蛭素较肝素抗凝作用更为有效。对合并有血小板减少的肺栓塞和血小板减少症的病例,可使用重组水蛭素和其他小分子血栓抑制药抗凝。一般先予重组水蛭素抗凝,直到血小板数升至 $100\times10^9/$升时再予华法林治疗。

(4)华法林:在肝素和(或)低分子量肝素开始应用后的第 1～3 日加用口服抗凝药华法林,初始剂量为每日 3～5 毫克。由于华法林需要数日方能发挥全部作用,因此与肝素需至少重叠应用 4～5 日。当连续 2 日测定的国际标准化比率达到 2.5(2～3)时,或凝血酶时间延长至 1.5～2.5 倍时,即可停止使用肝素和(或)低分子量肝素,单独口服华法林治疗。应根据国际标准化比率或

凝血酶时间调节华法林的剂量。在达到治疗水平前,应每日测定国际标准化比率,其后2周每周监测2~3次,以后根据国际标准化比率的稳定情况每周监测1次或更少。若行长期治疗,约每4周测定国际标准化比率并调整华法林剂量1次。抗凝治疗的持续时间因人而异。一般口服华法林的疗程至少为3~6个月。部分病例的危险因素短期可以消除,如服雌激素或临时制动,疗程可能为3个月即可;对于栓子来源不明的首发病例,需至少给予6个月的抗凝;对复发性静脉血栓及合并肺源性心脏病或危险因素长期存在者,如癌症患者、抗心脂抗体综合征、抗凝血酶Ⅲ缺乏、易栓症等,抗凝治疗的时间应更为延长(达12个月或以上,甚至终身抗凝)。

5. 肺动脉血栓摘除术 适用于经积极的保守治疗无效的紧急情况,要求医疗单位有施行手术的条件和经验。患者应符合以下标准:大面积肺栓塞,肺动脉主干或主要分支次全堵塞,不合并固定性肺动脉高压者(尽可能通过血管造影确诊);有溶栓禁忌证者;经溶栓和其他积极的内科治疗无效者。

6. 经静脉导管碎解和抽吸血栓 用导管碎解和抽吸肺动脉内巨大血栓或行球囊血管成形,同时还可进行局部小剂量溶栓。适应证有肺动脉主干或主要分支大面积肺栓塞并存在以下情况者:有溶栓和抗凝治疗禁忌、经溶栓或积极的内科治疗无效、缺乏手术条件。

7. 静脉滤器 为防止下肢深静脉大块血栓再次脱落阻塞肺动脉,可于下腔静脉安装滤器。适用于下肢近端静脉血栓,而抗凝治疗禁忌或有出血并发症;经充分抗凝而仍反复发生肺栓塞伴血流动力学变化的大面积肺栓塞;近端大块血栓溶栓治疗前;伴有肺动脉高压的慢性反复性肺栓塞;行肺动脉血栓切除术或肺动脉血栓内膜剥脱术的病例。对于上肢深静脉血栓形成病例还可应用上腔静脉滤器。置入滤器后,如无禁忌证宜长期口服华法林

抗凝,定期复查有无滤器上血栓形成。

8. 慢性栓塞性肺动脉高压的治疗

(1)肺动脉血栓内膜剥脱术:严重的慢性栓塞性肺动脉高压病例,若阻塞部位处于手术可及的肺动脉近端,可考虑行肺动脉血栓内膜剥脱术。

(2)口服华法林:可以防止肺动脉血栓再形成和抑制肺动脉高压进一步发展。每日3～5毫克,根据国际标准化比率调整剂量,保持为国际标准化比率2～3。

(3)下腔静脉滤器:存在反复下肢深静脉血栓脱落者,可放置下腔静脉滤器。

(4)其他:使用血管扩张药降低肺动脉压力,治疗心力衰竭。

(四)中医治疗

1. 辨证施治　由于肺栓塞的临床表现复杂而凶险,急性者往往表现为厥证、脱证;慢性者可表现为气滞血瘀、脏腑功能失调等证,辨证论治应从整体观念出发,本着急则治其标,缓则治其本的原则进行治疗。

(1)阳气欲脱型:为肺栓塞急性期。

主症:面色苍白,四肢厥冷,冷汗淋漓,心悸气短,胸痛气促,烦躁不安,唇指发绀,脉微欲绝。

分析:气血骤闭,脉络不通,气血不能入肺,即欲外脱,阳气不达,故面色苍白、四肢厥冷、冷汗淋漓、脉微欲绝;心肺同居上焦,心气不足,故心悸气短;肺气不利,故气促;心神被扰,则烦躁不安;胸阳痹阻,则胸痛;血行瘀滞,则唇指发绀等。

治法:温经散寒,回阳救逆。

方药:参附汤加味。黄参20克,太子参(或红参)、当归各15克,熟附片(先煎30分钟)、干姜、炙甘草各10克。

用法:每日 1 剂,水煎分 2 次温服。

(2)虚热内炽型:多为亚急性肺栓塞。

主症:胸痛,咳嗽痰少或咳痰带血,心悸气短,五心烦热,口干、颧红,舌红少津,脉细数。

分析:气血瘀滞,肺失所养,失其清润肃降之机,故有胸痛、咳嗽痰少;热伤肺络,则咳痰带血;阴虚火旺,虚热内蒸,则五心烦热、口干、颧红;心肺气虚,则心悸、气短;舌红少津,脉细数,为虚热内炽之象。

治法:养阴清热,凉血活血。

方药:百合固金汤加减。百合 20 克,北沙参、黄芪、生地黄各 15 克,麦冬、黄参、当归、赤芍、熟地黄、栀子各 12 克,桑白皮、地骨皮、桔梗、仙鹤草、薤白各 10 克。

用法:每日 1 剂,水煎分 2 次温服。

(3)脾虚痰阻型:可见于肺栓塞并心力衰竭者。

主症:喘促,不能平卧,咳嗽有痰,心悸气短,乏力,纳呆,甚则面浮足肿,舌质淡,苔白腻,脉沉弦或弦数。

分析:久病伤脾,脾失健运,痰湿阻肺,肺失肃降,故见咳喘不能平卧,痰多;肺虚不足以息,则心悸气短;脾气虚,则乏力、纳呆;气不行水,水湿泛滥,则面浮足肿;舌淡,苔白腻,脉沉弦或弦数,为脾肺气虚之象。

治法:健脾化痰,宣肺平喘。

方药:定喘汤加减。太子参、紫菀各 15 克、炒白术、紫苏子(包煎)、杏仁、陈皮、胆南星、前胡、款冬花各 12 克,半夏、茯苓各 10 克,麻黄 6 克。

用法:每日 1 剂,水煎分 2 次温服。

(4)气滞血瘀型:多见于较小的肺血栓栓塞症

主症:胸痛,胸闷,心悸,气短,乏力,舌质略红,或有瘀斑、瘀点,脉结代。

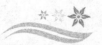

分析：久病卧床，脏腑失调，气滞血瘀更甚，瘀阻心肺，气血不得运行，出现胸痛、胸闷、心悸、气短、乏力等；舌质暗红，或有瘀斑、瘀点，脉结代，均为气滞血瘀之象。

治法：益气通阳，活血化瘀。

方药：通阳宣痹汤加减。黄芪、瓜蒌各 15～20 克，川芎、赤芍、当归各 15 克，延胡索、薤白、半夏各 12 克，桃仁、红花各 10 克。

用法：每日 1 剂，水煎分 2 次温服。

2. 药膳食疗方

(1)番茄饮：番茄 200 克，蜂蜜适量。将番茄洗净，去皮，用沸水将整个番茄烫 2～3 分钟，用刀剁成泥，放入适量蜂蜜即可。可经常食用。清热解毒，健脾开胃。适用于咳嗽，气喘和肺部疾病。

(2)山花根饮：金银花 300 克，芦根 300 克，山楂 200 克，蜂蜜 300 克。将金银花、菊花、山楂用水泡洗，一起入锅，放水 5 000 毫升，用大火煮沸，改用小火煮熬 30 分钟即起锅，滗出药汁。将蜂蜜倒入干净的锅内，用小火加热保持微沸，煮至微黄，粘手成丝即可。将炼制过的蜂蜜缓缓倒入上面熬成的药汁内，搅拌匀待蜂蜜全部溶化即可。每日 2 次，每次食用 100 毫升左右，也可茶代饮。清热疏风，祛湿化痰。适用于肺部有热，痰多咳嗽，舌质红，苔黄等。

(3)西瓜梨汁：西瓜瓤 300 克，鸭梨 1 个。将鸭梨洗净，去皮、核，切块，用打汁机打成汁；西瓜取瓜瓤，用纱布包好取汁。梨汁、西瓜汁混合即可。每日 2～3 次，每次食用 100 毫升，或当茶饮用。清热利湿，生津止渴，健胃消食。适用于肺部有热，痰多咳嗽，舌质红，苔黄等。

(4)枇杷桂圆汁：枇杷果 300 克，鲜桂圆 300 克。将枇杷果、鲜桂圆洗净，去皮、核，果肉用打汁机打成汁，加温沸水 100 毫升即可。每日 1～2 次，每次饮用 50 毫升左右，也可通过鼻饲管输入。安心神，补气血，止咳化痰。适用于肺部有热，痰多咳嗽，舌质红,苔黄等。

(5)木耳粥:木耳5克,大枣10枚,粳米100克,白糖适量。将木耳用水发好,洗净,撕碎。将大米淘净,与大枣、木耳一同入锅内,加水600毫升,先用大火煮沸,用小火煮至木耳烂熟,再放入白糖搅匀,煮沸即可。每日1～2次,每次食用适量。滋阴清热,健脾益气。适用于肺部有热,痰多咳嗽,舌质红,苔黄等。

(6)枸杞子糯米粥:枸杞子25克,糯米80克。将枸杞子洗净,糯米淘净。一同入锅内,加水先用大火煮沸,用小火熬煮成粥即可。每日1～2次,每次食用300毫升左右。滋阴补肾,益中气。适用于肺部有热,痰多咳嗽,舌质红,苔黄等。

(7)百合花生粥:花生仁50克,百合10克,新米100克,蜂蜜适量。将新米淘洗净,花生仁用热水浸泡去外衣,与百合一同入锅,加水先用大火煮沸,改用小火熬煮至米烂成粥,放入蜂蜜搅拌均匀即可。每日1～2次,每次食用250克左右,宜常吃。养阴补中,清热润燥。适用于肺部有热,痰多咳嗽,舌质红,苔黄等。

(8)贝母蒸甲鱼:甲鱼1只,贝母、知母、杏仁、柴胡、前胡各5克,生姜、甘草、料酒、食盐各适量。将甲鱼宰头,留血,剖开去苦胆,置入大碗中,加入6味中药、生姜、料酒、食盐,加清汤适量,放入蒸笼中蒸至甲鱼肉烂熟取出,捞出中药。趁热佐餐食用200克左右,每日1～2次,宜常吃。滋阴补血,清热化痰,散结退热。适用于肺部有热,痰多咳嗽,舌质红,苔黄等。

(9)枸杞子麦冬粥:枸杞子25克,麦冬10克,糯米80克。将枸杞子、麦冬洗净,糯米淘净,一同入锅内,加水用大火煮沸,改用小火熬煮成粥即可。每日1～2次,每次食用300毫升左右。滋阴补肾,益中气。适用于肺部有热,痰多咳嗽,舌质红,苔黄等。

(10)红参白米粥:红参6克,新糯米100克。将红参切薄片,加水1000毫升,用小火煎煮2小时,把糯米淘净,放入人参汤中,继续煮至米熟成粥即可。每日1～2次,每次食用300克左右,宜

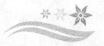

常吃。安心神,生津,补中益气。适用于肺部有热,痰多咳嗽,舌质红,苔黄等。

(11)苁蓉猪肉粥:猪肉 100 克,肉苁蓉 10 克,大米 100 克,生姜、葱花、食盐各适量。将猪肉洗净,切成小块;肉苁蓉切碎,生姜拍破,大米洗净。肉苁蓉入锅,加水用大火煮沸,改用小火熬煮 20 分钟,捞出渣,放猪肉、大米、生姜一起用小火煮至肉烂、米熟粥成,放食盐、葱花搅拌即可。每日 1～2 次,每次食用 300 克左右,宜常吃。补肾助阳,补虚益气。适用于肺部有热,痰多咳嗽,舌质红,苔黄等。

(12)柏子仁炖羊心:羊心 200 克,柏子仁 15 克,山楂 5 克,姜丝、葱、食盐、味精各适量。将猪心剖开,洗净,切成小块,与柏子仁、山楂混合,放小砂锅内,并放姜丝、葱、食盐及水,用余炭火或草木灰火炖至猪心烂熟,食用前加味精即可。每日 1～2 次,每次食用 100 克左右,宜常吃。养心补血,滋阴健脾。适用于肺部有热,痰多咳嗽,舌质红,苔黄等。

(13)西参莲肉汤:西洋参 6 克,莲子 20 枚,蜂蜜适量。将西洋参切成小薄片,莲子去皮、去内心,放入有盖的瓷碗或茶杯内,加入滚沸开水后加盖 10～20 分钟闷泡,饮用前加入适量蜂蜜即可;或将西洋参切成小薄片,莲子置入瓷碗内,加水约 300 毫升,蜂蜜适量,将盛药碗置蒸笼中,或隔水蒸 1 小时即可。每日 1～2 次,每次喝汤吃参片和莲子肉等。补元气,益气津,安心神。适用于肺部有热,痰多咳嗽,舌质红,苔黄等。

(14)地黄鸡:生地黄 10 克,桂圆肉 20 克,仔鸡 1 只,大枣 10 枚,饴糖、生姜、高汤、食盐各适量。将仔鸡宰杀,除毛,去内脏,入沸水中煮片刻捞出;生地黄洗净,切成薄片;桂圆肉洗净,撕碎,与地黄拌匀,再掺适量饴糖,一起纳入鸡腹中。把鸡摆入土罐内,再加入大枣、生姜、清汤封口,将土罐置于炭火或草木灰旁进行煨炖至鸡肉烂熟,出锅后依各人口味,加食盐或放冰糖即可。每日 1～

2次,吃肉喝汤。滋阴清热,健脾益气,养心血,益精髓。适用于各种肺病的恢复期。

(15)参芪炖肉:猪肉 500 克,黄芪 50 克,党参 50 克,淮山药 50 克,干姜 10 克,料酒、葱、食盐、味精各适量。将猪肉洗净,切成小块;黄芪、党参、淮山药用干净纱布包裹扎紧口;干姜去皮,拍破。将猪肉、中药包、干姜、料酒、食盐一同下锅,加水 2 000 毫升,煮沸打去浮沫,再放入料酒、葱,用小火煎煮至猪肉烂熟,食用前放味精即可。每日 1～2 次,吃肉喝汤。补中益气,健脾生血。适用于各种肺病的恢复期。

(16)蹄筋蒸鸡肉:猪蹄筋 200 克,鸡肉 300 克,淮牛膝 20 克,火腿肉 50 克,蘑菇 30 克,胡椒、黄酒、生姜、葱、食盐、味精各适量。将猪蹄筋用热水浸泡,切成段,加水适量,上笼蒸 4 小时,再取出用温水浸泡 2 小时,剥去外层筋膜洗净,切成节;火腿切丝;蘑菇水发后切丝;姜拍破;葱切段;把鸡肉切成 2 厘米长的小块。把蹄筋、鸡肉放入蒸碗内,淮牛膝片摆在鸡肉的面上,火腿丝和蘑菇丝拌匀,撒在鸡肉周围,姜块、葱段放在蒸碗中,再加胡椒粉、料酒、清汤、味精,放入蒸碗中,上笼蒸 3 小时,待鸡肉、蹄筋熟烂后出笼即可。佐餐食用,每日 1 次。滋肝补肾,养阴生血,益精添髓,行瘀滞,健脾和胃。适用于各种肺病的恢复期。

(17)山楂大枣汤:山楂片 3 000 克,红糖、大枣各 30 克,米酒 1 000 毫升。将山楂片、红糖、大枣用米酒浸泡 15 日,每日摇动 1 次。每日 1～2 次,每次饮 30～50 毫升。

(18)桂圆莲子羹:桂圆肉 10 克,莲子 15 克,银耳 6 克,冰糖适量。将莲子煮熟,再加桂圆肉和泡开、洗净的银耳于汤内稍煮,然后投入冰糖即可。早晚各食 1 次。

(五)生活调理

1. 生活调理原则

(1)老年患者生活要坚持有规律的作息,不要玩乐过度,也不要常睡懒觉,劳逸结合。因为,老年人生理调节和适应功能减退,生活无规律,易使代谢紊乱,促进血栓形成。另外,忌饭后就睡,饭后血液聚集于胃肠,以助消化器官之血供,而脑部血供相对减少。同时吃过饭就睡,血压下降,可使脑部血供进一步减少,血流缓慢,易形成血栓,因此最好饭后30分钟再睡。

(2)乘飞机、车船长途旅行时,要多饮水,稀释血液,定期站起来活动一下全身。下肢外伤或长期卧床时,要注意按摩下肢,防止血栓形成。

(3)孕产妇要保持一定的运动量,不要久卧床。对于长期服避孕药的妇女,应注意服药时间不宜超过5年。

(4)曾有静脉血栓栓塞史的人,最好能定期检查身体。

(5)注意天气变化,老年人对天气的适应能力减弱,过冷过热皆可使血黏度增加,诱发栓塞。因此,气温变化骤冷骤热时一定要采取相应防范措施。

(6)控制体重,通过运动消耗体内过多脂肪,以降低血脂,减少栓塞危险性。

(7)慎用药物,久服催眠药、镇静药、抗精神药、止血药、利尿药、清热药(如复方氨基比林)、防哮喘药(如氨茶碱),可使栓塞的机会增多。

(8)情绪要稳定,经常保持乐观、豁达、愉快的心情,切忌狂喜、暴怒、忧思、悲痛。因为长期精神紧张、情绪波动,易使神经体液调节功能紊乱,引起心脑血液循环紊乱而诱发中风。

2. 饮食调理原则

（1）每日保持饮 2 000～2 500 毫升白开水，并保持每日运动 30～60 分钟。

（2）尽量养成吃七八成饱的习惯；肥胖的患者应限制主食的摄入量，将体重降至正常或接近标准体重。主食与副食一般控制在 4∶6 的比例。如患者吃不饱，可用蔬菜、豆制品补充。

（3）少吃或不吃动物脂肪和动物内脏（如肥肉、肥肠、肚），因这些食物含有很高的胆固醇及饱和脂肪酸，容易加重动脉硬化。

（4）多吃优质蛋白质，如牛奶、鸡肉（最好是野生的鸡）、鸭肉、鱼类、蛋类（蛋黄每日 1 个）、豆制品，少吃猪肉、牛肉、羊肉，且以瘦肉为好。

（5）多吃富含维生素的新鲜水果、番茄、山楂等；富含维生素 B_6 的豆制品、乳类、蛋类；富含维生素 E 的绿叶蔬菜、豆类等。

（6）饮食应以清淡为主，避免过咸，最好不吃咸菜。因为吃得过咸，容易引起高血压。

（7）多吃纤维素多的食物（如芹菜、粗粮等），以增加胃肠蠕动，避免大便干燥。有便秘的患者应多喝水，这样即可促进排便，又由于小便的增加，对防止泌尿系统感染有益。

（六）预　防

（1）对存在发生深静脉血栓的肺栓塞危险因素的病例，宜根据临床情况采用相应预防措施。机械预防措施，包括加压弹力袜、间歇性贯充气泵和下腔静脉滤器；药物预防措施，包括小剂量肝素皮下注射、低分子量肝素和华法林使用。

（2）对重点高危人群，包括普通外科、妇产科、泌尿外科、人工股骨头置换术、人工膝关节置换术、髋部骨折、神经外科损伤、创伤、急性脊髓损伤、急性心肌梗死、缺血性卒中、肿瘤、长期卧床、

患有严重肺部疾病的患者。

（3）有条件时，应制订相应的防治预案。建议各医院制订出对上述病例容易引起肺栓塞及深静脉血栓预防常规并切实付诸实施的措施。

十五、急性呼吸窘迫综合征

急性肺损伤/急性呼吸窘迫综合征是指由心源性以外的各种肺内、外致病因素导致的急性进行性呼吸衰竭。

(一)病　因

1. 肺内因素　肺内因素是指对肺的直接损伤,包括化学性因素(如吸入毒气、烟尘、胃内容物及氧中毒等),物理性因素(如肺挫伤、放射性损伤等),生物性因素(如重症肺炎)。

2. 肺外因素　包括严重休克、感染中毒症、严重非胸部创伤、大面积烧伤、大量输血、急性胰腺炎、药物或麻醉药中毒等。

国外报道,在导致直接肺损伤的原因中,胃内容物吸入占首位,而国内以重症肺炎为主要原因。若同时存在一种以上的危险因素,对急性肺损伤/急性呼吸窘迫综合征的发生具有叠加作用。

(二)诊断要点

1. 临床表现　呼吸增快和窘迫、呼吸困难、呼吸频数是呼吸衰竭最早最客观的表现,一般呼吸频率超过每分钟 28 次;早期咳嗽不明显,可出现不同程度的咳嗽;亦可咯少量血,咯出血水样痰是急性呼吸窘迫综合征的典型症状之一;烦躁、神志恍惚或淡漠。发绀是本病的重要体征之一;肺部早期体征较少,中晚期可听到干或湿啰音,如出现呼吸困难,吸气时肋间及锁骨上窝下陷。

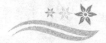

2. 辅助检查 肺部影像学表现为非均一性的渗出性病变。肺损伤和急性呼吸窘迫综合征为同一疾病过程的两个阶段,肺损伤代表早期和病情相对较轻的阶段,而急性呼吸窘迫综合征代表后期病情较严重的阶段,55%的肺损伤在3日内会进展成为急性呼吸窘迫综合征。

3. 诊断标准 中华医学会呼吸病学分会1999年制定的诊断标准如下。

(1)有肺损伤/急性呼吸窘迫综合征的高危因素。

(2)急性起病、呼吸频数和(或)呼吸窘迫。

(3)肺损伤时动脉血氧分压/吸入氧分数值≤300。

(4)急性呼吸窘迫综合征时动脉血氧分压/吸入氧分数值≤200。

(5)胸部X线检查显示两肺浸润阴影。肺毛细血管楔压≤18毫米汞柱或临床上能除外心源性肺水肿。

(三)西医治疗

治疗原则与一般急性呼吸衰竭相同。主要治疗措施:包括积极治疗原发病,氧疗,机械通气,以及调节液体平衡等。

1. 原发病的治疗 治疗原发病是治疗急性肺损伤/急性呼吸窘迫综合征首要原则和基础,应积极寻找原发病灶并予以彻底治疗。感染是导致急性肺损伤/急性呼吸窘迫综合征的常见原因,也是急性肺损伤/急性呼吸窘迫综合征的首位高危因素。而急性肺损伤/急性呼吸窘迫综合征又易并发感染,所以对于所有患者都应怀疑感染的可能,除非有明确的其他导致急性肺损伤/急性呼吸窘迫综合征的原因存在。治疗上宜选择广谱抗生素。

2. 纠正缺氧 采取有效措施,尽快提高动脉血氧分压。一般需高浓度给氧,使动脉血氧分压≥60毫米汞柱。轻症者可使用面

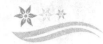

罩给氧,但多数患者需使用机械通气。

3. 机械通气 急性呼吸窘迫综合征机械通气的指征尚无统一的标准。多数学者认为,一旦诊断为急性呼吸窘迫综合征,应尽早进行机械通气。肺损伤阶段的患者可试用无创正压通气,无效或病情加重时尽快气管插管或切开行有创机械通气。机械通气的目的是提供充分的通气和氧合,以支持器官功能。由于急性呼吸窘迫综合征所致肺病变具有"不均一性"和"小肺"的特点,当采用较大潮气量通气时,气体容易进入顺应性较好、位于非重力依赖区的肺泡,使这些肺泡过度扩张,造成肺泡上皮和血管内皮损伤,加重肺损伤;而萎陷的肺泡在通气过程中仍维持于萎陷状态,在局部扩张肺泡和萎陷肺泡之间产生剪切力,也可引起严重肺损伤。因此,急性呼吸窘迫综合征机械通气的关键在于:复张萎陷的肺泡并使其维持在开放状态,以增加肺容积和改善氧合,同时避免肺泡随呼吸周期反复开闭所造成的损伤。目前,急性呼吸窘迫综合征的机械通气推荐采用肺保护性通气策略,主要措施包括给予合适水平的呼气末正压和小潮气量。

(1)呼气末正压的调节:适当水平的呼气末正压可使萎陷的小气道和肺泡再开放,防止肺泡随呼吸周期反复开闭,使呼气末肺容量增加,并可减轻肺损伤和肺泡水肿,从而改善肺泡弥散功能和通气/血流比例,减少肺内分流,达到改善氧合和肺顺应性的目的。但呼气末正压可增加胸内正压,减少回心血量,从而降低心排血量,并有加重肺损伤的潜在危险。因此,在应用呼气末正压时应注意:对血容量不足的患者,应补充足够的血容量以代偿回心血量的不足,同时不能过量,以免加重肺水肿。从低水平开始,先用5厘米水柱,逐渐增加至合适的水平,争取维持血氧分压>60毫米汞柱,而吸入氧分数值<0.6,一般呼气末正压水平为8～18厘米水柱。

(2)小潮气量:急性呼吸窘迫综合征机械通气采用小潮气量

（即 6～8 毫升/千克体重），旨在将吸气平台压控制在 30～35 厘米水柱，防止肺泡过度扩张。为保证小潮气量，可允许一定程度的二氧化碳潴留和呼吸性酸中毒（pH 值 7.25～7.30）。合并代谢性酸中毒时需适当补碱。迄今为止，对急性呼吸窘迫综合征患者机械通气时如何选择通气模式尚无统一的标准，压力控制通气可以保证气道吸气压不超过预设水平，避免呼吸机相关肺损伤，因而较容量控制通气更常用。其他可选的通气模式包括双相气道正压通气、反比通气、压力释放通气等，并可联用肺复张法、俯卧位通气等以进一步改善氧合。

4. 液体管理 为减轻肺水肿，应合理限制液体入量，以可允许的较低循环容量来维持有效循环，保持肺脏于相对"干"的状态。在血压稳定和保证组织器官灌注前提下，液体出入量宜轻度负平衡，可使用利尿药促进水肿的消退。关于补液性质尚存在争议，由于毛细血管通透性增加，胶体物质可渗至肺间质，所以在急性呼吸窘迫综合征早期，除非有低蛋白血症，不宜输注胶体液。对于创伤出血多者，最好输新鲜血；用库存 1 周以上的血时，应加用微过滤器，以免发生微栓塞而加重急性呼吸窘迫综合征。

5. 营养支持与监护 急性呼吸窘迫综合征时机体处于高代谢状态，应补充足够的营养。静脉营养可引起感染和血栓形成等并发症，应提倡全胃肠营养，不仅可避免静脉营养的不足，而且能够保护胃肠黏膜，防止肠道菌群异位。急性呼吸窘迫综合征患者应入住重症监护病房，动态监测呼吸、循环、水电解质、酸碱平衡及其他重要脏器的功能，以便及时调整治疗方案。

（四）中医治疗

1. 辨证施治 中医学认为，虽然本病是由于他病失治误治或宿疾恶化而引起，但最终表现于肺的瘀血阻滞、水湿侵肺及肺肾两虚的症状,其发病原因可概括为六淫、外伤、诸毒等。肺主气司呼吸,若外邪六淫侵犯人体,首先从口鼻、皮毛等犯肺,使肺司气之功能失常,肺金不鸣,失于宣肃,则纳气减少,甚则喘促;外伤或产后,瘀血滞留,遏阻肺气,气机升降失常,纳气不足,是以作喘。

(1)水湿犯肺

主症:喘而胸满闷窒,甚则胸盈仰息,咳痰色白,口黏不渴,恶心,舌苔厚腻而白,脉滑。

治法:健脾理气,清肺利痰,活血化瘀。

方药:茯苓、白术、桑白皮、大腹皮、生甘草、丹参各15克,厚朴、半夏、前胡、款冬花各12克,桃仁、陈皮各10克,金银花、连翘、贝母各30克。

用法:每日1剂,水煎分2次温服。

(2)瘀血阻肺

主症:微咳或不咳,甚则可见低热,呼吸喘促,舌紫黯或有瘀斑,脉细涩。

治法:益气养阴,活血通脉。

方药:苇茎、太子参、北沙参、麦冬、玄参、生地黄、丹参、紫菀、大腹皮、款冬花各15克,赤芍、厚朴、陈皮、半夏、前胡各10克,五味子6克。

用法:每日1剂,水煎分2次温服。

(3)肺肾两虚

主症:口唇发绀,面色苍白而青,甚则冷汗淋漓,舌质黯紫,脉微弱欲绝。

治法:滋阴扶阳,补肾纳气,活血通络。

方药:附片(先煎)、核桃仁、生地黄、熟地黄各10克,黄精、枸杞子、太子参、丹参、生龙骨、生牡蛎各15克,山药12克,五味子6克。

用法:每日1剂,水煎分2次温服。

2. 验方

(1)加味承气汤：大黄、芒硝、枳实、厚朴、甘草、白芍、黄芩、葶苈子、桑白皮。泻肺通腑。若邪闭心包者，用安宫牛黄丸加大黄末；阳明热甚者，加服白虎汤。适用于急性呼吸窘迫综合征见腑实者。

(2)宣肺祛瘀汤：杏仁、桂枝、葶苈子、赤芍、桑白皮、丹参、当归、郁金。宣肺祛痰。适用于急性呼吸窘迫综合征有瘀象者。

(3)三拗汤合导痰汤：麻黄、紫苏子(包煎)、紫苏叶、杏仁、陈皮、半夏、前胡、枳实、胆南星。宣肺豁痰。适用于急性呼吸窘迫综合征风痰盛，发作前有鼻痒、咽痒、喷嚏、咳嗽先兆症状者。

3. 针刺疗法

(1)针刺取人中、会阴、素髎等穴，强刺激，留针1～2小时。

(2)选用大椎、风门、肺俞为主穴，手法为点刺，不留针，起针后加火罐。痰多气壅者，加天突、膻中穴，手法用泻法；喘而欲脱者，加内关、三阴交穴，手法为平补平泻。

4. 耳针疗法 取耳穴心、肺、交感、肾上腺、皮质下等，用0.5寸毫针强刺激。

5. 穴位注射 取两侧曲池穴，交替注射洛贝林注射液3毫克；或取足三里(或三阴交)穴，注射二甲弗林注射液8毫克；或取曲池、中府、合谷等穴，注射氨茶碱注射液0.5～1毫升(0.25克/2毫升)。

6. 按摩疗法 两手自两侧肺尖开始，向下沿胸廓拍打各10次；或用手轻轻在脊柱两侧俞穴进行拍打，自上而下数次。可配合按摩肺经及有关穴位，如天突、膻中穴。

7. 搐鼻疗法 搐鼻散(细辛、皂角刺、半夏)和通关散[猪牙皂、细辛、薄荷(后下)]细末粉剂吹入患者鼻腔内，使之喷嚏。

8. 中药超声雾化吸入疗法 在超声雾化吸入器的雾化槽内加冷蒸馏水250毫升，液面浸没罐底的透声膜，加入药液[炙麻

黄、苦杏仁、白果、百部、桃仁、款冬花、紫苏子(包煎)、车前草、辛夷、苍耳子、生甘草、茶叶,水煎取液],分次雾化,每次20分钟。

9. 药膳食疗方

(1)黄芪大枣饮:黄芪30克,大枣、乌梅各10枚。煎汤代茶饮。补气益血,健脾开胃。适用于呼吸道疾病恢复期。

(2)豆浆蜂蜜饮:鲜豆浆250毫升,糯米100克,蜂蜜适量。将糯米淘洗净,加水把糯米煮成粥,粥熟时加入豆浆煮沸,再加入蜂蜜搅拌均匀即可。每日2～3次,每次饮200毫升左右。健脾补虚润燥。适用于咳嗽,咳痰,呼吸道疾病恢复期。

(3)桂圆肉甲鱼汤:桂圆肉25克,山药100克,甲鱼(300～500克)1只。用热水烫甲鱼,使其排尿后切开,洗净,去内脏,连壳同山药、桂圆肉放入碗内,加水适隔水炖炖熟。喝汤吃甲鱼肉。补气益血,健脾开胃。适用于慢性气管炎及呼吸道疾病。

(4)银耳杜仲汤:银耳10克,炙杜仲15～20克,冰糖50克。将银耳和冰糖加水熬至微黄滤渣待用;另将炙杜仲加水煎熬3次,取药液1000毫升,加银耳冰糖液小火煮3～4小时。喝汤吃银耳。补益肝肾。适用于呼吸道疾病恢复期。

(5)桂圆大枣饮:鲜桂圆肉150克,鲜大枣20枚,芡实15克,红砂糖适量。将芡实入锅,加水置火上煮30分钟,加入桂圆、大枣再煮30分钟,去渣,加入红砂糖搅拌均匀即可。代茶饮用,不拘时,宜常饮。养心补血,安神,健脾益气。适用于慢性气管炎及呼吸道疾病。

(6)黄芪炖猪肚:猪肚1只,黄芪200克,陈皮30克。将猪肚去脂膜,洗净。黄芪、陈皮用纱布包好放入猪肚中,用麻线扎紧,加水小火炖煮,熟后松线去掉药包。趁热分4～6次吃肚喝汤。一般食2～3只猪肚为1个疗程。补中益气,肺气虚弱。适用于慢性气管炎及呼吸道疾病。

(7)莲肉炖猪肚:猪肚1只,莲肉100克,糯米250克。将猪肚去脂膜,洗净。将莲肉和糯米淘净,晾干,然后装入猪肚,用线缝合,加水小火炖煮熟透。分顿随意食用,15 日为 1 个疗程。补气安神,健脾益胃养心。适用于慢性气管炎及呼吸道疾病。

(8)白术枳壳炖牛肚:枳壳 30 克,白术 10 克,牛肚 500 克,食盐、味精各适量。将牛肚洗净,诸药布包,放入锅中,加水同炖至牛肚熟后,去药包。牛肚取出切片,放回汤中,加入食盐、味精调味煮沸即可。喝汤吃牛肚片,每周 1～2 剂。补中益气,肺气虚弱。适用于慢性气管炎及呼吸道疾病。

(9)沙参猪骨汤:猪脊骨 500 克,石斛、茯苓、南沙参各 15 克,菠菜 100 克,生姜、葱、食盐、味精各适量。将猪脊骨洗净,砍成小块,放入锅内,加水用大火煮沸,打掉浮沫。生姜拍破,石斛、茯苓、南沙参用干净纱布包好,扎紧,一同放入汤内,改用小火熬煮骨肉分离,烂熟,捞去药包。菠菜洗净,放入汤中煮沸,加食盐搅匀,葱花、味精放在碗内即可。每日 1～2 次,每次食用 300 克左右。滋阴壮骨,生津补血,益气。适用于慢性气管炎及呼吸道疾病。

(10)红烧香笋:冬笋 100 克,香菇 100 克,鲜菊花 5 克,黄酒、酱油、清汤、白糖、食盐、味精、植物油各适量。将冬笋用温水泡发,洗净,切丝;香菇水泡发,切片。把冬笋用油炸呈金黄色,捞出沥油。铲去多余油,将油炸的冬笋丝、香菇、枸杞子、麦冬、菊花、栀子,稍炒后放清汤、黄酒、酱油、白糖、食盐用大火煮沸,移小火焖煮至汁干即可。每日 1～2 次,每次食用 150 克左右,宜常吃。滋阴补肾,清热化痰,平肝祛风。适用于慢性气管炎及呼吸道疾病。

(11)苁蓉羊肉粥:羊肉 100 克,肉苁蓉 10 克,大米 100 克,生姜、葱、食盐各适量。将羊肉洗净,切成小块;生姜拍破;大米洗净。肉苁蓉切碎,加水用大火煮沸,改用小火熬煮 20 分钟,捞出渣,放羊肉、大米、生姜一起用小火煎煮至肉烂、米熟粥成,放食盐、葱花搅拌即可。每日 1～2 次,每次食用 300 克左右,宜常食。补肾助阳,补虚益气。适用于慢性气管炎及呼吸道疾病。

(12)三七炖仔鸡:三七 20 克,仔鸡 1 只,陈皮 10 克,料酒、生姜、葱、食盐各适量。将仔鸡宰杀后,去毛,除内脏,洗净,剁成小块;生姜拍破;三七打成粉。鸡块放入砂锅内,再将三七粉入锅,加水先用大火煮沸,放生姜、食盐、葱,改用小火炖至鸡肉烂熟出锅即可。每日 1～2 次,每次食用 300 克左右,吃鸡肉喝汤。补益气血,活血止痛。适用于慢性气管炎及呼吸道疾病。

(13)清炖猪蹄汤:猪蹄 2 只,草果 2 个,姜块、葱、食盐、味精各适量。将猪蹄洗净,砍成节,放砂锅内,加水置大火上煮沸,打去浮沫,放入草果、姜块、葱、食盐,改用小火熬煮猪蹄烂熟,出锅前放味精即可。每日 1～2 次,吃猪蹄肉喝汤,宜常吃。填肾精,健腰腿。适用于慢性气管炎及呼吸道疾病。

(14)乌骨鸡汤:乌骨鸡 1 只,陈皮、生姜、胡椒粉各 5 克,草果 2 个,葱、食盐各适量。将鸡宰杀后,除毛去内脏,洗净,切小块;生姜拍破,与陈皮、草果用纱布包好。鸡块与药包一同入锅,加水用大火煮沸,改用小火炖煮至鸡肉烂熟,加入胡椒粉、葱、食盐再煮沸,捞出药包即可。每日 1～2 次,吃鸡肉喝汤。适用于慢性气管炎及呼吸道疾病。

(五)生活调理

1. 生活调理原则

(1)锻炼身体,增强体质;积极治疗原发病,预防感染。

(2)对高危患者应严密观察,加强监护,一旦发现呼吸频数,动脉氧分压降低等肺损伤表现,在治疗原发病时,应早期给予呼吸支持及其他有效的预防和干预措施,防止急性呼吸窘迫综合征的进一步发展好重要脏器的损伤。

(3)室内空气要新鲜,避免烟尘刺激。必要时经常、间断性吸氧。

(4)注意保暖,避免寒冷。

(5)结合体质,选择适当的活动方式。

2. 饮食调理原则

(1)饮食宜清淡而富有营养,宜食易消化的食物。保持少量多餐,每餐6～7分饱。

(2)忌食海腥发物、冷饮、过甜或过咸食物、辛辣刺激之物、油腻韧性食物、过烫过冷食物,忌烟酒。

(六)预 防

(1)预防的关键在于对本综合征的警惕。对重症可能发病的患者要加强监护,特别是经血气分析,发现动脉血氧分压持续下降,吸氧不能有改善者。

(2)治疗休克时,应避免输液超荷。大量输血时,采用微孔过滤器。加强呼吸道护理和及时有效地控制感染。

(3)避免长时间吸入高浓度纯氧,以防止氧中毒(吸氧30分钟,休息120～180分钟)。可疑急性呼吸窘迫综合征时,及时送入重症监护病房以加强监护,早期处理。

十六、严重急性呼吸道综合征

严重急性呼吸道综合征在未查明病因前,称为"非典型性肺炎",是一种因感染相关冠状病毒而导致的以发热、干咳、胸闷为主要症状,严重者出现快速进展的呼吸系统衰竭的呼吸道传染病。极强的传染性与病情的快速进展是此病的主要特点。

(一)病　因

严重急性呼吸道综合征是一种新型的冠状病毒,称为 SARS 冠状病毒。患者呼吸道分泌物、血液里病毒含量十分高并有明显症状,如打喷嚏等易播散病毒。冠状病毒主要通过近距离飞沫传播、接触患者的分泌物及密切接触传播,人群不具有免疫力,普遍易感。

(二)诊断要点

1. 临床表现

(1)流行病学史

①发病前 2 周曾密切接触过同类患者或者有明确的传染给他人的证据。

②生活在流行区或发病前 2 周到过严重急性呼吸道综合征正在流行的地区。

(2)症状与体征:发热(体温＞38℃)和咳嗽,呼吸加速,气促,或呼吸窘迫综合征,肺部啰音或有肺实变体征之一以上。

（3）重症病例诊断标准：符合下列标准的其中 1 条可诊断为严重急性呼吸道综合征的重症病例。

①多叶病变或 X 线胸片 48 小时内病灶进展＞50%。

②呼吸困难，呼吸频率＞30 次/分钟。

③低氧血症，在每分钟吸氧 3～5 升条件下，血氧饱和度＜93%，或氧合指数＜300。

2. 辅助检查

（1）实验室检查：早期血白细胞计数不升高，或降低。

（2）肺部影像学检查：肺部不同程度的片状、斑片状浸润性阴影或呈网状样改变。

（三）西医治疗

虽然严重急性呼吸道综合征的致病原已经基本明确，但发病机制仍不清楚，目前尚缺少针对病因的治疗。基于上述认识，临床上应以对症治疗和针对并发症的治疗为主。在目前疗效尚不明确的情况下，应尽量避免多种药物（如抗生素、抗病毒药、免疫调节剂、糖皮质激素等）长期、大剂量地联合应用。

1. 一般治疗与病情监测 卧床休息，注意维持水、电解质平衡，避免用力和剧烈咳嗽。密切观察病情变化（不少患者在发病后的 2～3 周都可能属于进展期）。一般早期给予持续鼻导管吸氧（浓度一般为 1～3 升/分钟）。根据病情需要，每日定时或持续监测脉搏、血氧饱和度。定期复查血常规、尿常规、血电解质、肝功能、肾功能、心肌酶谱、T 淋巴细胞亚群（有条件时）和 X 线胸片等。

2. 对症治疗

（1）体温＞38.5℃，或全身酸痛明显者，可使用解热镇痛药；高热者，给予冰敷、酒精擦浴、降温毯等物理降温措施。儿童禁用水杨酸类解热镇痛药。

（2）咳嗽、咳痰者，可给予镇咳、祛痰药。

（3）有心、肝、肾等器官功能损害者，应采取相应治疗措施。

（4）腹泻患者，应注意补液及纠正水、电解质失衡。

3. 糖皮质激素的使用　应用糖皮质激素的目的在于抑制异常的免疫病理反应，减轻全身炎症反应状态，从而改善机体的一般状况，减轻肺的渗出、损伤，防止或减轻后期的肺纤维化。

（1）应用指征

①有严重的中毒症状，持续高热不退，经对症治疗 3 日以上最高体温仍超过 39℃。

②X 线胸片显示多发或大片阴影，进展迅速，48 小时之内病灶面积增大＞50％，且在正位胸片上占双肺总面积的 1/3 以上。

③达到急性肺损伤或急性呼吸窘迫综合征的诊断标准。

（2）应用剂量：成年人推荐剂量相当于甲泼尼龙每日 80～320 毫克，静脉给药具体剂量可根据病情及个体差异进行调整。当临床表现改善或胸片显示肺内阴影有所吸收时，逐渐减量停用。一般 3～5 日减量 1/3，通常静脉给药 1～2 周后可改口服泼尼松或泼尼龙。一般不超过 4 周，不宜过大剂量或过长疗程。应同时应用制酸药和胃黏膜保护药，还应警惕继发感染，包括细菌和（或）真菌感染，也要注意潜在的结核病灶感染扩散。

4. 抗病毒治疗　目前，尚未发现针对严重急性呼吸道综合征病毒的特异性药物。临床回顾性分析资料显示，利巴韦林等常用抗病毒药对本病没有明显治疗效果。可试用蛋白酶抑制类药物洛匹那韦/利托那韦胶囊（每粒含洛匹那韦 133.3 毫克，利托那韦 33.3 毫克），每日 2 次，每次 3 粒。

5. 抗生素治疗　应用抗生素目的：一是用于对疑似患者的试验治疗，以帮助鉴别诊断；二是用于治疗和控制继发细菌、真菌感染。鉴于严重急性呼吸道综合征常与社区获得性肺炎相混淆，而后者常见致病原为肺炎链球菌、支原体、流感嗜血杆菌等,在诊断不清时可选用新喹诺酮类或 β-内酰胺类联合大环内酯类药物试验治疗。继发感染的致病原包括革兰阴性杆菌、耐药革兰阳性球菌、真菌及结核分枝杆菌,应有针对性地选用适当的抗生素。

（四）中医治疗

本病符合《素问·刺法论》"五疫之至,皆相染易,无问大小,病状相似"的论述,属于中医学瘟疫、热病的范畴。其病因为疫毒之邪,由口鼻而入,主要病位在肺,也可累及其他脏腑;基本病机为邪毒壅肺、湿痰瘀阻、肺气郁闭、气阴亏虚。中医药治疗的原则是早治疗,重祛邪,早扶正,防传变。

1. 辨证论治

(1)早期:在发病后 1~5 日,病机以热毒袭肺、湿遏热阻、表寒里热夹湿为特征。

①热毒袭肺

主症:发热,恶风,无汗,头痛,周身酸楚,干咳,乏力,气短,口渴咽干,舌边尖红,苔薄白或薄黄,脉浮数。

治法:宜清热宣肺,疏表通络。

方药:银翘散合麻杏石甘汤加减。麻黄、薄荷(后下)、荆芥、淡竹叶、桔梗各 10 克,杏仁 12 克,生石膏(先煎)、金银花各 30 克,连翘、大青叶各 20 克,生甘草 6 克,生姜 3 片。

用法:每日 1 剂,水煎分 2 次温服。

②湿遏热阻

主症:发热微恶寒,身重疼痛,口干不欲饮,干咳少痰,或伴胸闷,脘痞,无汗或汗出不畅,或见呕恶,纳呆,大便溏泻,舌淡红苔薄白,脉浮稍数。

治法:宣化湿热,透邪外达。

方药：三仁汤合升降散加减。杏仁 12 克，滑石 15 克，通草、白僵蚕、蝉蜕、苍术各 6 克，白豆蔻（打、后煎）5 克，竹叶、厚朴花、法半夏、青蒿（后下）、黄芩各 10 克，生薏苡仁 20 克，片姜黄 9 克。

用法：每日 1 剂，水煎分 2 次温服。

③表寒里热夹湿

主症：发热恶寒，甚则寒战壮热，伴有头痛，关节痛，咽干或咽痛，口干，饮水不多，干咳少痰，舌红苔薄黄而腻，脉浮数。

治法：解表清里，宣肺化湿，燥湿化痰，理气止咳。

方药：麻杏石甘汤合升降散加减。生麻黄、炙甘草、蝉蜕、薄荷（后下）各 6 克，生石膏（先煎）30 克，炒杏仁、白僵蚕、黄芩各 10 克，片姜黄 9 克，连翘、金银花、芦根各 15 克，生薏苡仁 20 克。

用法：每日 1 剂，水煎服。

（2）中期：发病后 3～10 日，病机以疫毒侵肺，表里热炽，湿热蕴毒，邪阻少阳，疫毒炽盛，充斥表里为特征。

①疫毒侵肺，表里热炽

主症：高热烦躁，咳嗽喘促，呼吸气粗，面赤口渴，喜饮，喉间痰鸣，痰黄难咳，头痛，舌红，苔黄腻厚，脉弦滑数。

治法：清热解毒，泻肺降逆。

方药：清肺解毒汤。黄芩、陈皮各 6 克，麦冬、赤芍各 12 克，贝母 9 克，蜜桑白皮、甘草各 3 克，黄连 4 克，蒲公英 18 克。

用法：每日 1 剂，水煎分 2 次温服。

②湿热蕴毒

主症：发热，午后尤甚，汗出不畅，胸闷，脘痞，腹胀，口干不欲饮，干咳或呛咳，或伴有咽痛，口中黏腻，呕恶吐泻，小便短赤，舌苔黄腻，脉濡数或滑数。

治法：化湿辟秽，清热解毒。

方药：甘露消毒丹加减。生石膏（先煎）30 克，炒杏仁、法半夏、僵蚕、姜黄、石菖蒲、黄芩各 10 克，茵陈、虎杖各 15 克，白豆蔻

（打、后煎）、蝉蜕、苍术各 6 克,滑石 20 克,柴胡 12 克。

用法:每日 1 剂,水煎分 2 次温服。

③湿热郁阻少阳

主症:发热恶寒,午后热甚,心烦口渴,胸闷,脘痞,两胁胀满,呕恶口苦,心烦,纳呆,呛咳,痰黏难咳,汗出,溲赤便溏,倦怠乏力,舌苔黄腻,脉滑数。

治法:清泄少阳,分消湿热。

方药:蒿芩清胆汤加减。青蒿(后下)、竹茹、法半夏、黄芩、炒杏仁、郁金各 10 克,赤茯苓 15 克,陈皮 6 克,生薏苡仁 30 克,滑石 20 克,苍术、青黛(包煎)各 6 克。

用法:每日 1 剂,水煎分 2 次温服。

④热毒炽盛

主症:高热,汗出,大渴饮冷,咽痛,头痛,骨节酸痛,喘息气粗,小便短赤,大便秘结,或呕吐泄泻,舌红绛苔焦燥,脉沉数或沉浮。

治法:清热凉血,泻火解毒。

方药:达原饮加减。厚朴 6～9 克,知母、法半夏、杏仁、槟榔各 10 克,草果(后下)1～3 克,黄芩 12 克,柴胡 15 克,生薏苡仁 30 克,滑石 20 克,川黄连 3 克,苍术 6 克。

用法:每日 1 剂,水煎分 2 次温服。

(3)极期:发病后 7～14 日,可见热毒壅盛,邪盛正虚,气阴两伤,内闭外脱等。

①痰湿瘀毒,壅阻肺络

主症:胸闷憋气,气短息促,面唇发绀,精神委顿,体倦乏力,频繁咳嗽,胸中痰滞,咳痰不爽,舌淡黯苔黄腻,脉沉细而数。

治法:益气解毒,化痰利湿,凉血通络。

方药:五虎汤、葶苈大枣泻肺汤合连朴饮加减。炙麻黄、炙甘草各 6 克,生石膏(先煎)30 克,炒杏仁、葶苈子、川黄连、川厚朴、

枳实、栀子、淡豆豉、石菖蒲、法半夏各10克,绿茶15克,芦根20克,桔梗9克。

用法:每日1剂,水煎分2次温服。

②湿热壅肺,气阴两伤

主症:身热不扬,日晡为甚,胸闷憋气,气短,动则尤甚,口干不欲饮,精神委顿,语声低微,舌淡苔黄,脉细数重按无力。

治法:清热利湿,补气养阴。

方药:清营汤合生脉散加减。水牛角30克,生地黄、玄参、金银花、山茱萸各15克,西洋参(另煎服)5克,麦冬10克。

用法:每日1剂,水煎服。

③邪盛正虚,内闭喘脱

主症:发热不甚,或有潮热,喘促,气短,倦怠嗜卧,语声低微,汗出肢冷,四肢厥逆,面色发绀,舌绛苔腐,脉微欲绝或沉细而迟。

治法:益气固脱,通闭开窍。

方药:参麦注射液100～200毫升,西洋参10克,山茱萸30克,安宫牛黄丸1/2丸。

用法:参麦注射液每日100～200毫升,分次静脉滴注或静脉推注;并用西洋参、山茱萸煎汤送服安宫牛黄丸,每日1～2次。

(4)恢复期:发病后10～18日,病机以气阴两伤,肺脾两虚,湿热瘀毒未尽为病机特征。

①气阴两伤,余邪未尽

主症:低热,胸闷气短,动则尤甚,汗出心悸,或有胸痛,神疲体倦,咳嗽,舌淡黯苔黄腻,脉细数。

治法:宜益气养阴,化湿通络。

方药:李氏清暑益气汤加减。黄芪3克(汗少减至1.5克),苍术3克(泔浸、去皮),升麻3克,人参、泽泻、橘皮、白术各(去芦)1.5克,麦冬(去心)1克,当归身、炙甘草各1克,青皮(去白)1克,黄柏(酒洗、去皮)1克,葛根1克,五味子6克。

用法:每日 1 剂,水煎分 2 次温服。

②肺脾两虚

主症:咳嗽,气短,腹胀,纳呆,体倦神疲,面色萎黄,肠鸣腹泻,大便稀溏,舌淡少苔,脉细数无力。

治法:益气健脾。

方药:太子参 15～30 克,生白术、云茯苓各 15 克,扁豆、佩兰、郁金、法半夏、桃仁、当归各 10 克,生薏苡仁、忍冬藤各 30 克,丹参、赤芍各 12 克。

用法:每日 1 剂,水煎分 2 次温服。

2. 中成药的应用 应当辨证使用中成药,可与中药汤剂联合应用。

(1)退热类中成药:适用于早期、进展期发热,可选用瓜霜退热灵胶囊、紫雪、新雪颗粒、小柴胡片(或颗粒)、柴银口服液等。

(2)清热解毒类中成药:适用于早期、进展期的疫毒壅肺证、疫毒壅肺证、肺闭喘憋证。注射剂可选用清开灵注射液、鱼腥草注射液、双黄连粉针剂、复方苦参注射液等;口服剂可选用清开灵口服液(胶囊)、清热解毒口服液(颗粒)、双黄连口服液、金莲清热颗粒、葛根芩连微丸、梅花点舌丹、紫金锭等。

(3)活血化瘀、祛湿化痰类中成药:适用于进展期和重症严重急性呼吸道综合征的肺闭喘憋证。注射剂可选用丹参注射液、香丹注射液、川芎注射液、灯盏细辛注射液等;口服剂可选用血府逐瘀口服液(或颗粒)、复方丹参滴丸、藿香正气口服液(胶囊)、猴枣散等。

(4)扶正类中成药:适用于各期有正气亏虚者。注射剂可选用生脉注射液、参麦注射液、参附注射液、黄芪注射液等;口服剂可选用生脉饮、百令胶囊、金水宝胶囊、宁心宝胶囊、诺迪康胶囊、六味地黄丸、补中益气丸等。尽管多数严重急性呼吸道综合征患者的病情可以自行缓解,但大约有 30% 的病例属于重症病例,其

中部分可能进展至急性肺损伤或急性呼吸窘迫综合征,甚至死亡。因此,对重症患者必须严密动态观察,加强监护,及时给予呼吸支持,合理使用糖皮质激素,加强营养支持和器官功能保护,注意水电解质和酸碱平衡,预防和治疗继发感染,及时处理并发症。

3. 药膳食疗方

(1)西瓜番茄饮:西瓜瓤 300 克,番茄 200 克。将番茄用沸水泡烫后去皮,用干净纱布包好,绞取汁液,或用绞汁机取汁;西瓜瓤用纱布包好取汁。两汁混合即可,即取即饮。每日 2～3 次,每次 100 毫升,当茶饮用。清热利湿,生津止渴,健胃消食。适用于急性呼吸道综合征患者恢复期,身困乏力,口渴,喜饮冷食,食欲缺乏,纳差厌油等。

(2)芦根菊花茶:芦根 30 克,菊花 10 克。煎汤代茶饮。适用于严重急性呼吸道综合征高热、咳嗽、烦渴者。

(3)石膏豆腐:石膏 50 克,豆腐 1 块,冰糖适量。将豆腐置石膏上,放冰糖,隔水蒸 30 分钟,连汤食用。适用于严重急性呼吸道综合征高热口干、咳嗽、胸痛者。生石膏(先煎)能清肺胃实热,走气分,解肌达表,透邪外出,含有水硫酸钙,有退热作用;豆腐益气和中,生津润燥,清热解毒。

(4)鲜枣扁豆粥:新鲜大枣 30 枚,白扁豆花 5 克,新米 100 克,冰糖适量。将新米淘洗净,大枣洗净,一同入锅,加水置大火煮沸,改用小火,放入白扁豆花煎煮至米熟,加入冰糖搅拌均匀即可。每日 1～2 次,每次食用 300 克左右,宜常食。补虚、健脾、益气、养心。适用于高热或热退后咳嗽、胸痛的严重急性呼吸道综合征患者恢复期。

(5)绿豆薏苡仁粥:绿豆 30 克,薏苡仁 30 克,薄荷(后下)6克,冰糖适量。薄荷水煎取汁;绿豆、薏苡仁洗净。绿豆用开水浸泡,先煮成半熟,加入薏苡仁同煮,至绿豆薏苡仁成粥后加入薄荷水,再加入冰糖,分 3 次食用。适用于高热或热退后咳嗽、胸痛的

严重急性呼吸道综合征患者。

（6）双鲜饮：鲜藕节150克，雪梨200克，鲜白茅根150克。将藕节洗净，切薄片；白茅根去泥土，洗净，切碎。同入锅，加水用大火上煮沸，小火熬20～30分钟，待凉即可。不拘时，当茶饮，每次30～100毫升，每日3～5次。清热生津，凉血散瘀。适用于高热或热退后咳嗽、胸痛口渴，咽干喜饮等。

（7）麦芽山楂饮：生麦芽15克，生山楂20克，葛根50克。生山楂、葛根洗净，切片，同麦芽切片用沸水冲泡，取汁当茶饮，量适中。活血化瘀，消食和中健胃，疏肝气。适用于肺部疾病和发热，久病体质虚弱，食欲缺乏等。

（8）苦瓜猪肉汤：苦瓜200克，猪瘦肉50克。猪瘦肉洗净，切片，苦瓜切片，同煮汤食用，每日2次。清热解毒。适用于严重急性呼吸道综合征发热者。

（9）大枣陈皮饮：大枣8枚，陈皮10克。将大枣与陈皮一同加水煎沸6分钟，待凉当茶饮用，量适中。养心脾，益气血，理气化痰和胃。适用于发热后咳嗽咳痰，倦怠乏力，食欲缺乏等。

（10）双桂茶：肉桂、桂枝各10克，炙甘草4克。将肉桂、桂枝、炙甘草一同入杯，用沸水冲泡，加盖闷10～20分钟。每日3～5次，每次饮用100～250毫升。肉桂嚼后吞服。温阳补气。适用于肺阴虚，盗汗体质虚弱，面色萎黄，苍白无华，心跳缓慢，脉细无力等。

（11）四仁冰糖饮。莲子20粒，桂圆20粒，桃仁、酸枣仁各10粒，冰糖15克。将莲子去皮、心，桃仁、酸枣仁洗净，与莲子肉、桂圆一同入锅，加水用大火煮沸，放冰糖，改用小火煎煮30分钟。吃莲子肉、桂圆肉，喝汤200毫升，每日3～4次。清心火，养心血，补心阴，安神润肠。适用于肺部疾病，心烦潮热，盗汗，舌红少津，舌质暗红等。

（12）香砂糖：砂仁20克，山药面20克，香橼粉10克，蜂蜜适量,陈皮适量。砂仁研成粉;陈皮洗净,切成细丝。将蜂蜜放入锅内,加水煎熬至稠黏时放入香橼粉、砂仁粉、山药面、陈皮丝搅匀,继续熬至起丝状时停火。将糖汁倒在涂有熟植物油的盘中,摊平晾凉,用刀划成小块即可。每日1次,每次30克食用左右。疏肝和胃,益气养阴,健脾行气。适用于肺部疾病,心烦潮热,盗汗,舌红少津,舌质暗红等。

(13)糖醋番茄:鲜熟番茄300克,鸡蛋1个,面粉、干淀粉、白糖、酱油、醋、胡椒粉、味精、水淀粉、清汤、香油、植物油各适量。将番茄洗净,去皮和子,切成片,晾干水分;干淀粉、面粉、鸡蛋搅成蛋浆;胡椒粉、酱油、醋、白糖、水淀粉、清汤、味精、食盐调成滋汁;锅置大火上,下植物油烧至七八成热,将番茄片蘸满蛋浆入锅,炸至菜黄,捞出。锅内留少许油,倒入滋汁,加入香油,淋在番茄上即可。佐餐食用,每日1~2次。健脾和胃、消食,生津止渴。适用于肺部疾病,心烦潮热,盗汗,舌红少津,舌质暗红等。

(14)醋泡雪梨:雪梨1000克,食醋适量。将雪梨去皮,去核,切片,放入大口瓶内,倒入食醋淹平梨片,浸泡24~48小时即可。每日3次,每次食10片。清热泻火,健胃生津,活血散瘀。适用于肺部疾病,心烦潮热,盗汗,舌红少津,舌质暗红等。

(15)枣柿饼:大枣30克,柿饼30克,山茱萸20克,面粉200克,炼乳、植物油各适量。将大枣掰开,去核;柿饼洗净,去蒂,切块。大枣、柿饼与山茱萸一同捣碎,拌匀,烘干,研成细粉。把细粉与面粉拌匀,加适量的水调和,做成小饼。锅烧热,放入植物油烧至七八成热,将小饼逐个油炸成饼,食用前蘸炼乳即可。每日1~2次,每次食用200克左右,宜常食。补肝肾,健脾开胃,清热止渴。适用于肺部疾病,心烦潮热,盗汗,舌红少津舌质暗红等。

(16)大枣糯米粥:大枣20克,山药100克,薏苡仁100克,荸荠粉20克,糯米500克,蜂蜜适量。将山药去皮,洗净,切块,打成糊。薏苡仁洗净,加水用大火煮沸,改用小火煮至薏苡仁开花

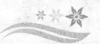

时,再将糯米、大枣下锅,煮至米烂,将山药粉边下边搅,隔 5 分钟后再将荸荠粉撒入锅内,搅匀后停火。将药粥装碗内时,放入蜂蜜即可。每日 1~2 次,每次 200 克左右,宜常食。补中益气,滋肝养肾,养心健脾。适用于肺部疾病,心烦潮热,盗汗,舌红少津,舌质暗红等。

(17)茼蒿炒萝卜丝:白萝卜 200 克,茼蒿 100 克,植物油、花椒、食盐、味精各适量。将白萝卜去须根,洗净,切丝;茼蒿择净,洗干净,切成段。将锅烧热,放植物油烧七八成热,放几颗花椒,倒入萝卜丝煸炒七成熟,加入茼蒿、食盐、味精翻炒均匀,加点香油出锅即可。每日 1~2 次,每次食用 100 克左右,宜常吃。养脾益肺,化痰下气,宽中。适用于肺部疾病,心烦潮热,盗汗,舌红少津,舌质暗红等。

(18)参苓山药汤圆:人参 5 克,茯苓 20 克,山药 20 克,豆沙泥 50 克,猪油 20 克,白糖、糯米粉 300 克。将山药、人参、茯苓分别洗净,烘干,研细粉,与豆沙泥、白糖、猪油共同拌匀,搓成小丸子,然后在糯米粉中滚动,均匀粘米粉,将丸子逐个沾水,再放入米粉中滚动,再沾水,如此反复三四次即可为汤圆。把汤圆投入沸水锅中煮熟,再放白糖即可。每日 1~2 次,每次食用 100 克左右,宜常食。补中益气,补肾、补元气,健脾开胃。适用于肺部疾病,心烦潮热,盗汗,舌红少津,舌质暗红等。

(19)玉竹粥:玉竹 25 克,新米 100 克,冰糖 10 克。将玉竹加水用大火煮沸,改用小火煮 20 分钟,捞出玉竹,再入大米,加水200 毫升左右,用小火煮至粥熟,再入冰糖煮沸即可。每日早餐 1 次,宜常食。养胃生津,润肺开胃。适用于肺部疾病,心烦潮热,盗汗,舌红少津,舌质暗红等。

(20)菠菜粥:新米 50 克,菠菜 50 克。按家常方法将米煮粥,待粥煮熟之前,将事先准备好的菠菜放入粥内,再将粥煮烂即可。每日早餐 1 次,佐餐食用,宜常食。补气养血。适用于肺部疾病,心烦潮热,盗汗,舌红少津,舌质暗红等。

(21)虾米冬瓜条:冬瓜 500 克,虾米 100 克,清汤、水淀粉、猪油、料酒、胡椒粉、食盐、葱、味精各适量。将冬瓜去皮、瓤,洗净,切 4 厘米长条,入沸水中焯一下捞出;虾米用温水泡发;葱切细末。锅内放猪油烧至七八成热时,下冬瓜条稍炒一下,下料酒、清汤煮沸后放食盐、胡椒粉、味精、虾米,烧至冬瓜入味时下水淀粉,撒上葱花,起锅即可。佐餐食用,每日 1~2 次,宜常吃。温阳化气,利水消肿。适用于肺部疾病,心烦潮热,盗汗,舌红少津,舌质暗红等。

(22)凉拌菠菜:新鲜菠菜 300 克,醋、香油、蒜泥、食盐、味精各适量。将菠菜择好,洗净,切段(5 厘米长),入沸水中爆烫 2~3 分钟,捞出沥干水分,拌入醋、蒜泥、香油、食盐、味精各适量。佐餐食用,每日 1~2 次,宜常吃。滋阴清热,润肠。适用于肺部疾病,心烦潮热,盗汗,舌红少津,舌质暗红等。

(23)三鲜豆腐:豆腐 300 克,水发海参 50 克,小白菜 80 克,鸡脯肉 30 克,胡萝卜 20 克,番茄 1 个,清汤 2 000 毫升,葱、食盐、味精各适量。将豆腐入笼屉蒸 20 分钟,切薄片;海参、鸡脯肉、胡萝卜分别洗净,切薄片;葱切丝;番茄去皮、子,切细。锅烧热,放入少许植物油烧至七八成热,放入清汤煮沸,加入豆腐、海参、鸡肉、胡萝卜、小白菜、番茄煮沸,续煮 5 分钟,出锅前放入葱、食盐、味精即可。每日 1~2 次,吃鸡脯肉喝汤,宜常吃。滋阴补肝肾,健脾开胃。适用于肺部疾病,心烦潮热,盗汗,舌红少津,舌质暗红等。

(24)鸡汁粥:活鸡 1 只,大米 60 克。将鸡宰杀后,除毛,去内脏,用水将鸡肉煮成烂熟。按家常方法,将大米煮粥,临熟之前加入鸡汤 300 毫升左右,用小火煮沸即可。每日早餐佐餐食用,宜常食。益气补血,添精益髓。适用于肺病衰竭恢复期,体质虚弱,食欲缺乏,癌症患者,气短乏力,虚烦不眠,自汗盗汗,下肢水肿,

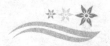

脉细无力等。

（五）生活调理

1. 生活调理原则

（1）勤洗手、注意剪指甲：这是预防病毒传染的第一道防线。要时常保持双手洁净，洗手时手心、手背、手腕、指尖、指甲缝都要清洗，肥皂或洗涤液要在手上来回搓 10～15 秒钟，整个搓揉时间不应少于 30 秒钟，最后用流动水冲洗干净。有条件的，应照此办法重复 2～3 遍。触摸过传染病患者物品的手，至少应水冲 5～6 遍。

（2）勤洗脸：脸部容易寄居病毒，严重急性呼吸道综合征病原体主要是通过鼻、咽和眼侵入人体的，洗脸可把病毒清洗掉，使鼻、口腔和眼等病菌容易侵入的部位保持洁净，大大减少感染的机会。

（3）勤饮水：春季气候多风干燥，空气中粉尘含量高，鼻黏膜容易受损，勤饮水可以使黏膜保持湿润，增强抵抗力。同时，勤饮水还便于及时排泄体内的废物，有利于加强机体的抗病能力。

（4）勤通风：室内经常通风换气，可稀释减少致病的因子。严重急性呼吸道综合征是呼吸道传染病，主要通过近距离空气飞沫传播。空气流通后，病原菌的浓度稀释了，感染的可能性就很小。使用空调的房间更要注意定时开窗通风。

（5）戴口罩：戴口罩犹如给呼吸道设置了一道"过滤屏障"，使病毒和细菌不能进入人体。但口罩没必要出门就戴，在进入医院看病、探视患者或空气不流通的地方，建议戴上 12 层以上的棉纱口罩。口罩最好 4 小时更换 1 次，用 1 次消毒 1 次，家庭可用微波炉消毒或用蒸气熨斗熨烫。

（6）调整心态：对严重急性呼吸道综合征我们应正视它的存

在,不必恐慌。但也不能掉以轻心,因为传染性极强,对生命健康会带来一定威胁。只有以健康的、科学的良好心态生活着,我们的免疫系统才会免遭侵袭。

(7)身体锻炼:春天,人体的各个器官、组织、细胞的新陈代谢开始旺盛起来,正是运动锻炼的大好时机,应积极参加体育锻炼,外出旅游,多到户外、郊外呼吸新鲜空气,但要注意根据气候变化增减衣服。

2. 饮食调理

(1)注意高热期间饮食宜以清热化痰为主,以流质或半流质为宜,如藕粉或马蹄粉。

(2)忌油腻、油炸的食物,如肥肉、油煎品、甜食。玉米油亦不宜多用,因会抑制淋巴细胞生成。

(3)尽量少吃糖,糖可降低机体的免疫功能。为了提高免疫力,应少吃些肉。由于热邪伤阴,故热退后给予清热生津的饮食,以素净、稀软为宜,瓜果蔬菜以凉性为宜,如豆制品、西瓜、丝瓜、白菜、红萝卜、菠菜、茄子、葡萄、梨、香蕉等。

(六)预　防

(1)公共场所、学校和托幼机构应首选自然通风,尽可能打开门窗通风换气。应保证空调系统的供风安全,保证充足的新风输入。所有排风要直接排到室外,未使用空调时应关闭回风通道。

(2)对地面、墙壁、电梯等表面定期消毒。消毒时应按照先上后下、先左后右的方法,依次进行喷雾消毒。喷雾消毒可用0.1％～0.2％过氧乙酸溶液,或有效溴为500～1 000毫克/升的二溴海因溶液,或有效氯为500～1 000毫克/升的含氯消毒剂溶液喷雾。泥土墙吸液量为150～300毫升/平方米,水泥墙、木板墙、石灰墙为100毫升/平方米。地面消毒喷药量为200～300毫升/

平方米。由内向外进行喷雾消毒,作用时间应不少于 60 分钟。

(3)对经常使用或触摸的物品、餐饮具定期消毒。对人体接触较多的柜台、桌椅、门把手、水龙头等可用 0.2%～0.5%过氧乙酸溶液或有效氯为 1 000～2 000 毫克/升的含氯消毒剂进行喷洒或擦拭消毒作用 15～30 分钟。餐饮具可用流通蒸气消毒 20 分钟(温度为 100℃);煮沸消毒 15～30 分钟:使用远红外线消毒碗柜,温度达到 125℃,维持 15 分钟,消毒后温度应降至 40℃以下方可使用。对不具备热力消毒的单位或不能使用热力消毒的食饮具可采用化学消毒法,如用有效氯含量为 250～500 毫克/升的含氯消毒液、有效溴为 250～500 毫克/升的二溴海因溶液、200 毫克/升二氧化氯溶液浸泡、0.5%过氧乙酸溶液浸泡 30 分钟。消毒后清水冲洗、控干保存备用。

(4)勤洗、勤晒衣服和被褥等,亦可用除菌消毒洗衣粉和洗涤剂清洗衣物。

(5)卫生间、厨房和居住的房间要经常打扫,卫生洁具可用有效氯含量为 500 毫克/升的含氯消毒剂浸泡,擦拭作用 30 分钟。

(6)发现疑似严重急性呼吸道综合征患者时的终末消毒措施如下。

①对于体积较小的房屋进行空气消毒和物体表面消毒时,每立方米用过氧乙酸 1 克,放置瓷或玻璃器皿中,底部用装有适量酒精的酒精灯加热蒸发,密闭熏蒸 2 小时,再开门窗通风。熏蒸消毒时要注意防火,还要注意过氧乙酸有较强的腐蚀性。

②体积较大的房屋,密闭后应用 0.3%～0.5%过氧乙酸溶液或 3%的过氧化氢溶液,按每立方米 20 毫升的量进行气溶胶喷雾消毒,作用 1 小时后即可开门窗通风。

③空调系统应停止使用,整个供风设备和送风管路用有效氯为 500～1 000 毫克/升的含氯消毒剂溶液进行浸泡或擦拭消毒。

④患者用过的餐饮具、污染的衣物若不能集中在消毒站消毒

时,可在疫点进行煮沸消毒或浸泡消毒。浸泡消毒时,必须使消毒液浸透被消毒物品,可用 0.5％过氧乙酸溶液或有效溴为 250～500 毫克/升的二溴海因溶液或有效氯为 250～500 毫克/升的含氯消毒剂溶液浸泡 30 分钟后,再用清水洗净。对污染重、经济价值不大的物品和废弃物,在征得患者或家属同意后焚烧。

十七、呼吸衰竭

呼吸衰竭是指各种原因引起的肺通气和（或）换气功能严重障碍，以致在静息状态下亦不能维持足够的气体交换，导致低氧血症伴（或不伴）高碳酸血症，进而引起一系列病理生理改变和相应临床表现的综合征。

（一）病因及分类

1. 病因　呼吸衰竭常为支气管-肺疾病所引起，如慢性阻塞性肺病、重症肺结核、肺间质性纤维化、尘肺等；胸廓病变和胸部手术、外伤、广泛胸膜增厚、胸廓畸形亦可导致慢性呼吸衰竭。

2. 分类　按病程分为急性呼吸衰竭、慢性呼吸衰竭；按动脉血气分析分为Ⅰ型呼吸衰竭和Ⅱ型呼吸衰竭。

（1）急性呼吸衰竭：呼吸功能原来正常，由突发原因引起的通气或换养生功能损害，在几小时或几日内迅速发生呼吸衰竭表现，机体失代偿很快发生，如溺水、电击、药物中毒、吸入毒气、急性呼吸窘迫综合征。

（2）慢性呼吸衰竭：慢性阻塞性肺疾病等慢性呼吸系统疾病，呼吸功能的损害逐渐加重，机体有一定代偿能力，在感染等条件下出现严重缺氧及二氧化碳潴留的表现，失代偿性慢性呼吸衰竭。

（3）Ⅰ型呼吸衰竭：血氧分压<60毫米汞柱，血二氧化碳分压低于正常或正常。

(4)Ⅱ型呼吸衰竭:血氧分压＜60毫米汞柱,血二氧化碳分压＞50毫米汞柱。

(二)诊断要点

1. 临床表现　主要是缺氧和二氧化碳潴留所致的多脏器功能紊乱的表现。

(1)呼吸困难:表现在频率、节律和幅度的改变。中枢性呼吸衰竭呈潮式、间歇或抽泣样呼吸;慢性阻塞性肺疾病是由慢而较深的呼吸转为浅快呼吸,辅助呼吸肌活动加强,呈点头或提肩呼吸。

(2)发绀:此为缺氧的典型症状。当血氧饱和度＜90%时,可在口唇、指甲出现发绀。

(3)精神神经症状:急性呼吸衰竭的精神症状较慢性为明显,急性缺氧可出现精神错乱、狂躁、昏迷、抽搐等症状。慢性缺氧多有智力或定向功能障碍。二氧化碳潴留出现中枢抑制之前的兴奋症状,如失眠、烦躁、躁动,但此时切忌用镇静或催眠药,以免加重二氧化碳潴留,发生肺性脑病。肺性脑病表现为神志淡漠、肌肉震颤、间歇抽搐、昏睡,甚至昏迷等,急性二氧化碳潴留、pH值＜7.30时,会出现精神症状。严重二氧化碳潴留可出现腱反射减弱或消失,锥体束征阳性等。

(4)血液循环系统症状:严重缺氧和二氧化碳潴留可引起肺动脉高压,可发生右心衰竭,伴有体循环淤血体征。二氧化碳潴留使外周体表静脉充盈、皮肤红润、湿暖多汗、血压升高、心排血量增多而致脉搏洪大;因脑血管扩张,产生搏动性头痛。晚期由于严重缺氧、酸中毒引起心肌损害,出现周围循环衰竭、血压下降、心律失常、心跳停搏。

(5)消化和泌尿系统症状:严重呼吸衰竭对肝、肾功能都有影

响,如丙氨酸氨基转移酶与非蛋白氮升高、蛋白尿、尿中出现红细胞和管型。常因胃肠道黏膜充血水肿、糜烂渗血,或应激性溃疡引起上消化道出血。

2. 辅助检查

(1)动脉血氧分压:正常值为 95～100 毫米汞柱。海平面、静息状态下呼吸室内空气,动脉血氧分压＜50 毫米汞柱为Ⅱ型呼吸衰竭的诊断指标之一。

(2)pH 值:pH 值 7.45 为碱血症,存在失代偿性碱中毒。

(3)动脉血氧饱和度:正常值为 95％～98％,平均为 97％。动脉血氧分压与动脉血氧饱和度之间呈"S"形曲线关系,当动脉血氧分压＞60 毫米汞柱时,动脉血氧饱和度在 90％以上,处于曲线平坦段。此时,增加氧分压,血氧饱和度相应的变化较小;动脉血氧分压＜60 毫米汞柱时,动脉血氧分压与动脉血氧饱和度之间关系处于氧离曲线的陡直段,动脉血氧分压有一个微小的变化,动脉血氧饱和度则有一个很大的变化。临床无创性的血氧饱和度测定仪可用来估计动脉血氧分压水平。动脉血氧饱和度达 90％以上,则认为安全有效。

(4)氧含量:正常值为 20 毫升％。

(5)碱剩余:正常值为(0±2.3)毫摩/升。碱剩余是人体代谢性酸碱失衡的定量指标。

(6)缓冲碱:正常值为 45 毫摩/升,平均值为 24 毫摩/升。实际碳酸氢食盐受呼吸和代谢双重因素的影响。标准碳酸氢食盐正常值为 22～27 毫摩/升,平均值 24 毫摩/升,不受呼吸因素的影响。

（三）西医治疗

原则是在保持呼吸道通畅条件下,改善缺氧和纠正二氧化碳

潴留,以及代谢功能紊乱,从而为基础疾病和诱发因素的治疗争取时间和创造条件,但具体措施应结合患者的实际情况而定。

1. 建立通畅的气道 在氧疗和改善通气之前,必须采取各种措施,使呼吸道保持通畅,如用多孔导管通过口腔、咽喉部,将分泌物或胃内反流物吸出。注入生理盐水稀释分泌物,或用支气管解痉药(如沙丁胺醇)扩张支气管,必要时可给予糖皮质激素吸入缓解支气管痉挛;还可用纤维支气管镜吸出分泌物。如经上述处理效果差,则采用经鼻气管插管或气管切开,建立人工气道。

2. 氧疗 氧疗是通过提高肺泡内氧分压,增加氧弥散能力,提高动脉血氧分压和血氧饱和度,增加可利用的氧。缺氧不伴二氧化碳潴留者,可给予吸较高氧浓度(35％～45％),纠正缺氧,通气随之改善。缺氧伴明显二氧化碳潴留者,其氧疗原则应给予低浓度(＜35％)、持续给氧。常用的氧疗为鼻导管或鼻塞吸氧,吸入氧浓度与吸入氧流量大致呈如下关系:吸入氧浓度＝21＋4×吸入氧流量(L/min)。一般以生理和临床的需要来调节吸入氧的浓度,使动脉血氧分压达 60 毫米汞柱以上,或氧饱和度为 90％以上。

3. 增加通气量、减少二氧化碳潴留 二氧化碳潴留是肺泡通气不足引起的,只有增加肺泡通气量才能有效地排出二氧化碳。机械通气治疗呼吸衰竭疗效已肯定,而呼吸兴奋药的应用,因其疗效不一,尚存在争论。现简介如下:慢性阻塞性肺病呼吸衰竭时,因支气管-肺病变、中枢反应性低下或呼吸肌疲劳而引起低通气量,此时应用呼吸兴奋药的利弊应按上述 3 种因素的主次而定。在神经传导系统和呼吸肌病变,以及肺炎、肺水肿和肺广泛间质纤维化的换养生功能障碍者,则呼吸兴奋药有弊无利,不宜使用。要鼓励患者咳嗽、排痰,保持呼吸道的通畅。必要时可配合鼻或口鼻面罩机械通气支持。尼可刹米是目前常用的呼吸中枢兴奋药,嗜睡的患者可先缓慢静脉注射 0.375～0.75 克,随即

以 3～3.75 克加入 500 毫升液体中,按每分钟 25～30 滴静脉滴注。密切观察患者的睫毛反应、神志改变,以及呼吸频率、幅度和节律,随访动脉血气,以便调节剂量。如出现皮肤瘙痒、烦躁等不良反应,须减慢滴速。若经 4～12 小时未见效,或出现肌肉抽搐严重反应,则应停用,必要时改换机械通气支持。

4. 机械通气　合理应用机械通气。通过增加通气量和提供适当的氧浓度,可在一定程度上改善换养生功能和减少呼吸功能的消耗,使呼吸衰竭患者缺氧、二氧化碳潴留和酸碱平衡失调能得到不同程度的改善和纠正,一般不致死于呼吸衰竭。

对轻、中度能配合的呼吸衰竭患者,可做鼻或口鼻面罩机械通气;病情严重,神志虽清但不合作、昏迷或有呼吸道大量分泌物的患者,应及时建立人工气道,如经鼻(或口)气管插管机械通气。在肺功能极差、反复发生呼吸衰竭、分泌物多、机体极度虚弱、营养不良、需长期机械通气支持的患者,可做气管切开,长期留置气管套管机械通气治疗。在机械通气期间,要加强呼吸道和呼吸机管理,如做好呼吸道的湿化、分泌物的吸引,保持呼吸道通畅。

5. 纠正酸碱平衡失调和电解质紊乱　在呼吸衰竭的诊治过程中,常见有以下几种类型的酸碱平衡失调。

(1)呼吸性酸中毒:只有增加肺泡通气量才能纠正呼吸性酸中毒。

(2)呼吸性酸中毒合并代谢性酸中毒:应提高通气量以纠正二氧化碳潴留,并治疗代谢性酸中毒的病因。

(3)呼吸性酸中毒合并代谢性碱中毒:治疗时应防止以上发生碱中毒的医源性因素和避免二氧化碳排出过快,并给予适量氯化钾,以缓解碱中毒,一旦发生应及时处理。

6. 合理使用利尿药　在控制感染的基础上试用呋塞米 10～20 毫克,如有血氧饱和度上升,证实有使用利尿药的指征。

综上所述,在处理呼吸衰竭时,只要合理应用机械通气、给氧、利尿药和碱剂,鼻饲和静脉补充营养和电解质,特别在慢阻肺肺源性心脏病较长期很少进食、服用利尿药的患者更要注意。

7. 抗感染治疗　呼吸道感染常诱发呼吸衰竭,又因分泌物的积滞使感染加重,呼吸衰竭患者一定要在保持呼吸道引流通畅的条件下,根据痰菌培养及其药敏试验,选择有效的药物控制呼吸道感染(详见"肺炎")。

8. 防治消化道出血　对严重缺氧和二氧化碳潴留患者,应常规给予雷尼替丁 0.15 克,每日 2 次,口服,以预防消化道出血。若出现大量呕血或柏油样粪便,应输新鲜血,或胃内灌入去甲肾上腺素冰水。须静脉给 H_2 受体拮抗药或奥美拉唑。防治消化道出血的关键在于纠正缺氧和二氧化碳潴留。

9. 抗休克　应针对病因采取相应措施。经治疗未见好转,应给予血管活性药(如多巴胺、间羟胺)等以维持血压。

10. 营养支持　呼吸衰竭患者因摄入热能不足和呼吸功增加、发热等因素,导致能量消耗增加,机体处于负代谢。时间长,会降低机体免疫功能,感染不易控制,呼吸肌疲劳,以致发生呼吸泵功能衰竭,使抢救失败或病程延长。故抢救时,常规给鼻饲高蛋白、高脂肪和低糖类,以及多种维生素和微量元素的饮食,必要时静脉高营养治疗。

(四)中医治疗

1. 辨证施治
(1)急性呼吸衰竭
①痰热壅盛
主症:喘促气急,喉间痰鸣,痰稠且黄,发热口渴,烦躁不安,时有抽搐,口干,舌质红,苔黄厚,脉滑数。
治法:清热化痰平喘。

方药:清热化痰汤加减。姜半夏16克,炒枳实、香附(童便浸)、贝母各8克,白茯苓、山楂肉各5克,橘红、炒黄连各4克,桔梗3.5克,苍术(米泔浸)3.5克,甘草1克。

用法:每日1剂,水煎分2次温服。

②热犯心包

主症:喘促气急,高热夜甚,谵语神昏,心烦不眠,口不甚渴,舌质红绛,脉细数。

治法:清心开窍。

方药:清营汤加减。玄参、麦冬各9克,莲子心2克、竹叶卷心、连翘心各6克,犀角(水牛角代)30克。

用法:每日1剂,水煎分2次温服。

③阳明腑实

主症:发热不恶寒,喘促气憋,腹胀满痛,大便秘结,小便短赤,舌苔黄燥,脉洪数。

治法:宣肺泻下。

方药:宣白承气汤加减。生大黄(后下)、杏仁、枳实、厚朴、川贝母各10克,生石膏(先煎)30克,全瓜蒌、黄芩各15克。

用法:每日1剂,水煎分2次温服。

④气阴两竭

主症:呼吸微弱,间断不续,或叹气样呼吸,时时抽搐,神志昏沉,精神萎靡,汗出如油,舌质红无苔,脉细数。

治法:益气养阴固脱。

方药:生脉散合炙甘草汤加减。太子参、麦冬、白芍各12克,炙甘草、生地黄、阿胶各10克,桂枝、五味子各6克。

加减:低热不退者,加龟甲、地骨皮;眠差梦多者,加夜交藤、远志、酸枣仁。

用法:每日1剂,水煎分2次温服。

（2）慢性呼吸衰竭缓解期

①肺气虚弱，痰热内阻

主症：咳喘短气，少气不足以息，动则加甚，痰白清稀，声低气怯，乏力，自汗，面色萎黄，舌质黯淡，苔薄白，脉濡软无力。

治法：补益肺气，化痰清热。

方药：玉屏风散合二陈汤。黄芪、白术、橘红、茯苓、炙紫菀、炙款冬花、焦神曲、焦麦芽、焦山楂各 10 克，防风、半夏各 5 克，炙枇杷叶 15 克。

用法：每日 1 剂，水煎分 2 次温服。

②气阴两虚，兼见痰热瘀血

主症：咳喘气促，痰稠厚，色黄或见血痰，咳吐不易，神疲乏力，潮热盗汗，口咽干燥，唇舌青紫，苔少，脉虚数无力。

治法：益气养阴清肺，化痰祛瘀。

方药：千金苇茎汤加减。苇茎 60 克，薏苡仁 30 克，冬瓜子 24 克，桃仁 9 克。

用法：每日 1 剂，水煎分 2 次温服。

③脾肾阳虚，兼杂痰饮瘀滞

主症：咳喘气促，动则尤甚，纳呆便溏，痰多而稀，畏寒，四肢不温，小便清长，或四肢水肿，小便不利，面色晦暗，苔薄白，脉沉细或结代。

治法：健脾温肾，温化痰饮。

方药：苓桂术甘汤合真武汤加味。茯苓皮 15 克，白术、附片、桂枝、杏仁各 10 克，泽泻 20 克，白芍 12 克，炙远志 6 克。

用法：每日 1 剂，水煎分 2 次温服。

（3）慢性呼吸衰竭急性期

①痰浊蒙闭

主症：咳喘痰鸣，痰多稀白，精神恍惚，或见嗜睡，甚则昏迷，舌质紫黯，苔腻，脉弦滑或弦数。

治法：涤痰开窍。

方药：涤痰汤加减。制半夏、陈皮、枳实、茯苓、石菖蒲、竹茹各15克，制胆南星、人参、生姜各10克，甘草5克。

用法：每日1剂，水煎分2次温服。

②痰火扰心

主症：气促咳喘，痰厚色黄，烦躁面赤，或见发热，谵语甚则神昏，便秘，小便短赤，舌紫绛，苔黄厚，脉滑数。

治法：涤痰开窍，清心泻火。

方药：温胆汤加味。半夏（汤洗7次）、竹茹、枳实（麸炒、去瓤）各6克，陈皮15克，炙甘草3克，茯苓4.5克。

用法：每日1剂，水煎分2次温服。

③痰热动风

主症：咳喘气促，鼻翼扇动，甚则张口抬肩，不能平卧，颤抖或四肢抽搐，烦躁不安，甚则神志昏迷，舌紫红，苔黄，脉弦滑数。

治法：清热化痰，平肝息风解痉。

方药：清金化痰丸加减。茯苓15克，黄芩、桑白皮、钩藤、郁金、贝母、知母、瓜蒌仁各10克，桔梗、橘红各6克，羚羊角（代、研末、冲服）0.6克。

用法：每日1剂，水煎分2次温服。

2. 验方

（1）麻黄、芍药、桂枝、半夏各9克，细辛、干姜、甘草（炙）、五味子各6克。每日1剂，水煎服。解表散寒，温肺化饮。

（2）白果、麻黄、款冬花、杏仁、半夏各9克，紫苏子（包煎）、甘草、桑白皮、黄芩各6克。每日1剂，水煎服。宣肺降气，清热化痰。

（3）人参、五味子各6克，桂枝9克，山药、紫菀各12克，丹参、紫石英各15克，沉香3克。每日1剂，水煎服。益肺敛气，化痰祛痰平喘。

（4）白术15克，猪苓、芦根、鱼腥草各30克，乌药12克，熟附

子、丹参各 20 克。每日 1 剂,水煎服。温阳利水祛痰,清热豁痰平喘。

3. 其他治疗 适用于慢性呼吸衰竭缓解期。

(1)针刺疗法:第一组取大椎、曲池、尺泽、肺俞、膈俞、鱼际穴,第二组取膏肓俞、内关、太溪、足三里、丰隆等穴位。用平补平泻留针法,每日 1 次,至呼吸平稳方可停针。

(2)艾灸疗法:取百会、神阙、关元、气海、足三里、膏肓穴。每日 1 次,至呼吸平稳方可停灸。

(3)耳穴疗法:取耳穴肺、胸、支气管、肾上腺、神门、枕、皮质下。穴位上用 75% 酒精皮肤消毒,用王不留行粘在胶布上,一起粘在耳轮的穴位上即可。每次粘上王不留行后可保留 3～5 日,休息 2 日,再继续第二个疗程。

(4)敷贴疗法:细辛 2 克,紫皮大蒜 3 瓣。将细辛研细面备用,大蒜研细出蒜汁与细辛调成糊状,如干可滴入 2 滴酒,贴在神阙穴上,第二天早上去掉即可,每日晚上用 1 次,至呼吸平稳即可。

4. 药膳食疗方

(1)胎盘粥:牛或猪胎盘 1 个,粳米 100 克,调味品适量。将牛或猪胎盘洗净,切成碎块,加适量水,煮烂后加粳米煲成粥,加调味品,早晚餐食用。适用于预防哮喘的复发或慢性呼吸衰竭中喘息多年不愈者。

(2)枇杷梨:梨 1 个,枇杷 30 克,白糖适量。将梨洗净,挖空心,去核,加入枇杷、白糖,隔水蒸炖,熟后温食,每日 1 次,连食数日。适用于气短咳嗽,咳痰者。

(3)鲜桂圆汁:新鲜桂圆 500 克。将新鲜桂圆去壳,洗净,去核,用打汁机打汁,加凉开水 100 毫升。每日 1～2 次,每次 100 毫升左右,也可通过鼻饲管输入。补气血,安心神。适用于肺源性心脏病食欲不佳和手术后,久病不愈,面色苍白无华,头晕心悸,失眠多梦,神疲乏力等。

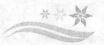

(4)双花饮:金银花 300 克,菊花 250 克,山楂 200 克,蜂蜜 300 克。将金银花、菊花、山楂用水泡洗,一起入锅,放水 5 000 毫升,用大火煮沸,改用小火煮熬 30 分钟,即起锅,滗出药汁。将蜂蜜倒入干净的锅内,用小火加热保持微沸,煮至微黄,粘手成丝即可。将炼制过的蜂蜜缓缓倒入上面熬成的药汁内,搅拌均匀即可。每日 2 次,每次 100 毫升左右,也可以代茶饮。清热疏风,风热咳嗽。适用于风热咳嗽或久咳有痰等。

(5)山药羹:山药面 100 克,蜂蜜适量。将山药面用凉开水 200 毫升调匀,入蒸笼蒸 20 分钟,加入蜂蜜调匀即可。每日食用 1~2 次。健中化湿,和胃益阴,利湿。适用于慢性咳嗽咳痰,下肢水肿等。

(6)川贝母酿梨:川贝母 10 克,雪梨 6 个,糯米 100 克,冰糖 100 克。将川贝母碾碎,冬瓜切成细条,糯米蒸成饭。梨去皮,去心,掏成空心,在沸水中烫一下捞出,放入凉水中,沥干水分。糯米饭、冬瓜条与冰糖 50 克和匀,装入梨内,川贝母分 6 份装入 6 个梨中,放在碗中,上笼蒸 50 分钟。煮沸水 200 毫升,放入剩余的冰糖溶化,收浓汁,待梨出笼后逐个浇在梨子面上即可。每日 1~2 次,每次食用 1 个梨,余下的食用前蒸热。滋阴润燥,补中益气,清热化痰。适用于慢性咳嗽咳痰,干咳少痰,咽干燥,食欲缺乏,舌边舌尖红,脉细数等。

(7)八宝藕粉:藕粉 300 克,白茯苓、淮山药(炒黄)、莲子肉(留心)、川贝母(去心)、白扁豆(炒熟)、奶粉各 130 克,蜂蜜 100 克。将茯苓、扁豆、莲子、川贝母、山药等共研成细粉,与藕粉、奶粉混合均匀。每次 30 克八宝藕粉,用 200 毫升开水冲调,加蜂蜜 10 克,搅拌均匀即可,每日 1 次。健脾益胃,清热祛痰,益气血。适用于慢性咳嗽咳痰,干咳少痰,咽干燥,食欲缺乏,舌边尖红,脉细数等。

(8)蘑菇烧豆腐:鲜蘑菇 100 克,板豆腐 250 克,酱油、植物

油、食盐、味精酱油、香油各适量。将豆腐洗净,切成小块;蘑菇洗净,切片。在锅内放入少许植物油,烧热放入豆腐、蘑菇片,翻炒后放食盐、清汤,在中火上煮沸,小火炖15分钟,再入酱油、香油即可。佐餐食用,每日1～2次,宜常吃。调和脾胃,益气生血。适用于慢性咳嗽咳痰,干咳少痰,咽干燥,食欲缺乏,舌边尖红,脉细数等。

(9)糖醋黄瓜:新鲜黄瓜300克,醋、白糖、食盐、香油、味精各适量。将黄瓜洗净去,皮、瓤,用刀拍破,放食盐拌均匀,沥干水分,加白糖、醋、香油、味精拌匀即可。佐餐食用,每次适量。清热解毒,利水。适用于慢性咳嗽咳痰,干咳少痰,咽干燥,食欲缺乏,舌边舌尖红,脉细数等。

(10)蜜汁水晶梨:水晶香梨4个,蜂蜜20克,青梅10克,香油10克,白糖50克。将水晶香梨洗净,去皮,去核,切成4片,入沸水稍烫捞出;青梅洗净,切筷头方丁。锅内烧热,放少许香油和白糖炒成金黄色,加水100毫升煮沸,放蜂蜜、水晶梨,移小火煎至梨熟烂,捞出放盘内撒上青梅、锅内蜜汁浇在梨上即可。每日1～2次,每次食用100克左右,宜常吃。滋阴润燥,化痰生津,清热止咳。适用于慢性咳嗽咳痰,干咳少痰,咽干燥,食欲缺乏,舌边舌尖红,脉细数等。

(11)杜仲煨猪腰:猪肾2个,杜仲30克,核桃肉20克,生姜、葱段、猪油、食盐、味精各适量。将猪肾纵形剖开,去筋膜,洗净,轻划斜痕,切块;生姜切丝;葱切段。将猪肾、生姜、葱、食盐、猪油一同放小土瓦罐内,加水置余炭火或草木灰余火中煨煮,至肉熟放入味精出罐即可。每日1～2次,每次200克左右,吃猪腰喝汤。补肝益肾,滋阴润肠。适用于脾肾阴虚,肾不纳气,头晕耳鸣,听力减退,神疲乏力,夜间多尿,端坐呼吸,下肢水肿等。

(12)人参白米粥:人参6克,糯米100克。将人参切薄片,加水用小火煎煮2小时,把糯米淘净,放入人参汤中,继续煮至米熟

成粥即可。每日 1～2 次,每次食用 300 克左右,宜常吃。安心神,补中益气,生津。适用于脾肾阴虚,肾不纳气,头晕耳鸣,听力减退,神疲乏力,夜间多尿,端坐呼吸,下肢水肿等。

(13)海参粥:海参 10 克,糯米 80 克,生姜、葱、食盐各适量。将生姜拍破;葱切段;海参用水发好,洗净,切小条或丝;糯米淘净。将海参、糯米、生姜、葱段、食盐一同入锅内,加水先用大火煮沸,改用小火煮至米烂粥成。每日 1～2 次,每次 300 克左右,也可作加餐食用。滋阴补气,滋燥。适用于脾肾阴虚,肾不纳气,头晕耳鸣,听力减退,神疲乏力,夜间多尿,端坐呼吸,下肢水肿等。

(14)陈皮烧猪肉:猪肉 500 克,陈皮 400 克,花椒、姜、干辣椒、植物油、香油、胡椒、食盐、味精各适量。将猪肉洗净,切小块;姜去皮,拍破;陈皮切成小块;葱、辣椒切节。锅烧热,下植物油烧至七八成热,把猪肉抖散下锅,炸至金黄色时捞起。锅内的余油烧至五成热时,下干辣椒、花椒煸成棕红色时,下陈皮煸香后掺汤,下猪肉、姜、食盐、葱,煮沸后改用小火收汁,收至猪肉回软时,下香油、味精拌匀起锅即可。佐餐食用,每日 1～2 次,宜常吃。温中暖肾,理气和中。适用于脾肾阴虚,肾不纳气,头晕耳鸣,听力减退,神疲乏力,夜间多尿,端坐呼吸,下肢水肿等。

(15)黄芪竹丝鸡汤:竹丝鸡 1 只,猪瘦肉 200 克,黄芪 30 克,党参 30 克,大枣 15 枚,生姜、葱、食盐各适量。将竹丝鸡宰杀,去毛,除内脏,洗净;猪肉洗净,切块;党参、黄芪用纱布包裹;生姜去皮,拍破。将鸡、猪肉及两味中药包、生姜块一同入砂锅,加水用大火煮沸,打去浮沫,移小火煮至鸡肉、猪肉烂熟,捞去中药即可。每日 1～2 次,每次吃肉 200 克左右,喝汤。补中益气,填精髓,健脾开胃。适用于脾肾阴虚,肾不纳气,头晕耳鸣,听力减退,神疲乏力,夜间多尿,端坐呼吸,下肢水肿等。

（五）生活调理

1. 生活调理原则

（1）避免烟雾刺激，避免劳累。

（2）急性发作时，应取卧位，头偏向一侧；痰多难咳者，以予翻身拍背。

（3）注意保暖，适当进行体育锻炼，避免过敏原，积极戒烟等。

2. 饮食调理原则

（1）饮食宜食用清淡、稀软、易消化、营养丰富的食物。痰浊壅盛者，忌肥甘厚味、滋腻生痰食物；痰瘀内阻者，忌食辛辣、油炸食物。

（2）高食盐食物可引起钠水潴留而致水肿，加重心力衰竭症状，因此本病患者应低食盐饮食。忌吸烟喝酒。

（3）慢性肺源性心脏病患者要加强营养，多吃山药、梨、核桃仁、蜂蜜等食物，以润肺化痰、止咳平喘。

（4）忌食辛辣食物、油腻食物，忌浓茶和咖啡。咖啡中所含的咖啡因和茶叶中所含的茶碱均可松弛支气管平滑肌，使支气管处于舒张的状态，导致排痰不畅。

十八、原发性支气管肺癌

原发性支气管肺癌简称肺癌,为当前世界各地最常见的恶性肿瘤之一。在我国,肺癌死亡占癌症死亡病因城市为第一,农村为第四。肺癌按解剖学部位可分为中央型肺癌和周围型肺癌;按组织学可分为鳞状上皮细胞癌(简称鳞癌)、腺癌、小细胞癌未分化癌(简称小细胞癌)、大细胞未分化癌(大细胞癌)和类癌。

(一) 病 因

1. 吸烟 根据各国的大量调查资料表明,肺癌的病因与吸烟关系极为密切。肺癌发病率的增长与纸烟销售量增多呈平行关系。纸烟中含有苯并芘等多种致癌物质。无吸烟嗜好者,虽然也可患肺癌,但腺癌较为常见。

2. 大气污染 工业发达国家肺癌的发病率高,城市比农村高,厂矿区比居住区高。主要原因是由于工业和交通发达地区,石油、煤和内燃机等燃烧后和沥青公路尘埃产生的含有苯并芘致癌烃等有害物质污染大气有关。大气污染与吸烟对肺癌的发病率可能互相促进,起协同作用。

3. 职业因素 经过多年的调查研究,目前已公认长期接触铀、镭等放射性物质及其衍化物、致癌性碳氢化合物、砷、铬、镍、铜、锡、铁、煤焦油、沥青、石油、石棉、芥子气等物质,均可诱发肺癌,主要是鳞癌和未分化小细胞癌。

4. 肺部慢性疾病 如肺结核、尘肺等可与肺癌并存。这些病

如癌症的发病率高于正常人。此外,肺支气管慢性炎症及肺纤维瘢痕病变,在愈合过程中可能引起鳞状上皮化生或增生,在此基础上部分病例可发展成为癌。

5. 人体内在因素 如家族遗传,以及免疫功能降低,代谢活动、内分泌功能失调等,也可能对肺癌的发病起一定的促进作用。

(二)诊断要点

1. 临床表现

(1)一般表现为刺激性干咳,可有少量黏液痰。咯血多为少量血痰或痰中带血丝。胸痛大多为隐痛,如侵犯胸膜,则胸痛剧烈。如病变广泛,或肿瘤压迫大支气管、气管则出现呼吸困难。早期多无体征,气管狭窄者,可闻及局限性哮鸣音,如发生阻塞性肺炎、肺不张则有相应体征。全身表现为消瘦是肿瘤的常见症状之一。肿瘤发展到晚期,由于肿瘤毒素和消耗的原因,加之感染疼痛所致的食欲缺乏,可表现为消瘦或恶病质。

(2)如肺癌有转移至骨骼时,特别是肋骨、脊柱、骨盆等,则有局部疼痛和压痛。肝转移可出现肝区疼痛、肝大、黄疸和腹腔积液等。锁骨上淋巴结是肺癌转移的好发部位,典型的多位于前斜角肌区,固定而坚硬,可以融合,多无痛感。

2. 辅助检查

(1)胸部 X 线检查:中央型肺癌 X 线多为一侧肺门类圆形阴影,边缘大多毛糙,有时有分叶表现,或为单侧性不规则的肺门部肿块。周围型肺癌早期常呈局限性小斑片状阴影,边缘不清,密度较淡。动态观察肿块增大呈圆形或类圆形,密度增高,边缘清楚呈分叶状,有切迹或毛刺,尤其呈细毛刺或长短不等的毛刺。

(2)CT 检查

①中央型肺癌。表现支气管内腔可见息肉样、乳头样、菜花

样软组织阴影;病变部位支气管壁不规则增厚、管腔狭窄,甚至闭塞,断端可有杯口状、鼠尾状等表现;肿物的远端可有阻塞性肺炎、阻塞性肺不张,局限性肺气肿等表现。

②周围型肺癌。表现肺内可见团块状软组织阴影,可呈分叶状或边缘凹凸不平,肿物边缘模糊,有毛刺或棘状突起;肿物的阴影似许多小结节堆积;肿物与肺门之间可有引流线。与肿物相近的胸膜可有凹陷征。

③细支气管肺泡癌。表现肺内可有孤立团块或多发团块阴影,该阴影具有周围型肺癌的特点;肺内可见大小不等片状肺实变阴影,其内可有空气支气管征;两肺弥漫分布的腺泡结节阴影,有的可融合。

(3)磁共振:磁共振对肺癌的诊断价值基本与 CT 相似,在某些方面优于 CT,但有些方面又不如 CT。磁共振只适用于如下几种情况:临床上确诊为肺癌,需进一步了解肿瘤部位、范围,特别是了解肺癌与心脏大血管、支气管胸壁的关系,评估手术切除可能性者;疑为肺癌而胸片及 CT 均为阴性者;了解肺癌放射治疗后肿瘤复发与肺纤维化的情况。

(4)纤维支气管镜检查:有向管腔内突出的肿物,可呈菜花样、息肉样、乳头样、结节样、斑块样;支气管黏膜充血、肿胀增厚,黏膜粗糙凹凸不平或僵硬感;管腔可呈漏斗状、环状、扁平状、偏心状狭窄;外压性向管腔内面膨隆或狭窄;隆突加宽、平直、固定。

(5)肺癌肿瘤标志物检测:血清癌胚抗原可升高(进行性增高提示病变进展、复发),如在正常值 3 倍以上提示有肿瘤转移;血清 β_2 微球蛋白可增高,且与复发病情加重呈正相关;血清铁蛋白增高,且与肺癌的增大、复发、转移有关。肺癌标志物阴性,不能排除肺癌,阳性也需结合临床。

(6)病理诊断:病理诊断是确诊肺癌的依据。

①鳞癌。光学显微镜可见支气管黏膜上皮损伤,基底细胞鳞

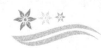

状化生；癌细胞大，呈多形性，胞质丰富，核畸形，染色深；有细胞间桥和棘细胞，有角化倾向及癌珠形成。

②腺癌。光学显微镜可见癌细胞圆形或椭圆形，呈腺体样或乳头状结构，大小一致，胞质丰富，常含黏液，核大，染色深，常有核仁，核膜清楚；多长在周围小支气管黏液腺上。电子显微镜可见癌细胞间微腔，其表面有微绒毛；细胞间有指突状连接；胞质内有分泌颗粒或黏液颗粒。

③小细胞未分化癌。光学显微镜下可见细胞小，为类圆形或棱形；胞质少，胞质内含有神经分泌颗粒。电子显微镜下胞质少，细胞器不发达，胞质内可见圆形核心致密的神经分泌颗粒。

④大细胞癌。光学显微镜下可见细胞个大，呈多角形或不规则形，呈巢状排列，其内可见坏死、出血；细胞核大，核仁明显，可见核分裂；胞质丰富，可分巨细胞型及透明细胞型。电子显微镜下或似低分化鳞癌或似低分化腺癌。

⑤肺泡细胞癌。光学显微镜下可见癌细胞呈高柱状，细胞核多位于细胞基底部且大小一致；胞质丰富，嗜酸性，肺泡内常有黏液，肺泡结构完整。电子显微镜下可有 4 种细胞类型的表现（除具有腺癌的特征外）：Clara 细胞型，细胞顶端有界膜包绕的类圆形电子致密颗粒；Ⅱ型肺泡细胞型，胞质内可见到板层小体；黏液细胞型，胞质内充满黏液颗粒，有的互相融合；混合型，具有以上两种或 3 种细胞组成。

（7）胸腔积液中检查脱落细胞：对诊断癌性胸膜炎有一定帮助。肺癌的癌性胸腔积液多见于腺癌，胸腔积液中腺癌细胞和间皮瘤及间皮细胞易于混淆，必须详细观察，多次检查才能做出结论。

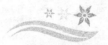

（三）西医治疗

1. 内科治疗原则 肺癌是一种全身性的疾病，在正确的诊断和分期后，根据患者的病理类型、身体状况，采用多学科治疗的方法，以期较大幅度地提高治愈率和患者的生活质量。根据肺癌的生物学特点及预后，大多数临床肿瘤学家将肺癌分为非小细胞肺癌（包括鳞癌、腺癌、大细胞癌）和小细胞肺癌两大类。非小细胞肺癌与小细胞肺癌的治疗原则不同。

（1）非小细胞治疗原则：Ⅰ—Ⅲa 期采用以手术为主的综合治疗，Ⅲb 期采用以放射治疗为主的综合治疗，Ⅳ 期以化学治疗为主。

（2）小细胞肺癌的治疗原则：以化学治疗为主，辅以手术和（或）放射治疗。

2. 化学治疗 化学治疗对非小细胞肺癌难以达到完全缓解，对小细胞肺癌的缓解率提高到 $50\%\sim90\%$，因此化学治疗成为治疗小细胞肺癌的主要方法，尤其是对 Ⅲ 期小细胞肺癌的价值更大。现有的抗癌药物可分为细胞周期特异性药物：这类药物主要为抗代谢类药物及有丝分裂抑制药，如甲氨蝶呤、羟基脲、氟尿嘧啶、长春新碱、长春碱、长春地辛、依托泊苷、替尼泊苷等；细胞周期非特异性药物：这类药物主要为烷化剂，如氮芥、环磷酰胺、噻替派、邻脂苯、异环磷酰胺、卡莫司汀、洛莫司汀、司莫司汀等；抗生素类，如丝裂霉素、放线菌素 D 素、多柔比星、博来霉素、平阳霉素等，以及顺铂、卡铂、雷佐生、泼尼松等。比较而言，细胞周期特异性药物作用较强而快，能迅速杀死癌细胞，细胞周期特异性药物作用较弱而慢。

（1）小细胞肺癌

①CAV 方案。环磷酰胺 1 000 毫克/平方米体表面积，第一

日,静脉注射;多柔比星 40～50 毫克/平方米体表面积,第 1 日,静脉注射;长春新碱 1 毫克/平方米体表面积,第 1 日,静脉注射。每 3 周为 1 个周期,共 6 个周期。该方案是经典的治疗小细胞肺癌的标准化学治疗方案,为首选方案。

②VP-CP 方案。依托泊苷每日 120 毫克,静脉滴注,第 1～3 日;卡铂每日 100 毫克/平方米体表面积,静脉滴注,第 1～3 日。每 4 周为 1 个周期。此方案是公认的治疗小细胞肺癌的标准化学治疗方案。对局限期的患者联合纵隔放射治疗,有效率达 77%,完全缓解率为 40%,广泛期也有 58% 的有效率。不良反应小,可耐受。其中卡铂亦可由顺铂代替,每日 20 毫克/平方米体表面积,静脉滴注,第 1～5 日。其疗效和 CAV 方案相当,且不良反应小。

③CAE 方案。环磷酰胺 500 毫克/平方米体表面积,静脉注射,第 1 日;多柔比星 50 毫克/平方米体表面积,静脉注射,第 1 日;依托泊苷每日 50 毫克/平方米体表面积,静脉注射,第 1～5 日。每 3 周重复 1 次。此方案常用于广泛期的小细胞肺癌。

④POV 方案。依托泊苷软胶囊每日 200 毫克,口服,第 1～5 日,21～28 日重复 1 次。此方案是治疗 65 岁以上老年小细胞肺癌患者的合理方案,可以在家进行,能明显改善老年患者的生存质量。对局限性和广泛性的小细胞肺癌,总有效率为 76%。

(2)非小细胞肺癌

①CAP 方案。环磷酰胺 400 毫克/平方米体表面积,第 1 日,静脉注射;多柔比星 40 毫克/平方米体表面积,第 1 日,静脉注射;顺铂每日 40 毫克/平方米体表面积,第 1 日,静脉滴注。每 4 周为 1 个周期。该方案是 20 世纪 80 年代以来常规标准方案之一,对Ⅳ期非小细胞肺癌的有效率为 30%～40%。可引起恶心、呕吐、肾毒性及周围神经系统损害等。

②VP 方案。丝裂霉素 6～8 毫克/平方米体表面积,第 1 日,

静脉注射;长春地辛每日 3 毫克/平方米体表面积,第 1、8 日静脉注射;顺铂每日 50 毫克/平方米体表面积,第 3、4 日,静脉滴注。每 3 周为 1 个周期。该方案是 20 世纪 80 年代以来经典的治疗非小细胞肺癌(Ⅲa、Ⅲb、Ⅳ)的方案,现仍被临床应用。其不良反应包括骨髓抑制、消化道反应和神经系统损害等。

③EP 方案。依托泊苷每日 120 毫克/平方米体表面积,第 1、3、5 日,静脉滴注;顺铂每日 60 毫克/平方米体表面积,第 1 日,静脉滴注。每 4 周为 1 个周期。

④NP 方案。长春瑞滨每日 25 毫克/平方米体表面积,第 1、8、15 日,静脉注射;顺铂每日 60～80 毫克/平方米体表面积,第 1 日,静脉滴注。每 4 周为 1 个周期。

⑤TP 方案。紫杉醇 135 毫克/平方米体表面积,第 1 日,静脉滴注;顺铂每日 60 毫克/平方米体表面积,第 3 日,静脉滴注。每 3 周为 1 个周期。

3. 放射治疗 放射线对癌细胞有杀伤作用。癌细胞受照射后,射线可直接作用于 DNA 分子,引起断裂;射线引起的电离物质又可使癌细胞发生变性,被吞噬细胞吞噬,最后被成纤维细胞代替。但放射治疗的生物效应受细胞群的增殖动力学的影响。

(1)分类:放射治疗可分为根治性和姑息性两种。

①根治性放射治疗对于病灶局限,因解剖原因不便手术或不愿意手术者,少部分患者 5 年无肿瘤复发;若辅以化学治疗,则可提高疗效。

②姑息性放射治疗的目的在于抑制肿瘤发展,延迟肿瘤扩散和缓解症状,对控制骨转移性疼痛、骨髓压迫、上腔静脉压迫综合征和支气管阻塞及脑转移引起的症状有肯定的疗效,可使 60%～80%咯血症状和 90%的脑转移症状获得缓解。

(2)不良反应:放射治疗的照射反应较为常见,并发症有放射性肺炎、放射性肺纤维化,放射性食管炎、心包炎、心肌炎、脊髓炎,局部皮炎等。全身反应可有倦怠、失眠、食欲缺乏、呕吐、白细胞和血小板下降等。经适当处理后一般即见好转。对严重者宜暂停放射治疗。放射性肺炎可短期使用抗生素预防感染或控制感染,严重时可加用肾上腺皮质激素以减轻症状。

(3)禁忌证:对全身情况太差,有严重心、肺、肝、肾功能不全者应列为禁忌。重症阻塞性肺气肿患者,易并发放射性肺炎,使肺功能受损害,宜慎重应用。

4. 免疫治疗 从理论机制上看,免疫治疗主要是发挥宿主的本身免疫功能,提高人体的防御机制,杀伤肿瘤细胞或抑制肿瘤转移灶的形成,而无损于人体器官功能。目前认识到,肺癌是一个非常严重的免疫抑制性疾病,正常淋巴细胞活动受抑制,各种免疫反应低下,肿瘤内淋巴细胞也明显受抑。机体的抗肿瘤免疫反应是指免疫活性细胞与肿瘤抗原相互作用时出现的一系列复杂反应,它可分为体液免疫和细胞免疫两大类:增强体液免疫效应在抗肿瘤中的作用包括:激活补体系统溶解肿瘤细胞;发挥抗体促发巨噬细胞、粒细胞、K 细胞、NK 细胞等的细胞毒作用及抗体的调理作用;抗体封闭肿瘤细胞上的转铁蛋白受体,阻碍其功能,抑制肿瘤的增殖;抗体能消除肿瘤细胞的黏附能力,不利于其生长,并能防止其血行转移。增强细胞免疫效应在抗肿瘤中的作用:细胞毒性 T 细胞与肿瘤接触能直接杀伤或通过释放淋巴毒素杀伤瘤细胞,而活化的 T 细胞还产生和释放白介素-2、α-干扰素、巨噬细胞活化因子和特异性巨噬细胞武装因子等淋巴因子活化巨噬细胞、增强机体的杀伤肿瘤细胞的能力,特别是 LAK 细胞(淋巴因子激活的杀伤细胞)在体内外均有较强的杀癌作用。

(1)干扰素:干扰素是一种糖蛋白,种类有人、动物、植物和细菌干扰素 4 大类。人干扰素由于来源不同又分为:人白细胞干扰素,又称 α-干扰素;人成纤维细胞干扰素,又称 β-干扰素。免疫干扰素,又称 γ-干扰素。γ-干扰素主要由 T 细胞受抗原或其他刺激

物刺激而产生。一般用小剂量 2×10^6 单位,每周 3 次间歇疗法。

①抗瘤机制及临床应用注意事项。干扰素分子与被作用细胞(靶细胞)表面特异性受体结合,激活靶细胞内抗病毒蛋白基因,使细胞合成抗病毒蛋白(AVP),从而切断病毒的 mRNA,抑制病毒蛋白质的翻译,病毒复制受到抑制。因此,干扰素能抑制多种致癌性 DNA 病毒和 RNA 病毒,从而抑制病毒诱发的肿瘤生长。能抑制癌基因的表达,使瘤细胞生长停滞。干扰素抗细胞分裂的时相是在细胞分裂的 DNA 增殖期(早期),对迅速分裂的肿瘤细胞抑制作用尤为明显。对巨噬细胞有促进作用,有利于杀伤肿瘤细胞。

②不良反应。发热持续数小时,一般为轻度或中度发热。粒细胞、血小板及网质红细胞下降,与用量有关,往往发生在相当于每日 $>1\times10^4$ 单位/千克体重的剂量。用药后 3～5 日白细胞下降,再过 1～2 日血小板水平下降,停药后一般可恢复。注射局部疼痛。长期大剂量应用有脱发、全身无力、食欲缺乏、腹泻、恶心、头痛等;少数患者有肝、肾功能轻度损伤;偶有休克发生,对严重不良反应者应停药并对症处理。

③禁忌证。过敏体质、肝肾衰竭、骨髓抑制者禁用。

(2)白细胞介素-2:白细胞介素-2 作为一种细胞因子,具有多种生物学和免疫学潜能。在人体中其主要功能是刺激自然杀伤(NK)细胞、T 细胞和 B 细胞的增殖;分化增强 NK 活性;诱导干扰素产生;促进 T 细胞成熟;刺激产生细胞毒性淋巴细胞;激活产生淋巴因子激活的杀伤细胞(LAK 细胞)。白细胞介素-2 可使输入的 LAK 细胞在体内繁殖,发挥抗病毒、抗肿瘤作用。白细胞介素-2 与其他疗法联合应用可收到较好的效果,如与淋巴因子激活的杀伤细胞、细胞毒性 T 细胞、肿瘤坏死因子合用效果较好。

①临床应用。20 世纪 90 年代以来,进行了大量的白细胞介素-2 及白细胞介素-2 结合其他疗法治疗恶性肿瘤的临床试验研

究。对用白细胞介素-2 治疗肺癌也进行了一些尝试,包括手术后强化治疗,与淋巴因子激活的杀伤细胞或肿瘤浸润淋巴细胞合用,与化学治疗药物合用,与其他细胞因子合用等。目前,还处于临床试用阶段,一般静脉滴注 10 000 单位/千克体重,每 8 小时 1 次;也有用小剂量(1.5 万～2 万单位)腹腔或皮下注射;甚至 1 000 单位,胸腔内注射(每日 1 次,术后注射,连续 14～28 日)有一定疗效。

②不良反应。恶心、呕吐、腹泻、低血压、液体潴留、精神错乱;少数有心律失常。上述不良反应于停药数小时后消失。

(3)转移因子:转移因子是从有免疫力供体的淋巴细胞提取出来的一种低分子量多肽-核苷酸复合物,是致敏淋巴细胞的一种可透析的提取物,可将细胞免疫转移给受者。常用的转移因子实际上是白细胞的透析物,而非纯制剂。

①抗癌机制。在转移因子的作用下,淋巴细胞可以由非致敏的或处于静止状态的淋巴细胞变成致敏的淋巴细胞,使淋巴细胞表面出现特异性受体。这种具有特异性受体的淋巴细胞与带有相应抗原的靶细胞(肿瘤细胞)相遇,即可发生细胞免疫反应。致敏的淋巴细胞能直接对肿瘤细胞发挥细胞毒作用。致敏淋巴细胞分裂、增殖形成更多的致敏淋巴细胞群。淋巴细胞合成并释放多种淋巴因子,如淋巴毒素(能损伤肿瘤细胞)、促分裂因子、干扰素及转移因子,能抑制肿瘤细胞 RNA 合成,并促进肿瘤细胞生成自由基而抑制其生长。

②临床作用。转移因子最早应用于湿疹血小板减少多次感染综合征、联合免疫缺陷病、共济失调、毛细血管扩张症等各种免疫缺陷病;也曾用于各种病毒、真菌、细菌感染;还曾用于某些自身免疫性疾病。转移因子一般每次 1 支(每支 10×10^9 个淋巴细胞单位),每周 2 次,肌内注射,3～6 个月为 1 个疗程。

5. 其他局部治疗方法 近年来,用许多局部治疗方法来缓解

患者的症状和控制肿瘤的发展。例如,经支气管动脉和(或)肋间动脉灌注加栓塞治疗,经纤支镜用电刀切割瘤体,激光烧灼及血卟啉衍生物静脉注射后,激光局部照封产生动力反应,使瘤组织变性坏死。此外,经纤维支气管镜引导腔内置入放射治疗做近距离照射也取得较好的效果。

6. 外科治疗　年龄不应是手术的限制因素,只要心、肺、肝、肾和脑等脏器功能正常,生理状态正常,可以考虑部分肺切除。全肺切除影响心肺功能较大,年逾 70 岁应尽量避免。老年人毕竟不如中青年,术前应保护心、肺功能和调节代谢,纠正水、电解质失衡,加强体能锻炼,控制呼吸道感染。术中尽量做到少出血,控制手术时间,减少不必要的手术创伤。术后延迟拔管等均需多加重视,在血气检测正常,自发呼吸恢复,潮气量 300 毫升以上,神志清醒,病情稳定的情况下,才能在清除呼吸道分泌物后拔管,这些措施应予强调。

(四)中医治疗

在肺癌的治疗中,中医有许多单方、方剂可以与西药治疗起协同作用,以减少患者对放射治疗、化学治疗的不良反应,提高机体抗病能力,在巩固疗效,促进、恢复机体功能中起到辅助作用。

1. 辨证论治

(1)阴虚毒热型

主症:干咳少痰,或痰少而黏,或痰中带血,气短胸痛,心烦寐差,或低热盗汗,口干便干,或咽干声哑,脉细数,舌质红或暗红,苔黄或黄白。

治法:养阴清热,解毒化瘀。

方药:枳壳、降香、紫草、桃仁、杏仁、干蟾皮各 10 克,瓜蒌、石见穿各 30 克,茜草根、铁树叶各 20 克。

用法:每日 1 剂,水煎分 2 次温服。

(2)气阴两虚型

主症:干咳少痰,咳声低弱,痰中带血,气短喘促,神疲乏力,面色白,恶风,自汗或盗汗,口干不欲多饮,舌质淡红,有齿印,苔薄白,脉细弱。

治法:益气养阴,清化痰热。

方药:生黄芪、生牡蛎、白花蛇舌草各 30 克,北沙参、瓜蒌各 15 克,天冬、麦冬、白术、杏仁、川贝母各 9 克,五味子 6 克。

用法:每日 1 剂,水煎分 2 次温服。

(3)脾虚痰湿型

主症:咳嗽痰多,胸闷纳呆,神疲乏力,腹胀便溏,舌质淡胖,齿印,苔白腻,脉濡缓或濡滑。

治法:益气健脾,理气化痰。

方药:白术、陈皮、杏仁、贝母、半夏各 9 克,茯苓、扁豆各 15 克。

用法:每日 1 剂,水煎分 2 次温服。

(4)肺肾两虚型

主症:咳嗽气短,动则喘促,咳嗽无力;胸闷腹胀,面色白,腰膝酸软,身倦乏力,自汗便溏,肢凉畏寒,脉沉细无力,右寸、尺脉弱,舌质偏淡,苔白或白腻。

治法:温补脾肾,益气解毒。

方药:生黄芪、太子参、山海螺各 30 克,白术、茯苓、补骨脂、制南星、生晒参(另煎)、仙茅、露蜂房、僵蚕各 10 克,五味子 9 克,炮姜 6 克,冬虫夏草(研粉、冲服)3 克。

加减:口干舌燥者,加沙参、天花粉、生地黄、玄参、知母等;咳嗽痰黏者,加桔梗、瓜蒌、葶苈子、前胡、满山红、杏仁、马兜铃、紫菀及平喘中成药等;痰多难出者,加海浮石、鹅管石、牙皂、蛇胆陈皮末(冲服)、牡荆丸(中成药)等;痰中带血者,加藕节、白茅根、仙

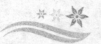

鹤草、墨旱莲、露蜂房、三七、白及、花蕊石、地榆、云南白药等；自汗气短者，加人参、冬虫夏草、浮小麦、五味子、煅龙牡、生黄芪等；高热不退者，加大青叶、牡丹皮、寒水石、生石膏（先煎）、紫草、羚羊角及牛黄清热散、紫雪散等；胸背疼痛者，加延胡索、白屈菜、苏木、乳香、没药、枳壳、乌头、全蝎等；大便干结者，加大黄、生地黄、玄参、知母、郁金、杏仁等；胸腔积液者，加葶苈子、芫花、泽漆、水红花子、商陆、车前草、猪苓等；颈部肿核者，加猫爪草、山慈姑、夏枯草、土贝母、生蛤壳、穿山甲、水蛭、僵蚕、斑蝥及犀黄丸、小金丹等中成药。

用法：每日 1 剂，水煎分 2 次温服。

2. 验方

（1）鱼腥草、生薏苡仁、石上柏、白花蛇舌草、石见穿、生牡蛎、夏枯草各 30 克，瓜蒌皮、八月札、山豆根、龙葵各 15 克，赤芍 12 克。每日 1 剂，水煎服。软坚化痰，解毒散结。适用于肺癌。

（2）核桃树枝 60 克，草河车、女贞子、白花蛇舌草、淡竹叶各 30 克。每日 1 剂，水煎服。解毒抗癌。适用于肺癌。

（3）牡丹皮、生地黄、丹参、王不留行、野菊花各 12 克，鱼腥草、蒲公英各 30 克，五味子 9 克，夏枯草、海藻、海带各 15 克。每日 1 剂，水煎分早晚服。滋阴清热，化瘀散结。适用于肺癌。

（4）大蒜 20 瓣，木瓜、百部、陈皮、生姜、甘草各 9 克，艾叶 18 克。每日 1 剂，水煎服。祛痰止咳，健胃止呕。适用于肺癌咳嗽，剧烈胸痛，气短伴脓样痰者。

（5）夏枯草、海藻、海带、生牡蛎、石见穿、徐长卿、生地黄、野菊花、王不留行子、铁树叶、蜀羊泉、望江南、鱼腥草、蒲公英各 30 克，牡丹皮 9 克，瓜蒌 15 克。每日 1 剂，水煎服。清热解毒，化瘀散结。

（6）垂盆草、白英各 30 克。每日 1 剂，水煎服。抗癌消肿。适用于肺癌。

(7)紫草根、七叶一枝花各60克,人工牛黄10克,前胡30克,鱼腥草30克。将紫草根、七叶一枝花、鱼腥草、前胡制成浸膏,干燥后粉碎,加入人工牛黄和匀。每次15克,每日3次,口服。清热解毒。适用于肺癌。

(8)仙鹤草、蟾蜍、人参适量。将仙鹤草、蟾蜍、人参研细末,制成片剂,每片合生药0.4克。每次6片,每日3次,口服,可连服数月至1年。补气扶正,解毒消癌。适用于肺癌。

(9)南沙参、北沙参、天冬、麦冬、仙鹤草、鱼腥草、白花蛇舌草各30克,瓜蒌皮、浙贝母、桑白皮各15克,小蓟炭10克,半枝莲20克。每日1剂,水煎服。养阴清热,软坚散结。适用于阴虚内热型肺癌。

(10)当归、赤芍、川芎、枳壳、桔梗、桃仁、红花、牛膝、三棱、莪术各12克,生地黄、浙贝母、百部各15克,七叶一枝花30克,柴胡10克,甘草5克。每日1剂,水煎早晚分服。行气活血,化瘀散结。适用于肺癌。

(11)白花蛇舌草、猫爪草、猪苓、大蓟、小蓟、延胡索、黄芪、党参、薏苡仁、生半夏各20克,黄芩15克,三七(冲服)6克,壁虎(为末冲服)2条。每日1剂,水煎服。扶正解毒,散结消癌。适用于肺癌。

(12)红参、田三七、穿山甲、浙贝母、淫羊藿、射干各20克,菟丝子、补骨脂、龟甲、黄芪、茯苓、巴戟天、威灵仙、金樱子各400克,生半夏、七叶一枝花各300克,生南星、天竺黄、海马、五味子、陈皮各100克。将上药共研为细末,炼蜜为丸,每丸重10克。每次1丸,每日3次,口服。解毒化痰,散结。适用于肺癌。

(13)炙黄芪、柴胡、清半夏各15克,西洋参、香附、神曲、九香虫、桑叶、炒莱菔子各10克,瓜蒌、鱼腥草、川贝母各20克,白豆蔻、陈皮、升麻、白及各6克,三七参、炙甘草各4克。灯心草、竹叶为引,每日1剂,水煎服,30日为1个疗程。补气排毒,化痰散

结。适用于肺癌。

(14)白花蛇舌草、半枝莲、鱼腥草各 50 克,蜂房 25 克,山豆根 12 克,山慈姑 20 克,紫花地丁、薏苡仁、海藻、昆布各 30 克,浙贝母、瓜蒌各 15 克。每日 1 剂,水煎服。清热消痰,解毒散结。适用于肺癌。

(15)生黄芪、石上柏、石见穿、白花蛇舌草、北沙参、生南星、生牡蛎各 30 克,生白术、天冬各 12 克,蝉蜕、山豆根、夏枯草、海藻、瓜蒌皮各 15 克,昆布 12 克。每日 1 剂,水煎服。益肺养阴。抗癌散结,适用于肺癌。

(16)半枝莲、白毛藤各 45 克,白花蛇舌草 30 克,沙参 15 克,麦冬、金银花、云茯苓、党参各 9 克,怀山药 6 克,甘草 4.5 克。每日 1 剂,水煎早晚分服。补气养阴,解毒抗癌。适用于肺癌。

(17)七叶一枝花、龙葵各 30 克,半枝莲 15 克,赤芍、白芍、白花蛇舌草、三棱、莪术、茵陈、当归、丹参、郁金各 10 克。每日 1 剂,水煎早晚分服。清热解毒,化瘀祛湿。适用于原发性肺癌。

(18)雄黄 15 克,乳香、没药、制穿山甲各 7.5 克,石膏 5 克,蜈蚣 3 条,蜗牛、朱砂、冰片、蟾蜍、硼砂各 10 克,全蝎、大黄各 15 克,血竭、轻粉各 2.5 克,白芷 5 克,麝香 0.5 克。先将朱砂、冰片、轻粉及麝香共研成细末,再将其他药物研成细末混合,用面粉作黏合剂,调制成丹。每次 2～3 克,每日 1 次,饭后服。先从小剂量开始,渐加至常用量。化痰解毒,软坚散结。适用于肺癌。服药期间忌葱、蒜、韭菜、辣椒等。

(19)第一组方:干蟾皮、藤梨根、鱼腥草、金银花各 30 克,沙参、天冬、麦冬、百部、夏枯草各 15 克。第二组方:芙蓉花 15 克,白茅根 60 克,紫草根、蒲公英、海藻、昆布各 30 克,橘核 9 克。第三组方:卷柏、生地黄、半枝莲、露蜂房各 30 克,地榆、熟地黄各 15 克,泽兰 10 克,全蝎、五味子各 9 克。3 组方交替使用,每日 1 剂,水煎服。滋阴清热,软坚化痰。适用于肺癌。

(20)第一组方：槐木、并头草各 30 克。第二组方：紫河车、生地黄、熟地黄、茯苓、猪苓、泽兰、紫贝齿、何首乌、生龙骨各 12 克，当归、白芍、女贞子、公丁香、白术、神曲、麦芽、山楂、鸡内金、阿胶、生牡蛎、芦荟、贝母、麦冬各 9 克，余粮石、牡蛎各 30 克，砂仁、人参、朱砂、琥珀、甘草各 3 克。每日 1 剂，水煎服，每组方连服 7 日后交替使用。补气养血，抗癌，对肺癌有一定疗效。

(21)生地黄、五味子、北沙参、王不留行、麦冬、蒲公英、石见穿、百部、徐长卿、地骨皮、南沙参、望江南、野菊花、怀山药、白花蛇舌草、煅牡蛎、夏枯草、海藻、海带、玄参、天花粉、丹参、川贝母、炙穿山甲、制鳖甲、蜀山羊、牡丹皮、鱼腥草、紫花地丁各 10 克。每日 1 剂，水煎服。养阴清热，软坚散结。适用于原发性支气管肺癌。

(22)Ⅰ号方：葶苈子、炙百部、川楝子、炒枳壳、茯苓、赤芍各 20 克，马兜铃、木通各 15 克，麦冬、泽泻、制大黄各 25 克，怀牛膝 135 克，半枝莲、石见穿、侧柏叶、仙鹤草、苦参各 75 克，蒲公英、龙胆草各 45 克，北五味、全瓜蒌各 18 克，桔梗、延胡索、石斛各 24 克。Ⅱ号方：龟甲 60 克，全蝎、白花蛇舌草、土鳖虫各 45 克，蜈蚣 16 条，活蝮蛇 1 条，活癞蛤蟆 4～6 只，活甲鱼 1 只；Ⅲ号方：石见穿、半枝莲、七叶莲各 100 克，降香屑 6 克，大麦冬、浙贝母、玄参各 30 克，香附子、陈皮、茯苓、秦艽、生薏苡仁、熟薏苡仁各 10 克，丹参、冬虫夏草各 15 克，七叶一枝花 60 克，大枣 3 枚。Ⅰ号方水煎，代茶饮，每剂服 2 日；Ⅱ号方加水，煨至甲鱼烂为度，每剂浓汁服 2～4 日，甲鱼肉可吃；Ⅲ号方每日 1 剂，水煎服。扶助正气，解毒抗癌。适用于中央型肺癌。

(23)三棱、莪术、丹参、王不留行各 15 克，桃仁、大黄䗪虫丸（包）各 12 克，石见穿、羊蹄根、铁树叶各 30 克，大黄 9 克，蜈蚣 3 条。每日 1 剂，水煎服。活血破瘀，软坚散结。适用于原发性肺癌。

（24）桑叶、紫菀各 15 克，浙贝母 10 克。咯血者，加白及 15 克，阿胶 10 克，大蓟、小蓟、藕节炭；气虚者，加黄芪、沙参各 30 克；痰多者，加胆南星 10 克，海浮石 15 克；发热加生石膏（先煎）60 克，山药、地骨皮、青蒿各 15 克；胸腔积液者，加赤小豆、石韦、茯苓、芦根各 30 克，葶苈子 12 克，大枣 7 枚。水煎服，每日 1 剂。化痰散结。适用于肺癌。

（25）白花蛇舌草、白茅根、铺地锦、薏苡仁、夏枯草各 30 克，橘核、橘红各 9 克，麦冬、海藻、百部、昆布、生牡蛎、芙蓉花、七叶一枝花各 15 克，生地黄、玄参各 12 克。每日 1 剂，水煎服。解毒化痰，散结抗癌。适用于肺癌。

3. 针刺疗法 针刺对肺癌患者的治疗作用已为临床研究所证实，可以改善肿瘤患者的临床症状，延长生存期，还能减轻放射治疗的不良反应，调整人体经络脏腑的生理功能和提高机体与癌症斗争的抗病能力。

（1）主穴取孔最；肺经所循行部位和根据虚实补泻配穴，如肺实泻尺泽，肺虚补太渊。针尖迎着经脉循行的方向，快速强刺激，留针 30～60 分钟。适用于肺癌胸痛剧烈者。

（2）取两侧足三里、合谷、内关、曲池穴。用 26～28 号毫针针刺，得气后以提插捻转补泻为主，配合徐疾，迎随补泻手法，留针 20～30 分钟，每周 6 次，4 周为 1 个疗程。适用于肺癌胸痛、发热、痰多者。

（3）主穴取肺俞、心俞、尺泽、曲池。痰热者，加丰隆穴；喘甚者，加天突、定喘穴。毫针刺，泻法，不灸，每日 1 次。适用于肺癌发热（实热）者。

（4）主穴取尺泽、肺俞、膏肓俞、足三里。纳少者，加脾俞，中脘穴；潮热者，加大椎、太溪穴；盗汗者，加阴郄、复溜穴；咯血者，加鱼际、膈俞穴。毫针刺，平补平泻，不灸，每日 1 次。适用于肺癌证属阴虚内热者。

（5）取肺俞、膏肓、气海、肾俞、足三里、太渊、太溪穴。毫针刺，补法，可酌用灸，每日 1～2 次。适用于肺癌晚期肺肾两虚喘哮者。

（6）取膈俞、脾俞、内关、足三里穴。毫针刺，平补平泻法，每日 1 次，直至呕吐、呃逆消失。适用于肺癌放射治疗、化学治疗后呕吐、呃逆者。

（7）取大椎、足三里、血海、关元穴。毫针刺，补法，每日 1～2 次。适用于肺癌放射治疗、化学治疗后白细胞减少者。

4. 药膳食疗方

（1）韭汁牛奶饮：鲜韭菜 60 克，牛奶 100 毫升。将韭菜洗净，捣烂，取其汁，与牛奶调匀，加热，趁热缓缓咽下。滋阴补肾，散瘀止痛。适用于肺癌恢复期，口干烦热者。

（2）燕窝银耳瘦肉汤：燕窝、银耳各 20 克，瘦肉 50 克，黄酒、食盐各适量。将瘦肉洗净，切成小块，置锅中，加清水 1 000 毫升，加燕窝、银耳，大火煮沸，去浮沫，加黄酒、食盐，小火煮 20 分钟，调味后即可食用。补益肝肾，健脾开胃。适用于肺癌手术后恢复期，口干烦热，腰膝无力，形体消瘦者。

（3）蜂蜜葵子饮：蜂蜜 100 克，向日葵子 20 克。将向日葵子去壳，留仁，捣碎，加蜂蜜调和，分次食用。滋养肝肾，活血化瘀。适用于肺癌手术后恢复期，口干烦热，腰膝无力，形体消瘦者。

（4）核桃人参汤：核桃仁、人参各 20 克。将核桃仁洗净，焙干，捣碎；人参洗净，切成小段。核桃仁、人参同置锅中，加水用大火煮沸 5 分钟，改小火煮 30 分钟，分次饮用。滋阴补气。适用于肺癌手术后恢复期，口干烦热，腰膝无力，形体消瘦者。

（5）雪梨鱼腥草汤：雪梨 250 克，鱼腥草 60 克，白糖适量。将雪梨洗净，连皮切碎，去核。用冷水 800 毫升将鱼腥草浸透，先用大火烧沸，再用小火煮 30 分钟，去渣取上清液 500 毫升。将梨置入药液内，加入白糖后用小火煮，待梨完全煮烂即可食用。润肺

清心,清热解毒。适用于肺癌患者。

(6)陈皮山果饮:陈皮、山楂、青果各 20 克。将陈皮、山楂、青果分别洗净,置锅中,加清水用大火煮沸 3 分钟,改小火煮 20 分钟,滤渣取汁,分次饮用。疏肝理气,行气活血。适用于肺癌手术后恢复期,口干烦热,腰膝无力,形体消瘦者。

(7)三香鸡血汤:小茴香、木香、白豆蔻各 10 克,鸡血块 250克,食盐、猪油、葱、姜各适量。将小茴香、木香、白豆蔻置锅中,加水煮沸 30 分钟,滤渣取汁;将鸡血划成小块放入锅中,加猪油、食盐、葱、姜,煮熟即可食用。活血通络,散结消瘀。适用于肺癌手术后恢复期。

(8)佛手猪肝汤:佛手片 10 克,鲜猪肝 150 克,厚朴 10 克,芍药 10 克,生姜 10 克,食盐、葱各适量。将佛手片、厚朴、芍药置锅中,加水煮沸约 20 分钟,滤渣取汁;将猪肝洗净,切成片,加生姜、食盐、葱略腌片刻。锅中药汁煮沸,倒入猪肝煮一二沸后即可食用。疏肝解郁,行气止痛。适用于肺癌手术后恢复期,口干烦热,腰膝无力,形体消瘦者。

(9)杞子青果饮:枸杞子 20 克,青果 10 克,大枣 10 枚,紫苏叶 3 克。将枸杞子、青果、大枣、紫苏叶分别洗净,置锅中,加水用大火煮沸 3 分钟,改小火煮 20 分钟,滤渣取汁,分次饮用。滋阴养肝,化瘀清热。适用于肺癌手术后恢复期,口干烦热,腰膝无力,形体消瘦者。

(10)香薷白茅根饮:香薷 20 克,鲜白茅根 30 克,芦根、枇杷各 20 克。将香薷、鲜白茅根、芦根、枇杷分别洗净,置入锅中,加水用大火煮沸 5 分钟,小火煮 20 分钟,滤渣取汁,分次饮用。清热利湿解毒,化痰止咳。适用于肺癌手术后恢复期,口干烦热,腰膝无力,形体消瘦者。

(11)豆豉薏仁饮:淡豆豉、薏苡仁、桔梗、桑白皮各 10 克。将淡豆豉、薏苡仁、桔梗、桑白皮分别洗净,同置锅中,加水用大火煮沸 5 分钟,小火煮 30 分钟,滤渣取汁,分次食用。清热利湿,化痰止咳。适用于肺癌手术后恢复期,口干烦热,腰膝无力,形体消瘦者。

(12)茯苓冬瓜子汤:茯苓、冬瓜子各 10 克。将茯苓、冬瓜子分别洗净,置砂锅中,加水用大火煮沸 5 分钟,改小火煮 30 分钟,滤渣取汁,分次饮用。清热利湿,健脾和胃。适用于肺癌手术后恢复期,口干烦热,腰膝无力,形体消瘦者。

(13)双仁米粥:桃仁、杏仁各 20 克,粳米 100 克。将桃仁洗净,捣碎,置锅中,加水、粳米用大火煮沸 5 分钟,改小火煮 30 分钟,分次食用。滋阴补肾,活血化瘀。适用于肺癌手术后恢复期,口干烦热,腰膝无力,形体消瘦者。

(14)蒲公英米粥:蒲公英 20 克,连翘、贝母各 10 克,粳米 50。将蒲公英洗净,切成细末,置锅中,加水、粳米、连翘、贝母,大火煮沸 3 分钟,改小火煮 30 分钟,成粥趁热食用。清热解毒,止咳化痰。适用于肺癌手术后恢复期,口干烦热,腰膝无力,形体消瘦者。

(15)百合豆豉饮:鲜百合 30 克,豆豉 10 克。将鲜百合洗净,与豆豉同置锅中,加水用大火煮沸 3 分钟,改小火煮 30 分钟,分次食用。养阴清热。适用于肺癌手术后恢复期,口干烦热,腰膝无力,形体消瘦者。

(16)螃蟹山楂散:螃蟹、山楂各 300 克,贝母 100 克,黄酒适量。将螃蟹、山楂、贝母共同焙干,研成细末,每次 15～20 克,用黄酒送服,每日 2 次。清热解毒,活血化瘀。适用于肺癌手术后恢复期,口干烦热,腰膝无力,形体消瘦者。

(17)金花丝瓜饮:金银花 10 克,芦根 10 克,老丝瓜 20 克。将金银花、丝瓜分别洗净,置锅中,加水用大火煮沸 3 分钟,改文水煮 20 分钟,滤渣取汁,分次饮。清热解毒,通络止痛。适用于肺癌手术后恢复期,口干烦热,腰膝无力,形体消瘦者。

(18)刀豆香薷粥:刀豆、香薷各 30 克,五味子、杏仁各 10 克,猪肝、粳米各 60 克,黄酒、葱、姜、香油、食盐各适量。将香薷用温水泡发,浸出液沉淀,过滤备用;猪肝切成小片。香油下锅烧热,放入刀豆子、猪肝、香薷煸炒后,再加黄酒、食盐、葱、姜炒拌入味;粳米、五味子、杏仁淘净,下锅加水煮成稀粥,拌入刀豆、猪肝等再煮片刻即可食用。疏肝理气,健脾化湿。适用于肺癌手术后恢复期,口干烦热,腰膝无力,形体消瘦者。

(五)生活调理

1. 生活调理原则

(1)肺癌患者通常要进行较长时间的治疗和康复。手术后早期不可进行过多运动,应注意调理好生活起居,改善生活环境,保持室内空气新鲜。患者每日的起床、睡眠、户外活动、饮食安排、身体锻炼和文娱活动都要做到规律化,才能有利于体内环境的调节与稳定,使生物钟适应自己的疾病治疗。

(2)多数肺癌患者认为,肺癌是不可治愈的,因此而忧郁、恐惧、烦躁,少数患者甚至绝望而放弃治疗;有些患者则担心亲朋好友知道自己的病情后轻视自己。家属要主动热情地对待患者,帮助患者树立战胜肺癌的信心,让患者在治疗时放松自己,不要紧张,帮助患者消除紧张焦虑的情绪,让患者积极配合治疗。

(3)预防感冒,一旦有感冒,必须尽快控制。肺癌的发生与吸烟及环境关系密切,因此必须戒烟和尽可能脱离污染源。

(4)多参加集体活动,群体抗癌,主动抗癌,了解有关抗癌知识,并积极配合医生治疗。

(5)培养自己的兴趣,给自己找乐趣,并保持心情开朗、愉悦,如下棋、聊天、看电视、集邮、养花等均能分散注意力,有利于养病,避免在家中胡思乱想。

（6）肺癌患者应尽可能加强体能锻炼，有条件的话应尽可能参加散步、太极拳之类的体能活动，可提高机体的抗病能力，增强体质，减轻患者的心理压力。但要掌握好一个度，要劳逸结合，量力而行，千万不要超过自身体能的限度。

2. 饮食调理原则

（1）肺癌患者最初以高营养、易消化的流食、半流食、软食为主，食物应无刺激性，戒烟酒，宜多食含胡萝卜和维生素 C 丰富的水果蔬菜。烹调方式忌煎、炸，饮食方式应少量多餐。

（2）肺癌晚期患者宜进高蛋白、高热能、高维生素的饮食。根据患者的消化能力可选用蛋类、乳类、瘦肉、鱼及豆制品。糖类是主要的供能物质，也要尽量给予补充。新鲜的水果、蔬菜可补充体内的维生素及微量元素，应鼓励患者多吃。在食品的调配上注意色、香、味以增进食欲，进食前要控制疼痛、恶心、呕吐等不适，注意饮食环境的清洁、舒适和安静。严重厌食或不能由口进食者，可用鼻饲或静脉补充营养。

（3）肺癌患者由于肿瘤迅速生长，机体代谢异常，常出现食欲缺乏，恶心，呕吐，导致营养不良，使病情进一步恶化，所以应注意调整患者的饮食，使患者的免疫能力、抗癌能力增强，使患者在精神和心理上充实愉快。

（4）肺癌患者是否要忌口，一直以来有两种观点。一种认为不需要忌口，主张什么都可以吃；一种是加以限制，认为吃了"发物、荤腥"食物会使肿瘤发展与恶化，这些食物多指虾、螃蟹、无鳞鱼、狗肉、驴肉、韭菜等。

（六）预　防

通常将癌症的预防分为三级。一级预防，是指病因预防；二级预防，主要是指早期发现、早期诊断、早期治疗，提高治愈率，降低死亡率;三级预防,是指对癌症患者进行合理有效的治疗,改善生活质量、延长生存期。肺癌的预防亦然。

1. 一级预防 病因预防的目的是防止癌症的发生。针对化学、物理、生物等具体致癌、促癌因素和体内外致病条件,采取预防措施。

(1)**防控污染**:工业化生产所产生的烟尘、粉尘、化学性气体,以及汽车尾气污染了大气环境,人吸入后造成呼吸系统的炎症及损伤,在易感性高的一部分人肺内就形成了癌变的基础。保护环境、改善大气空气质量既是政府部门的责任,也需要广大人民群众的参与,以及舆论监督。同时,小环境的预防也非常重要,如选用环保型室内装修材料,加强居室内的有效通风等。

(2)**控制吸烟**:已经证实,吸烟是导致肺癌的最主要原因。加强宣传,开展"吸烟有害健康,戒烟可以防病防癌"的健康教育。吸烟的患者要戒除烟草;不吸烟的患者要避免二手烟的侵袭。在接触石棉、粉尘等作业时要采取有效防护措施,防止细小颗粒物质进入到肺内。尽量避免接触无机砷化合物、氡气、铬等有害物质。因此,要注意戒烟。

(3)**注意生活方式**:研究证实,多种水果和绿叶蔬菜对肺癌具有预防作用。均衡营养,进食高蛋白、高维生素、高纤维素、适当脂肪和热能的食物。不吃发霉变质的食物,尽量少吃煎、炸、熏、烤食物,每餐七八分饱。坚持体育锻炼,作息时间规律,睡眠充足。

(4)**保持良好的心理状态**:沮丧、失望、消沉和愤怒等不良情绪,可以对人体内分泌系统和免疫系统形成负面影响,体内免疫细胞数量减少,容易导致细胞突变,诱发癌症。

(5)中老年人要经常去户外活动,多与周围的朋友结伴而行,减少个人孤独与寂寞。

2. 二级预防 从肺癌的临床分期看,早期肺癌患者手术后的

5年生存率要明显高于中晚期患者。早期发现,早期诊断,早期治疗,在肺癌的二级预防中占有重要地位。对于突然出现的刺激性咳嗽,痰中带血,胸闷不适、胸痛等症状,要及早到医院检查。定期体检,胸部 X 线和 CT 是必要的检查手段,尤其是对有肺癌家族遗传倾向的人群。

3. 三级预防 这是临床期预防或康复性预防。其目标是防止病情恶化,防止残疾发生。由于肺癌恶性程度高、进展快,5年相对生存率较低。对有治愈机会的患者提供根治性治疗措施,临床上多采取综合手段,选择合理的、最佳的诊断和治疗方案。即以手术切除肺癌、清扫淋巴结为主,辅助以化学治疗及放射治疗,配合以中医中药及免疫治疗,尽早、尽快地清除体内癌细胞。同时,恢复肺的局部功能及恢复身体的全部功能,促进康复,提高生活质量,甚至重返社会。对无治愈希望的患者提供姑息性治疗,以达到改善生活质量、延长生存期的目的。

十九、结 节 病

结节病是一种多系统受累的肉芽肿性疾病。最常累及的器官是肺,临床上 90％以上有肺部的改变,表现为双侧肺门淋巴结肿大和肺部浸润;其次是皮肤病变、眼病变及浅表淋巴结、肝、脾、肾、骨髓、心脏及神经系统等,几乎全身每个脏器均可受累。

(一)病 因

病因尚不清楚。曾对感染因素(如细菌、病毒、支原体、真菌类等)进行观察,未获确切结论;对遗传因素也进行过研究,未能证实。结节病是未知抗原与机体细胞免疫和体液免疫功能相互抗衡的结果;由于个体的差异(年龄、性别、种族、遗传因素、激素、人类白细胞抗原)和抗体免疫反应的调节作用,视其产生的促进因子和拮抗因子之间的失衡状态,而决定肉芽肿的发展和消退,表现出结节病不同的病理状态和自然缓解的趋势。

(二)诊断要点

1. 临床表现 本病好发于 20～40 岁青中年,儿童和老年人亦可发病,女性病变略多于男性,起病多隐袭。

(1)无症状,但有 X 线胸片或实验室检查的异常,肺部病变明显而一般健康状况良好,是结节病的基本特点之一。结节病缺乏特异性临床表现,50％～60％无症状而在健康体检(胸部 X 线检查)时发现,胸片多表现为Ⅰ期结节病。

(2)30%～50%有呼吸道症状一般较轻,干咳较多,患者可有咳嗽,咳少量黏痰,偶可少量咯血。病变发展为广泛纤维化时,可有活动后气急、胸闷,甚至发绀,可并发感染、肺气肿、支气管扩张、肺源性心脏病等加重病情,广泛的肺气肿可并发自发性气胸。

(3)结节病的全身症状不典型,可有发热、盗汗、乏力、消瘦、食欲缺乏等,胸外表现则复杂多样,几乎累及全身每个系统,最常见的为眼部病变,如虹膜睫状体炎、结膜炎、视网膜炎、视神经病变和白内障,表现为视物模糊、视力下降、失明等。皮肤病变也较常见,以皮下结节、结节性红斑多见,结节性红斑为早期损害,常提示病变较为良性,并可自愈,也可见冻疮样狼疮、斑疹、丘疹、皮疹,常见于面颈部、肩部或四肢。

(4)表浅淋巴结肿大常是体检的重要发现。此外,累及心肌出现心律失常、传导阻滞,甚至心力衰竭、猝死;累及肾脏出现高钙血症、高钙尿症,引起肾脏钙食盐沉积和肾结石;累及神经系统出现脑神经损害(面神经多见)、神经肌病、颅内占位性病变,可引起尿崩症;累及关节、骨骼、肌肉可发生关节病、局部肿胀、疼痛;累及消化系统可出现肝或脾脏肿大,肝功能受损,还可有单侧或双侧腮腺炎。结节病可自行消退而又反复发作,病变纤维化可造成永久性损害。

2. 辅助检查

(1)血液检查:活动进展期可有白细胞减少、贫血、血沉增快;有50%左右的患者血清球蛋白部分增高,血浆白蛋白减少;血钙增高,血清尿酸增加,血清碱性磷酸酶增高。血清血管紧张素转化酶活性在急性期增加(正常值为17.6～34单位/毫升),对诊断有参考意义;血清中白介素-2受体和可溶性白介素-2受体升高,对结节病的诊断有较为重要的意义;α_1-抗胰蛋白酶、溶菌酶、血清腺苷脱氢酶、纤维连结蛋白等也可以升高,在临床上有一定参考

意义。

（2）结核菌素试验：约 2/3 结节病患者对 100 单位结核菌素的皮肤试验无反应或极弱反应。

（3）结节病抗原试验：以急性结节患者的淋巴结或脾组织制成 1：10 生理盐水混悬液体为抗原。取混悬液 0.1～0.2 毫升皮内注射，10 日后注射处出现紫红色丘疹，4～6 周后扩散到 3～8 毫米，形成肉芽肿为阳性反应。切除阳性反应的皮肤做组织诊断，阳性率为 75％～85％；有 2％～5％假阳性反应。因无标准抗原，故应用受限制，近年逐渐被淘汰。

（4）活体组织检查：取皮肤病灶、淋巴结、前斜角肌脂肪垫、肌肉等组织做病理检查可助诊断；在不同部位摘取多处组织活检，可提高诊断阳性率。

（5）支气管肺泡灌洗液检查：结节病患者支气管肺泡灌洗液检查在肺泡炎阶段淋巴细胞和多核白细胞明显升高，主要是 T 淋巴细胞增多，$CD4^+$、$CD4^+/CD8^+$ 比值明显增高。此外，B 细胞的功能亦明显增强；支气管肺泡灌洗液中升高更为突出。有报道称，若淋巴细胞在整个肺效应细胞中的百分比＞28％时，提示病变活动。

（6）经纤维支气管镜肺活检结节病经纤维支气管镜肺活检阳性率可达 63％～97％，0 期阳性率很低，Ⅰ期 50％以上可获阳性，Ⅱ、Ⅲ期阳性率较高。

（7）X 线检查：异常的胸部 X 线表现常是结节病的首要发现，约有 90％以上患者伴有胸片的改变。目前，普通 X 线片对结节病的分期仍未统一。1961 年，Scandding 将结节病分为 4 期（1～4 期），近年又将其分为 5 期（0 期，1～4 期）。而目前较为常用的仍是锡尔茨巴赫（Siltzbach）分期，国内亦采用此分类方法。

① 0 期。肺部 X 线检查阴性，肺部清晰。

② Ⅰ期。两侧肺门和（或）纵隔淋巴结肿大，常伴右气管旁淋

巴结肿大,约占51%。

③Ⅱ期。肺门淋巴结肿大,伴肺浸润;肺部病变广泛对称地分布于两侧,呈1~3毫米的结节状、点状或絮状阴影;少数病例可分布在一侧肺或某些肺段;病灶可在一年逐渐吸收,或发展成肺间质纤维化,约占25%。

④Ⅲ期。仅见肺部浸润或纤维化,而无肺门淋巴结肿大,约占15%。

⑤Ⅳ期。表现为广泛纤维囊性变和瘢痕化,肺容积缩小并可见蜂窝变。

以上分期的表现并不说明结节病的发展的顺序规律,Ⅲ期不一定从Ⅱ期发展而来。

(8)胸部CT检查:普通X线胸片对结节病诊断的正确率仅有50%,甚至有9.6%胸片正常的人肺活检为结节病。因此,近年CT已广泛应用于结节病的诊断。CT能较准确估计结节病的类型、肺间质病变的程度和淋巴结肿大的情况,尤其是高分辨薄层CT,为肺间质病变的诊断更为精确,其层厚为1~2毫米。

(9)镓-67肺扫描检查:肉芽肿活性巨噬细胞摄取全镓-67明显增加,肺内结节病肉芽肿性病变和肺门淋巴结可被全镓-67所显示,可协助诊断,但无特异性。

(三)西医治疗

1. 糖皮质激素　是治疗结节病的首选药物。

(1)适应证

①绝对适应证。眼结节病;肺部弥漫性结节病;中枢神经系统结节病;心肌结节病;重症肝损害,脾脏肿大,脾功能亢进;顽固性高钙血症。

②相对适应证。进行性或有症状的肺门结节病,特别是在6

个月内尚未缓解者;破溃的皮肤,尤以颜面部位有皮损者;淋巴结病变;持久性面神经瘫痪。

总之,病情进展,侵犯主要器官,出现全身或局部症状的Ⅱ、Ⅲ期结节病及胸外结节病,均为糖皮质激素治疗的适应证。

(2)作用机制:糖皮质激素治疗结节病不是破坏肉芽肿结节,而是防止结节的发展,控制结节病的活动性,防止发生不可逆病变(如纤维化),促进自愈,但对骨的病变无效。

(3)用药方法及疗程:目前,所用制剂绝大多数为泼尼松或泼尼松龙。

①短期疗法。泼尼松每日 30～60 毫克,分 3 次口服,连用 1 个月;症状改善或病灶吸收后逐渐减量,维持量 5～10 毫克,每日 1 次,疗程为 6 个月。

②长期疗法。泼尼松每日 40 毫克,口服,连用 3 个月,逐渐减量。方法是每日 30 毫克,3 个月;每日 20 毫克,3～6 个月;每日 15 毫克,3～6 个月;每日 10 毫克,3～6 个月;每日 5 毫克,6 个月。平均疗程 2 年。注意减量至每日 15 毫克左右以后,进一步减量一定要缓慢,要密切注意肺部病变的复发倾向。对治疗中复发者,重新加用原始剂量每日 40 毫克,可能达到治疗效果,但持续给药时间要长,每日可用 5～10 毫克,维持 1～3 年。有的病例甚至需要长期少量给药。长期应用糖皮激素应严密观察其可能发生的不良反应。

③眼结节病治疗。可局部加用 0.5%～1%糖皮质激素眼药水或软膏,同时还应使用 1%的阿托品软膏扩瞳,以免虹膜粘连。

(4)疗效观察:由于糖皮质激素的治疗,胸部 X 线改变早期改善率高(特别是治疗后 1 个月)。但若减量过早、过快或停药过早,则原来已缩小或消失的阴影又可增多或再现。维持治疗 1 年后胸部 X 线改变进一步改善就较难了。复发者一般发生在停药后 3 个月内。一般来说,病程在 2 年以内者肺部阴影容易消退,病程在 2 年以上者难以消退。糖皮质激素治疗起效时间一般是眼病变 7 日内,肺门淋巴结肿大 7 日左右,肺内浸润性阴影 10～14 日。

(5)用药注意:对结核菌素反应强阳性或在痰中找到抗酸杆菌,不能否定合并结核菌感染者,为了防止糖皮质激素引起结核病发病或扩散,可并用异烟肼等抗结核药。

2. 羟基保泰松 作用与糖皮质激素相似,适用于确诊为结节病病程在 1 年以内的急性病例。每日 400 毫克,分 4 次口服,6 个月为 1 个疗程。

3. 氯喹 氯喹对肺的慢性纤维化和皮肤黏膜病变有效。首剂 500 毫克,每日 1 次,口服,连用 2 周;继每次 250 毫克,每日 1 次,口服,连用 6 个月。应特别注意其对心脏和眼睛的不良反应。

4. 免疫抑制药

(1)硫唑嘌呤:在应用糖皮质激素发生并发症时可与硫唑嘌呤联用,可减少糖皮质激素用量,以减轻其不良反应。每日 50～100 毫克,口服,3 个月为 1 个疗程。

(2)甲氨蝶呤:能抑制单核-巨噬细胞的活性,有利于抑制结节病活动,对肺泡炎和皮肤损害(如冻疮样狼疮)有效。常用剂量 5 毫克,每周 1 次,口服,3 个月为 1 个疗程,6 个月可重复。注意长期应用可并发肺纤维化。

(3)环孢素:能抑制 TH 细胞,减少白细胞介素-2 的产生和 T 淋巴细胞繁殖,可能有助于治疗。目前应用尚少,有待临床继续观察。

(4)雷公藤:能直接抑制 TH 细胞功能,从而间接抑制 B 细胞,并能减少白细胞介素-2 的产生,达到免疫抑制及直接抗炎的作用,目前尚处于试用阶段。

(5)氨基苯甲酸:氨基苯甲酸是 B 族维生素制剂,适用于肺纤维化,可与肾上腺糖皮激素合用,防止其不良反应。每日 3 克,分

4 次口服,连用数月。

（6）磷酸制剂:对持久性高钙尿症,除应用糖皮质激素外,还应给予低钙饮食,口服与钙螯合的药物（如磷酸制剂）以减少钙的吸收。禁用维生素 D。

（7）其他:加左旋咪唑、转移因子、胸腺素或卡介苗等,有一定疗效。

（四）中医治疗

1. 辨证施治　本病比较复杂,多由先天禀赋不足,阴阳气血亏虚或失衡;感六淫之邪,自毛皮乘虚而入,客于肌肤经络之间,营卫不和;或由后天饮食偏嗜,伤及脾阳;或由劳倦过度,病后失养;或因内伤情志,损及脏腑、气血等,日久造成脏腑功能紊乱,气血凝滞,瘀血痰阻,血脉不通,皮肤受损,渐及皮肉筋骨,则病变由表入里,损及脏腑而发本病。先天禀赋不足和后天失于调摄是发病的重要因素,可分为邪犯肺卫,气营热盛,热久不退、耗伤阴血,阴损及阳、脾胃两虚。

（1）邪犯肺卫

主症:发热恶风,遍及全身多样皮疹、结节或皮肤肿胀,肌肉、关节肿痛,舌淡红,苔白,脉数。

治法:疏风清热,宣肺通络。

方药:银翘散合白虎汤加减。金银花、连翘、黄芩、桑枝、地龙、防己、秦艽、川牛膝各 15 克,生石膏（先煎）、生薏苡仁、大青叶、虎杖（先煎）各 30 克,苍术、知母、防风各 9 克,荆芥、生甘草各 6 克。

加减:发热不退者,加蒲公英 9 克,玄参 30 克;肌肉、关节疼痛较重者,加忍冬藤 30 克,姜黄 15 克,威灵仙 30 克;汗出恶风较重者,加桂枝 6 克,白芍 15 克。

用法:每日 1 剂,水煎分 2 次温服。

（2）气营热盛

主症：高热，全身皮肤发红，有瘀斑及结节，关节肿痛，舌红苔黄或舌红绛，少苔，脉滑数或洪数。

治法：清热解毒，凉血化瘀。

方药：清瘟败毒饮加减。生石膏（先煎）、寒水石（先煎）、滑石（先煎）、生地黄、金银花、大青叶、虎杖、桑枝、地龙各 30 克，知母、牡丹皮、玄参、连翘、黄芩、木瓜、防己各 15 克，赤芍 9 克，竹叶 6 克，生甘草 3 克。

加减：高热、神昏谵语者，可加安宫牛黄丸 1 丸；衄血、尿血者，加藕节炭 9 克，白茅根 9 克，茜草 15 克，三七粉（冲服）3 克。

用法：每日 1 剂，水煎分 2 次温服。

（3）热久不退，耗伤阴血

主症：低热日久，淋巴结肿大，斑疹鲜红，齿衄咽痛，便秘，溲赤，关节灼痛，腿足消瘦，筋骨痿软，肌肉无力，掌趾瘀点，舌红苔少，脉细数。

治法：养阴清热，化瘀通络。

方药：玉女煎合大补阴丸加减。生地黄、生石膏（先煎）、生薏苡仁、忍冬藤、虎杖、地龙、桑枝、龟甲各 30 克，麦冬、玄参、黄芩、赤芍各 15 克，知母、秦艽、牡丹皮各 9 克，生甘草 6 克。

加减：低热重者，加青蒿、地骨皮、白芍各 9 克；筋骨痿软者，加山药 15 克，白鲜皮 9 克，鸡血藤、当归各 30 克；口干眼涩者，加石斛 15 克，芦根 9 克，玄参 30 克；脱发者，加何首乌 30 克，墨旱莲、熟地黄各 15 克；淋巴结肿大者，重用玄参、牡蛎（先煎）各 30 克，川贝母、青皮各 9 克。

用法：每日 1 剂，水煎分 2 次温服。

（4）阴损及阳，脾肾两虚

主症：神疲乏力，面色无华，指尖皮硬，遇寒肢端或白或青紫，两腿水肿，关节、肌肉酸痛，麻木无力，纳呆食少，小便短少，舌体

胖,舌质淡,苔薄白或薄腻,脉细数或细弱。

治法:健脾益肾,化瘀利水。

方药:独活寄生汤加减。独活 9 克,桑寄生、秦艽、生地黄、熟地黄、白芍、当归、川芎、党参、白术、茯苓、猪苓、五加皮、防己、骨碎补、川牛膝、泽泻、杜仲、红花各 15 克,黄芪、赤小豆各 30 克,炙甘草 6 克,枳壳 9 克。

加减:贫血明显者,黄芪加至 45 克,当归加至 30 克,加何首乌 15 克,鸡血藤 30 克;腰痛膝酸重者,加杜仲、桑寄生各 15 克,黄精 30 克。

用法:每日 1 剂,水煎分 2 次温服。

2. 偏验方

(1)白花蛇舌草、金银花各 30 克,党参 20 克,当归 15 克,海藻、昆布、三棱、莪术、夏枯草、赤芍各 20 克,贝母、黄芩各 15 克。加水 500 毫升,煎至 100 毫升,每次 10 毫升,饭前 15 分钟服,每日 3 次;对重症者,可用口服剂稀释 1 倍水,局部湿敷,每次 20 分钟,每日 2~3 次。3 个月为 1 个疗程,2 周复诊 1 次。

(2)罗汉果 1/3 个,黄芪 10 克。砂锅内加水 1 500 毫升,用大火煮沸后,改用小火煨 120 分钟即可。每日 2 次,每次 200 毫升。6 个为 1 个疗程,休息 1 周,再坚持服用 3 个疗程。

(3)灵芝 20 克,独活、桑寄生、夏枯草、赤芍各 20 克,贝母、黄芩各 15 克。上药加水 1 000 毫升,用大火煮沸,改用小火煎 60 分钟,每日 2 次,每次 200 毫升。

3. 药膳食疗方

(1)补虚正气粥:炙黄芪 30~60 克,人参 3~5 克,粳米 60~90 克,白糖适量。先将黄芪、人参切成薄片,用冷水浸泡 30 分钟,入砂锅煎沸,然后改用小火煎成浓汁,取汁后再加冷水,如上法煎再取汁,去渣,将 2 次所取的药汁合并。每日早晚分别于同粳米加水适量煮粥,粥成以后,加入白糖稍煮即可食用;人参也可打成参粉,

调入黄芪粥中食用。适用于体质虚弱、肢节酸痛、脾胃功能失调者。

（2）香瓜番茄饮：香瓜 300 克，番茄 200 克。将番茄用沸水泡烫，去皮，用干净纱布包好，绞取汁液，或用绞汁机取汁。香瓜洗净，去皮，去瓜瓤子，用打汁机取汁。二汁混合即可。每日 2～3 次，每次 100 毫升，或当茶饮用。清热利湿，生津止渴，健胃消食。适用于肺热咳嗽，咳痰、口干、咽炎等。

（3）根节饮：鲜芦根 150 克，鲜藕节 150 克。将藕节洗净，切薄片；芦根去泥土，洗净，切碎。将芦根、藕节同入锅，加水用大火上煮沸，改用小火熬 20～30 分钟，待凉即可。每日 3～5 次，当茶饮用，每次 30～100 毫升。清热生津，凉血散瘀。适用于肺热咳嗽、咳痰、口干、咽炎等。

（4）根皮枣饮：芦根 30 克，陈皮 10 克，大枣 8 枚。将芦根洗净，切段，与大枣、陈皮、芦根一同加水煎沸 6 分钟，待凉当茶饮用，量适中。养心脾，益气血，理气化痰和胃。适用于肺热咳嗽，咳痰、口干、咽炎等。

（5）藕粉砂仁羹：藕粉 20 克，砂仁 2 克，蜂蜜适量。将砂仁焙干，研细面，与藕粉拌均匀，将滚沸开水调熟变色，放入蜂蜜即可食用。每日 1～2 次。清热生津，温胃理气，行滞宽中。适用于肺热咳嗽，咳痰、口干、咽炎等。

（6）竹荪银耳汤：竹荪 100 克，银耳 10 克，鸡蛋 1 个，葱花、食盐、味精各适量。将竹荪用温水泡发，用清水洗净；银耳用温水泡发，洗净，去蒂；鸡蛋打碎，调匀。锅内加水用大火煮沸后，倒入鸡蛋糊，再加入竹荪、银耳，用小火煮 10 分钟后，加食盐、味精、葱花起锅即可食用，每日 1～2 次。滋阴润燥，清热消痰。适用于肺热咳嗽，咳痰、口干、咽炎等。

（7）薏苡仁糯米粥：山药 100 克，薏苡仁 100 克，大枣 20 克，糯米 200 克，蜂蜜适量。将山药去皮，洗净，切块，打成粉或糊。薏苡仁洗净，加水用大火煮沸，改用小火煮至薏苡仁开花时，再将糯

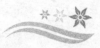

米、大枣下锅,煮至米烂,将山药粉边下边搅,搅匀后停火。将药粥装碗内时,放入适量蜂蜜即可食用,每日1~2次,宜常吃。补中益气,滋肝养肾,养心健脾。适用于肺热咳嗽,咳痰,口干、咽炎等。

(8)藕灵芝粥:新鲜藕500克,灵芝50克,大米100克,红砂糖适量。将藕洗净,切薄片,大米淘净。灵芝入锅,加水煮20分钟。灵芝药水将藕和米一同入锅煮至藕熟米烂,放入红砂糖,搅拌均匀,煮熟成粥。佐餐食用,每日1~2次,宜常吃。滋阴补血,健脾开胃。适用于肺热咳嗽,咳痰,口干、咽炎等。

(9)桂圆山药粥:桂圆肉50克,淮山药20克,莲子10克,新米100克,冰糖适量。将淮山药去皮,洗净,切丁;莲子去皮、心;新米淘净。新米与莲子一同入锅,加水用大火上煮沸,移用小火煎煮至米将熟时,加入山药丁、桂圆,续熬至米烂粥熟即可。供早餐食用。每日1~2次。补脾固肾,养肝血,扶虚。适用于肺阴虚,结节病,咳喘,久病体质虚弱,面色苍白无华,心悸气急,眩晕耳鸣,神疲腰酸,妇女月经量少等。

(10)葛根大枣粥:葛根20克,大枣20个,新米100克,冰糖适量。将新米淘洗净,葛根、大枣洗净,一同入锅,加水置大火煮沸,改用小火煎煮至米熟,加入冰糖(使其溶化),搅拌均匀即可。供早餐食用,每日1~2次,宜常食。补虚健脾,益气养心。适用于肺阴虚,结节病,咳喘,久病体质虚弱,面色苍白无华,心悸气急,眩晕耳鸣,神疲腰酸,妇女月经量少等。

(11)山药小豆粥:山药60克,赤小豆40克,白糖适量。将山药切片,赤小豆淘净入锅,加水用大火煮沸,煮至半熟时再放入山药,用小火继续煮至熟烂时,加入白糖即可。供早餐食用,每日1~2次,宜常食。清热利湿,健脾胃益气阴。适用于肺阴虚,结节病,咳喘,久病体质虚弱,面色苍白无华,心悸气急,眩晕耳鸣,神疲腰酸,妇女月经量少等。

(12)牛排炖萝卜：牛排骨 1 000 克，熟地黄、黄精各 40 克，萝卜 500 克，姜、食盐、味精各适量。将牛排骨洗净，砍成节；生姜去皮，拍破；萝卜去皮，切成 2 厘米×4 厘米的块。将中药和牛排骨、生姜上同下锅，加水、食盐，先用大火煮沸，打去血沫，改用小火煮至骨熟肉烂、萝卜烂即可，食用前放味精适量。每日 1～2 次，吃萝卜、肉，喝汤，宜常吃。补肝肾、益精髓、健脾胃。适用于肺阴虚，结节病，咳喘，久病体质虚弱，头晕目眩，耳鸣失聪，腰膝酸软，焦急多虑，多梦等。

(13)香酥山药：铁杆山药 500 克，豌豆粉 100 克，白砂糖 60 克，植物油、食盐、醋、味精各适量。将山药去皮，洗净，切成片，上笼蒸熟后取出，与豌豆粉拌匀。将锅烧熟，倒入植物油，烧至七八成热，逐个放入拌好的山药片，锅内加入白砂糖、水，用大火煮沸，加醋、食盐、剩余豌豆粉，沭上熟油、味精拌匀起锅装盘即可。佐餐食用，每日 1～2 次，宜常吃。健脾补肾，行血散瘀。适用于肺阴虚，结节病，咳喘，久病体质虚弱，头晕目眩，耳鸣失聪，腰膝酸软，焦急多虑，多梦等。

(14)人参莲肉汤：人参 6 克，莲子 20 枚，冰糖 15 克。将人参切成小薄片，莲子去皮、去内心，放入有盖的瓷碗或茶杯内，加入滚开水后加盖闷 10～20 分钟，饮用前加入冰糖即可；将人参切成小薄片，莲子(去皮、去内心)，置入瓷碗内，加水、冰糖，将盛药碗置蒸笼中，或隔水蒸 1 小时，凉后饮用。每日 1～2 次，每次喝汤吃参片和莲子肉等。补元气，益气津，安心神。适用于肺阴虚，结节病，咳喘，久病体质虚弱，头晕目眩，耳鸣失聪，腰膝酸软，焦急多虑，多梦等。

(15)五香鸡血汤：鲜鸡血 300 克，山楂 30 克，小茴香、白豆蔻各 10 克，肉桂 6 克，猪油、姜、葱、味精、食盐各适量。将小茴香、木香、白豆蔻、肉桂、山楂一同入锅，加水用大火煮沸，再熬煮 30 分钟，捞去药渣，将鸡血块划成 2 厘米小块放入，并放姜(拍破)、

葱段、食盐、味精等煮沸即可。每日1～2次,每次吃鸡血喝汤。活血通络,消瘀散结,散寒行滞。适用于肺阴虚,结节病,咳喘,久病体质虚弱,头晕目眩,耳鸣失聪,腰膝酸软,焦急多虑,多梦等。

(16)猪排炖萝卜:猪排骨500克,萝卜300克,草果2个,生姜、胡椒、香菜、食盐各适量。将猪排骨洗净,切成2厘米大方块;萝卜切成3厘米大方块;生姜洗净,拍破;香菜洗净,切段。将猪排、萝卜、生姜、草果、食盐一起放入锅内,加水用大火烧沸,再用小火熬1小时后,猪排骨肉烂熟,出锅前放入香菜即可。每日1～2次,吃肉、萝卜,喝汤。温中益气,补虚缓下,健脾。适用于肺阴虚,结节病,咳喘,久病体质虚弱,头晕目眩,耳鸣失聪,腰膝酸软,焦急多虑,多梦,精力不足等。

(五)生活调理

1. 生活调理原则

(1)保证充足睡眠,劳逸结合。保持心情舒畅,适度运动。注意保暖,避免受寒。特别在秋冬季节,气温变化剧烈,应及时增添保暖设施。

(2)防止精神刺激和精神过度紧张,保持愉快、乐观的情绪。

2. 饮食调理原则

(1)饮食要节制,要定时、定量,食物的软、硬、冷、热均要适宜。不可因担心体质虚弱、营养不够而暴饮暴食,增加脾胃负担,伤及消化功能。禁止吸烟和饮酒。

(2)饮食清淡,可以保持较好的食欲,保持较好的脾胃运化功能,以增强抗病能力。

(3)饮食不可偏嗜,鸡鸭鱼肉,五谷杂粮,蔬菜瓜果均不可忽视,应搭配合理。

二十、矽　肺

矽肺又称硅肺,是尘肺中最为常见的一种类型,是由于长期吸入大量含有游离二氧化硅粉尘所引起,以肺部广泛的结节性纤维化为主的疾病。

(一)病　因

通常将接触含有10%以上游离的二氧化硅的粉尘作业称为矽尘作业。生产环境中的粉尘最高允许浓度为空气中游离二氧化硅在10%以下时为2毫克/立方米,在80%以下时为1毫克/立方米,超过以上标准即容易发生矽肺。到目前为止,矽肺仍是危害最严重的尘肺,一旦发生,即使脱离接触仍可以缓慢进展,迄今尚无满意的治疗方法。矽肺可造成劳动能力丧失,但若脱离接触粉尘作业又无并发症,患者仍可存活较长时间。矽肺的严重程度取决于3个因素:空气中的粉尘浓度、粉尘中游离二氧化硅的含量和接触时间。此外,防护措施及个体因素(如吸烟、上呼吸道疾病、下呼吸道疾病等)在矽肺发生发展中均有一定影响。

(二)诊断要点

1. 临床表现　矽肺患者病程早期往往无症状或症状不明显,即使X线胸片上已有较明显的征象,仍可无临床表现,仅在定期体检或因其他原因做胸部摄片时才被发现肺部已有典型矽结节改变,甚至已达到Ⅱ期矽肺的改变。随着病情进展或有并发症,可出现不同程度的症状,症状轻重与肺内病变程度往往不完全平行。一般表现有以下症状。

(1)呼吸困难:为逐渐出现缓慢进展的呼吸困难,以活动后为甚。首先患者在用力时感觉出气不畅或胸部压迫感,其后在稍为用力时出现呼吸困难,在休息时很少有类似症状,多由于肺纤维化特别是合并肺气肿所致,也可由于合并感染引起。气急的存在和严重程度和肺功能损害的程度,以及X线表现不一定平行。晚期患者呼吸困难可极为严重,轻微活动甚至休息时也感气短,不能平卧。

(2)咳嗽、咳痰:有吸烟史者,可伴有咳嗽、咳痰等支气管炎症状,咳嗽主要在早晨,有时日夜间断发生,后期常有持续性的阵咳,可能由于气管和支气管内神经感受器受矽结节块的刺激所致。无痰,或仅少量黏痰,在继发感染时可出现脓性痰,咳嗽加重。单纯性矽肺咯血者少见。一般无哮鸣,除非合并有慢性支气管炎或过敏性哮喘时,但有些患者由于气管狭窄、扭曲和因纤维化而固定,特别是晚期患者或用力呼吸时出现。

(3)咯血:偶有咯血,一般为痰中带血丝,合并结核和支气管扩张时,有反复咯血,甚至大咯血。

(4)胸闷、胸痛:多为前胸中上部针刺样疼痛,或持续性隐痛,常在阴雨天或气候变化时出现,与呼吸、运动、体位无关。

(5)全身损害状况:不明显,除非合并肺结核或有充血性心力衰竭,休息时有气急者应怀疑伴有严重肺气肿或肺外疾病的可能。除呼吸道症状外,晚期矽肺患者常有食欲缺乏,体力衰弱,体重下降,盗汗等症状。

(6)体征:早期矽肺多无体征;晚期患者可出现慢性阻塞性肺疾病的体征,如桶状胸,叩诊呈过清音,听诊呼气音延长,呼吸音减弱等,合并感染时两肺可听到干、湿啰音。

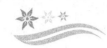

晚期合并肺源性心脏病心力衰竭时可见到一系列相应体征。

粉尘接触史,包括原料和成品中游离二氧化硅含量,生产环境中粉尘浓度、粉尘颗粒大小、生产操作方法和防护措施(包括个人防护);患者详细职业史和过去健康情况;临床症状、体征和X线检查;同工种工人既往和目前发病情况等可作为诊断依据。

2. 辅助检查

(1)X线检查:目前,矽肺除上述诊断依据外,主要根据X线胸片表现。我国于1986年12月公布了《尘肺诊断标准及处理原则》,其中尘肺X线诊断标准,适用于国家法定的各种尘肺。

①无尘肺(代号0)。0无尘肺的X线表现;0+X线表现尚不够诊断为"Ⅰ"者。

②一期尘肺(代号Ⅰ)。有密集度1级的类圆形小阴影,分布范围至少在两个肺区内各有一处,每处直径不小于2厘米;或有密集度1级的不规则形小阴影,其分布范围不少于两个肺区。Ⅰ+小阴影明显增多,但密集度与分布范围中有一项尚不够定为"Ⅱ"者。

③二期尘肺(代号Ⅱ)。有密集度2级的类圆形或不规则形小阴影,分布范围超过4个肺区;或有密集度3级的小阴影,分布范围达到4个肺区。Ⅱ+有密集度为3级的小阴影,其分布范围超过4个肺区;或有大阴影尚不够为"Ⅲ"者。

④三期尘肺(代号Ⅲ)。有大阴影出现,其长径≥2厘米,宽径≥1厘米。Ⅲ+单个大阴影的面积或多个大阴影面积的总和超过右上肺区面积者。

⑤概念。在使用上述标准时,应根据下列各种概念。

★肺区划分法。将肺尖至膈顶的垂直距离等分为三,用等分点的水平线将每侧肺野分为上、中、下三区。

★小阴影。是指直径或宽度不超过1厘米的阴影,分为两型。类圆形,形态呈圆形或近乎圆形,其边缘整齐或不整齐;不规

则形,指一群粗细、长短、形态不一的致密阴影,它们可以互不相连,也可以杂乱无章地交织在一起,表现为网状,有时呈蜂窝状。两型小阴影均可按其大小或粗细分别称为 p(直径约 1.5 毫米以下),q(直径 1.5～3.0 毫米),r(直径 3～10 毫米);不规则形者分别称为 s(宽度约 1.5 毫米以下),t(宽度 1.5～3.0 毫米),u(宽度 3～10 毫米)。

★小阴影密集度。是指一定范围内小阴影的数量,它可分为三级。

A. 类圆形小阴影密集度

Ⅰ级:肯定的、一定量的类圆形小阴影。肺纹理清晰可见(如为 p,即直径 2 厘米范围内约有 10 个上下)。

Ⅱ级:多量的类圆形小阴影,肺纹理一般尚可辨认。

Ⅲ级:很多量的类圆形小阴影,肺纹理部分或全部消失。

B. 不规则形小阴影密集度

Ⅰ级:相当量的不规则形小阴影,肺纹理一般尚可辨认。

Ⅱ级:多量的不规则形小阴影,通常肺纹理部分消失。

Ⅲ级:很多量的不规则小阴影,通常肺纹理全部消失。

要对各个肺区出现的全部小阴影的密集状况进行综合判定:判定肺区要求小阴影占该区面积的 2/3;分布范围即出现有小阴影的肺区数;以大多数肺区内密集度为主要判定依据;以分布范围不少于两个肺区的较高级别密集度为主要判定依据。

★大阴影。指最长径 1 厘米以上的阴影。不够定为"Ⅲ"的大阴影是指:小阴影聚集,尚未形成均匀致密的块状影;块影未达到 2 厘米×1 厘米者;出现"斑片条"或"发白区"。

⑥其他。胸膜改变(包括增厚、粘连、钙化),尘肺并发症或其他疾病(如类风湿尘肺),则均有相应代号记录。关于各期(+)为了有利于病情的动态观察,在各期内分别增加 0+、Ⅰ+、Ⅱ+、Ⅲ+,并非独立分期。

对于尘肺来说,接触含矽量高和浓度大的粉尘时,往往以圆形和类圆形阴影为主,最早出现在两肺中下野的内中带,并逐渐向上扩展;也有首先出现在两上肺的。在含矽量低或吸入混合性尘的情况下,多以类圆形阴影为主(即所谓网状阴影)。矽肺的大阴影是局部阴影增多、密集、最后融合,常见于两肺上野外带,轮廓清楚,两肺对称呈"翼状"或八字形。融合块向内向上收缩,使肺门牵拉移位。肺门阴影常增大、增密,有时出现淋巴结"蛋壳样钙化",是淋巴结包膜下钙质沉着所致。肺纹理增多、增粗。

(2)支气管肺泡灌洗:近年来,支气管肺泡灌洗作为诊断治疗尘肺的一种方法已在临床上获得推广和应用。通过对支气管肺泡灌洗液进行细胞成分、生化免疫及病因学特征的检测,对尘肺的辅助诊断和鉴别诊断也具有重要价值。正常不吸烟者支气管肺泡灌洗液中细胞总数$(5\sim10)\times10^6$/升,其中巨噬细胞占95%左右,淋巴细胞<5%,中性粒细胞及嗜酸性粒细胞<1%。急性矽肺患者支气管肺泡灌洗液中淋巴细胞可增高达40%~60%。血二氧化碳分压多无异常。但当出现严重阻塞或限制性通养生功能障碍时,则血氧分压降低,甚至在休息状态下也有明显下降,出现低氧血症。

(三)西医治疗

1. 一般治疗 矽肺为进行性肺疾病,即使停止接触矽尘,病变仍可进展。多年来,国内外为防治矽肺做了大量研究工作,迄今为止,对矽肺尚缺乏可靠而有效的疗法。

(1)立即脱离矽作业环境,根据病情、分期、代偿功能进行劳动力鉴定,然后安排适当的无尘轻工作或休息。

(2)采取综合措施,防治并发症,减少痛苦,延长生命。加强营养,预防感染,坚持锻炼,以增强体质,改善肺功能。

2. 药物治疗

(1)克矽平(聚-2-乙烯吡啶氮氧化物,简称 P204):为高分子聚合物,通过其氧原子与石英表面的羟基形成氢键而产生治疗作用,使巨噬细胞不受石英粉尘的损伤,从而防止巨噬细胞死亡和矽结节的形成。每周 20～40 毫克/千克体重,肌内注射,以 3 个月为 1 个疗程,间隔 1～3 个月后可重复治疗。肌内注射过程中局部反应较多,现在多以雾化吸入为主要途径,每日 320 毫克,吸入,每周 6 次,3 个月为 1 个疗程,间隔 1 个月,可用 10 多个疗程;或按 30～40 毫克/千克体重,以生理盐水 200 毫升稀释,每分钟40 滴,静脉滴注,第一个月每周给药 1 次,第二个月每 2 周给药 1次,第三个月以后每月给药 1 次,持续治疗 1 年。经临床近期及远期疗效观察,部分病例可延缓病情进展。但矽肺的发生发展是长期缓慢的过程,由于接触粉尘量、粉尘性质、个体间的差异等因素,对其真实疗效判断需有可靠的对照和客观的评价标准长期观察才能确定其疗效。少数患者用药后肝大、丙氨酸氨基转移酶升高,但雾化吸入治疗不良反应甚少。

(2)哌喹类药物

①哌喹(抗矽 14)。为抗肿瘤药物,同时具有抗纤维化作用。国内通过动物实验研究证明其具有防治效果,并经 10 年临床验证表明该药不但可阻止某些矽肺发展,而且还可使某些病变好转。目前认为,对呈现融合灶及新形成的结节性病变或病变发展较快的急性和快速性矽肺有一定疗效。而对长期稳定或进展缓慢者疗效较差。用于矽肺预防,每次 400 毫克,10～15 日口服 1次;用于治疗,每次 500～700 毫克,每周口服 1 次,6 个月为 1 个疗程,间歇 1～2 个月,连用 3～4 个疗程,总疗程 2～5 年。哌喹的不良反应主要为少数患者出现口干、面唇麻木、头晕、嗜睡等,多在数小时内消失,部分患者出现谷氨酸氨基转移酶或锌浊度一过性轻度升高,不影响用药。大剂量磷酸羟基哌喹的慢性毒性的主

要靶器官为肝和眼球,给药期间应对肝功能和视觉定期监测,必要时及时停药。

②羟基哌喹(抗矽 1 号)。首次口服 0.5 克,以后每次用口服 0.2 克,每周 2 次,6 个月为 1 个疗程,间歇 3～6 个月,共用 3～4 个疗程。

(3)粉防己碱:为从粉防己科千年属植物防己根块中提取的一种双苄基异喹啉类生物碱。经我国学者多年实验研究证明,能使矽肺内胶原含量减少,胶原性质发生改变,可溶性胶原含量相对增加。形态上更可见到胶原纤维有崩解、消散的现象。临床应用对急性矽肺及快速性矽肺疗效较好。团块周围雾状阴影消散,团块缩小;部分团块中心的密度减低,阴影显得稀疏、浅淡。粉防己碱可能是现今所发现治疗急性及快速进展型矽肺较为满意的药物。本药为口服药,自消化道吸收后,主要分布于肝、脾、肾上腺、肾及肺内,其主要药理机制为抑制肺巨噬细胞分泌超氧离子、过氧化氢及致纤维化因子等,从而抑制成纤维细胞合成前胶原,阻止其交联聚合成胶原。对已形成的矽结节病灶中的胶原,可促进其降解。每日 200～300 毫克,分 2～3 次饭后服,每周 6 日,6 个月为 1 个疗程,以后每隔 3 个月服 6 个月,共服 4 个疗程。经上述治疗,X 线胸片吸收好转可占 28.2%,病变稳定者 58.5%。有的矽肺患者服药 6 个月左右,X 线胸片呈现大结节阴影明显缩小,密度降低,但停药数月后,结节影又可逐渐增大。粉防己碱的主要不良反应为食欲缺乏、腹胀、腹泻,一般在用药 2～3 日后出现消化道症状,半个月左右可减轻或消失。另外,还可有皮肤瘙痒、皮肤色素沉着、肝大、肝功能异常等。如治疗后出现肝大和肝功能异常时,应施行保肝疗法并暂时停止治疗,密切观察。

(4)柠檬酸铝:柠檬酸铝于 1986 年通过鉴定,药理作用主要是柠檬酸铝紧密覆盖于石英尘粒表面,减弱其毒性作用,保护肺巨噬细胞,从而减弱其致纤维化作用。柠檬酸铝每次 10 毫克,每

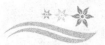

周 1 次,臀部肌内注射,每 3 个月为 1 个疗程,间歇 1 个月再开始下 1 个疗程,一般应用 4 个疗程。部分患者注射局部形成硬结而影响患者继续治疗。

(5)矽肺宁:有活血散结,清热化痰,止咳平喘功效。每次 4 片,每日 3 次,口服。长期服用未发现明显不良反应。

(6)黄根:是广西地方区域性中药,60%醇提取水溶部分是治疗矽肺的有效部分,植物化学实验从黄根有效物中分离出含铝量为 7.1%的结晶物。大鼠和犬口服或肌内注射黄根提取物 5 分钟即可测得血浆铝化合物,1~2 小时达高峰,4 小时开始缓慢下降,药物半衰期为 18 小时。黄根经广西药物研究所加工提取为片剂口服药,每日 2 次,每次 6 片,6 个月为 1 个疗程,间歇 3 个月,共治疗 4 个疗程。不良反应主要为部分患者在用药最初几天有胃肠不适,影响食欲,口干,便秘。口服 6 个月以上,部分患者出现蛋白尿;有报道长期用药可出现视力改变。

(7)色甘酸钠:华北煤矿医学院 1982 年在矽肺药物筛选中证明,色甘酸钠对大白鼠实验性矽肺有较好的疗效。该药于 1984 年通过鉴定。色甘酸钠为粉雾剂,每次用色甘酸钠 40 毫克(临时用生理盐水溶解),经超声雾化后吸入,每次 10~15 分钟,每日 1 次,每周 6 次,3 个月为 1 个疗程,共治疗 8 个疗程。用色甘酸钠治疗的患者,3~6 个月做血、尿常规检验,肝功能和心电图检查,治疗前后对比均在正常范围之内,用色甘酸钠治疗煤矽肺 2 年间,未发现明显不良反应。

3. 并发症治疗 矽肺合并肺结核者病情进展迅速,常耐药,难以控制,因此对二三期矽肺应常规反复查痰中结核杆菌,及早发现,及时治疗。应采用三联或四联用药,疗程至少 2 年。若有空洞者还需适当延长治疗时间。

4. 支气管肺泡灌洗 对于短期吸入高浓度矽尘,表现为肺泡蛋白沉着症样改变的病例可试行支气管肺泡灌洗。

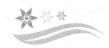

（四）中医治疗

1. 辨证施治

（1）痰瘀互结：常合并肺源性心脏病。

主症：胸痛，胸闷，咳嗽，咳痰，舌质稍紫，脉结代或弦滑。

治法：润肺止咳。

方药：方用化痰逐瘀汤。黄芩、栀子各4.5克，桔梗6克，麦冬（去心）、贝母、橘红、茯苓各9克，桑皮、知母、炒瓜蒌仁各3克，甘草1.2克。

用法：每日1剂，水煎分2次温服。

（2）肺阴虚：常合并肺结核。

主症：干咳无痰，咽喉干燥，形体消瘦；阴虚火旺者痰中带血丝，手足心热，盗汗，午后潮热，舌红少苔，脉细数。

治法：滋阴养肺。

方药：百合固金汤加减。百合20克，北沙参、黄芩、生地黄各15克，麦冬、黄芪、当归、赤芍、熟地黄、栀子各12克，桑白皮、地骨皮、桔梗、仙鹤草、薤白各10克。

用法：每日1剂，水煎分2次温服。

（3）肺热咳喘：见于合并肺部感染者。

主症：咳喘，咳黄痰或脓血痰，胸痛，发热，舌尖红，苔黄腻，脉数。

治法：清肺化痰，止咳定喘。

方药：定喘汤加减。太子参、紫菀各15克、炒白术、紫苏子（包煎）、杏仁、陈皮、胆南星、前胡、款冬花各12克，半夏、茯苓各10克，麻黄6克。

用法：每日1剂，水煎分2次温服。

（4）肺寒咳嗽：见于合并慢性支气管炎、肺气肿者。

主症:咳嗽痰白,形寒肢冷,口不渴,咳喘胸闷,舌苔白,脉紧。

治法:温肺止咳,化痰平喘。

方药:寒喘丸。主要成分为清半夏、大枣、麻黄、射干、细辛、款冬花、紫菀、五味子、干姜等。

用法:每次 3～6 克,每日 2 次,口服;小儿酌减。

(5)肺肾气虚:合并有呼吸衰竭。

主症:咳嗽,咳痰,气短,动则喘甚,呼多吸少,腰膝酸软,脉沉弱。

治法:补益肺肾。

方药:人参蛤蚧散加减。蛤蚧 1 对,苦杏仁、人参、川贝母、桑白皮、知母各 12 克,炙甘草 9 克,云茯苓 15 克。

用法:每日 1 剂,水煎分 2 次温服。

(6)肺脾两虚:合并有消化功能减退。

主症:痰多清稀,食后胃脘满闷,腹胀便溏,倦怠无力,舌淡苔白,脉濡细。

治法:补脾益肺。

方药:真武汤加减。茯苓、芍药、生姜、炮附子各 9 克,白术6 克。

用法:每日 1 剂,水煎分 2 次温服。

2. 验方

(1)蛤蚧数只,蜂蜜 30 克,鲜萝卜适量。将蛤蚧焙干,研末,每次 6 克,加蜂蜜,用萝卜煎水冲服。适用于肺肾两虚之矽肺,常用有良效。

(2)枇杷叶 1 000 克,川贝母(研末)25 克,硼砂(研末)15 克。先将枇杷叶加水煎熬,去渣后再浓缩成 250 毫升,加入川贝母、硼砂末,分 5 日服完,可连服 2～3 剂。

(3)焦白术、川花椒、桃仁、红花、当归、川芎、泽泻、制南星、乌药各 15 克,金钱草、冬葵各 20 克,乳香、没药各 10 克。上药研末,

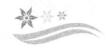

制成 24 片,每日 3 次,每次 8～10 片。适用于溶矽、排矽。

(4)党参、鸡内金各 15 克,瓜蒌、白果、木贼草各 30 克,薤白、制大黄各 10 克,金钱草 12 克,胎盘粉 3 克。上药共研末,每次服 2 克,每日 2 次,3 个月为 1 个疗程。适用于早期矽肺。

(5)石上柏全草适量,制成 25％的水溶液,每日 10 毫升雾化吸入,3～6 个月为 1 个疗程。宽胸利气,止咳化痰。适用于矽肺、急性肺损伤。

3. 药膳食疗方

(1)荸荠萝卜汁:鲜荸荠、鲜白萝卜各 100 克,冰糖适量。将荸荠、白萝卜洗净,切碎,捣汁,放入容器内,然后加入冰糖,隔水加热 2～3 分钟即可。每日 1 剂,分 2 次饮用。清热化痰止咳。适用于矽肺所致的咳嗽、咽干、咳痰不畅或痰中带血等。此外,常饮此汁还可清除体内矽尘。

(2)海带蜇方:海带 60 克,海蜇 30 克,红糖适量。将海带浸泡,洗净,切碎,煮烂;将海蜇洗净,切丝。然后将两者放入容器内,加入红糖,拌匀即可。每日 1 剂,分 2～3 次食用。清热化痰,散结。适用于矽肺所致的痰稠排出不畅等,有助于肺部矽结节的软化及消散。

(3)百合绿豆汤:百合 150～200 克,绿豆 50～100 克,冰糖适量。将百合、绿豆洗净,加水共煮烂熟,然后放入冰糖调匀即可。每日 1 剂,分 3 次食用。润肺燥,清肺热,止咳。适用于矽肺所致的痰稠、午后潮热等。

(4)豆芽猪血方:黄豆芽、猪血各 250 克,调味品适量。将猪血切块,将黄豆芽洗净,然后一同放入锅内加水煮汤,放入调味品即可。每日 1 剂,分 3 次食用。可清除矽肺患者体内的矽尘。

(5)紫菜汤:干紫菜 15 克,海米 9 克,黄瓜 10 克,食盐、酱油、香油、味精各适量。将黄瓜洗净,切片备用。在锅内放入适量的水,煮沸后放入黄瓜片、海米、食盐及酱油,水沸后除去沫子,然后

放入紫菜、味精,淋上香油即可。每日 1 剂,分 1～2 次趁热食用。清热解毒,消除肺部矽结节。

(6)山药苡仁粥。生山药、生薏苡仁各 60 克,柿饼粉霜 3 克。将山药、薏苡仁洗净,捣成粗末,然后一同放入锅中加水煮粥,煮至烂熟后调入柿霜,搅匀即可。每日 1 剂,分 3 次食用。补肺益肾健脾。适用于矽肺所致的食欲缺乏,咳嗽痰稀等。

(7)莲藕炖排骨:莲藕 500 克,猪排骨 300 克,草果、料酒、香菜、食盐各适量。将莲藕洗净,切块 2 厘米×3 厘米大小的块;排骨砍成 2 厘米×3 厘米的长段,洗净,用沸水余 3～5 分钟捞出。将排骨和莲藕块、食盐一同入砂锅内,炖至排骨和莲藕烂熟,出锅后放入香菜即可食用。每日 1～2 次,每次依个人适量。补肺益阴,健脾开胃。适用于矽肺所致的食欲缺乏,咳嗽,痰稀等。

(8)鲜豆浆饮:黄豆 200 克,蜂蜜适量。将黄豆浸泡 24 小时,洗净,用家庭研磨机粉碎,加水 1 000 毫升,即得鲜豆浆 1 500 毫升,用干净纱布过滤去渣。豆浆用大火煮沸,小火再煮 2～3 分钟,放入蜂蜜搅匀熄火。每日 1～2 次,每次饮 200 毫升左右。清肺化痰,补虚润燥。适用于呼吸系统疾病,矽肺,发热,癌症,不思饮食,食欲缺乏,口渴咽干等患者。

(9)木瓜大枣饮:木瓜 300 克,鲜大枣 15 克,红砂糖适量。将木瓜洗净,去皮,去子;大枣去核。将木瓜、大枣用打汁机打成汁,加水 100 毫升,加入红砂糖,搅拌均匀即可。每日 1～2 次,宜常饮。养心补血,安神,健脾益气。适用于呼吸系统疾病,矽肺,发热,癌症,不思饮食,食欲缺乏,口渴咽干等患者。

(10)桂圆蜂蜜饮:鲜桂圆肉 200 克,小米 100 克,蜂蜜适量。将小米淘洗净,加水煮成粥,粥熟时加入桂圆肉煮沸,再加入蜂蜜,搅拌均匀即可。每日食用 2～3 次。健脾补虚润燥。适用于呼吸系统疾病,矽肺,发热,癌症,不思饮食,食欲缺乏,口渴咽干等患者。

(11)百合蜜饮：新鲜百合 100 克，蜂蜜 20 克。将鲜百合洗净，加水放入蒸笼内蒸 20 分钟，再放入蜂蜜蒸化即可。每日饮 1～2 次。滋阴润烦，补脾肺。适用于呼吸系统疾病，矽肺，发热，癌症，不思饮食，食欲缺乏，口渴咽干等患者。

(12)香菇竹笋鱼：鲤鱼 500 克，香菇、冬笋各 30 克，花椒、料酒、姜、葱、食盐、味精、植物油各适量。将鲤鱼去鳞、鳃、内脏，洗净，用食盐在鱼身表面涂上薄薄的一层；香菇、冬笋用温水泡发，洗净，切片；姜去皮，切丝。锅倒入植物油烧至七八成热，放入几颗花椒，即把鱼放入锅内油炸至两面微黄，放入香菇、冬笋、姜，清汤 200 毫升，煮熟后放葱、味精即可。佐餐食用。每日 1～2 次，宜常吃。健脾胃，益气健身。适用于肺部疾病和胃肠道手术后，病后食欲缺乏，体弱多病，营养不良者。

(13)黄花菜炒肉丝：鲜黄花菜 200 克，牛瘦肉 200 克，鸡蛋 2 个，植物油、清汤、姜丝、水淀粉、食盐、味精各适量。将黄花菜择洗净，用沸水焯一下，入凉水浸泡；牛肉洗净，切成 4 厘米长的丝，用水淀粉、食盐拌均匀；用一小碗加入清汤、食盐、水淀粉拌匀调成芡汁。锅放入植物油烧至八成热，倒入牛肉丝用手勺推炒，滑透，捞出沥油。锅底留油烧热，投入姜丝、牛肉丝、挤干水分黄花菜、芡汁，速炒几下，放入味精出锅即可。佐餐食用，每日 1 次，宜常吃。安中益气，补养脾胃。适用于肺部疾病和胃肠道手术后，病后食欲缺乏，体弱多病，营养不良者。

(14)芹菜炒香菇：芹菜 300 克，水发香菇 50 克，植物油 30 克，醋、食盐、味精、豆粉各适量。将芹菜去根、枯黄叶，洗净，拍破，切 2.5～3 厘米的长节，用食盐拌匀，约 10 分钟后，再用清水洗后沥干；水发香菇洗净，切片；把醋、豆粉、味精混合装在碗中，加水 50 毫升调成滋汁。锅置大火上烧热，倒入植物油烧至七八成热，下入芹菜，煸炒 2～3 分钟，投入香菇片，迅速翻炒均匀，淋入滋汁，连炒后即刻起锅。佐餐食用，每日 1～2 餐，每次适量。清热利

湿,平肝,化痰和胃。适用于肺部疾病和胃肠道手术后,病后食欲缺乏,体弱多病,营养不良者。

(15)素炒莴笋叶:新鲜莴笋叶 200 克,植物油、食盐、味精各适量。将莴笋叶洗净,切段。锅置大火上,倒入适量植物油烧至七八成热,倒入莴笋叶,翻炒,放食盐,拌炒 2～3 分钟,放入适量味精即可。佐餐食用,每日 1～2 次,宜常吃。利水消肿,健脾益气。适用于肺部疾病和胃肠道手术后,病后食欲缺乏,体弱多病,营养不良者。

(16)薏苡仁粥:白芍 25 克,薏苡仁、百合、党参各 10 克,新大米 100 克,麦芽糖适量。将薏苡仁提前用冷水浸泡 4 小时,再与白芍、薏苡仁、百合、党参入锅,每次加水 800 毫升,煮沸 10 分钟,取药汁,反复煮 3 次。3 次药汁混合,加入大米熬煮成粥,在每次食用前,加入麦芽糖拌匀。早餐食用,每日 1～2 次,也宜常食。补肝养阴,健脾益胃。适用于早期矽肺和肺部中晚矽肺等。

(17)附片羊肉汤:羊肉 600 克,附片 20 克,生姜、胡椒、葱、食盐各适量。将附片用纱布袋装好扎口。羊肉洗净,入水锅内,加水用大火煮沸,煮至红色,捞出羊肉,待凉,切小块,漂去血水。将羊肉、生姜、胡椒、附片包放入锅内,加水 1 500 毫升,用大火煮沸 30 分钟,再用小火炖至羊肉熟烂即可。每日 1～2 次,吃肉喝汤。补火助阳,温暖肝肾。适用于矽肺中晚期和术后恢复期,肺癌,久病体质虚弱,心悸气短,动则尤甚,恶寒足冷等。

(18)黄芪大枣粥:炙黄芪 30 克,党参 25 克,炙甘草 10 克,大枣 15 枚,大米 100 克。将炙黄芪、党参、炙甘草、大枣一同入锅,加水用大火煮沸,改用小火煮 30 分钟,去渣取汁,与大米用小火续煮至米烂熟成粥。早餐食用,每日 1 次。补益脾胃,益气生血。适用于矽肺中晚期和术后恢复期,肺癌,久病体质虚弱,心悸气短,动则尤甚,恶寒足冷等。

(19)枸杞党参甲鱼汤:甲鱼 500 克,枸杞子 60 克,党参 30 克,

生姜、黄酒、葱、食盐、味精各适量。将甲鱼用沸水烫死,剖开,去苦胆,砍成小块,与枸杞子、党参、生姜、黄酒、葱、食盐一同入砂锅,加水先用大火煮沸,后移小火煎煮至甲鱼肉烂,食用前放味精适量。每日1~2次,吃甲鱼肉喝汤。滋阴补肾,健脾益气。适用于矽肺中晚期和术后恢复期,砂肺,久病体质虚弱,心悸气短,动则尤甚,恶寒足冷等。

(20)山药羊肉汤:羊肉200克,淮山药80克,生姜6克,葱、胡椒、黄酒、食盐、味精各适量。将羊肉洗净,入沸水锅内氽去血水,捞出;生姜、葱拍破。羊肉放入锅中,加水、生姜、葱、胡椒、黄酒、食盐,用大火煮沸,改用小火炖至酥烂,捞出羊肉凉冷,切薄片,装碗中。将原汤中姜、葱除去,山药一同倒入羊肉碗中即可。每日1~2次,吃羊肉喝汤。温补脾肾。适用于矽肺中晚期和术后恢复期,肺癌,久病体质虚弱,心悸气短,动则尤甚,恶寒足冷等。

(21)狗肉粥:狗肉200克,新米100克,生姜、食盐各适量。将狗肉洗净,切成小块;生姜去皮,切丝;大米淘洗干净。狗肉、生姜、大米、食盐一同入锅,加水用大火煮沸,改用小火煮至狗肉烂熟即可。早餐食用,每日1次。补中气,温肾阳。适用于矽肺中晚期和术后恢复期,肺癌,久病体质虚弱,心悸气短,动则尤甚,恶寒足冷等。

(22)苁蓉羊肉粥:羊肉100克,肉苁蓉10克,大米100克,生姜、葱、食盐各适量。将羊肉洗净,切成小块。肉苁蓉切碎,入锅,加水用大火煮沸,改用小火熬煮20分钟,捞出药渣,放羊肉和洗净的大米、生姜,一起用小火煎煮至肉烂、米熟粥成,放食盐、葱花搅拌即可。佐餐食用,每日1~2次,可常吃。补肾助阳,补虚益气。适用于矽肺中晚期和术后恢复期,肺癌,久病体质虚弱,心悸气短,动则尤甚,恶寒足冷等。

（五）生活调理

1. 生活调理原则

（1）加强营养，预防感冒。

（2）矽肺常伴有肺结核、肺气肿、肺源性心脏病等并发症，且矽肺为进行性疾病，患者存在悲观、焦虑、孤独的心理。可以经常和患者交流，倾听患者对不适症状的描述，提供使患者感到舒适的护理。鼓励患者做一些力所能及的事情，如看书、看电视、听音乐、做保健操，减轻患者的焦虑、孤独心理。

（3）环境居室宽敞、明亮、安静，打扫时湿式打扫，避免尘土飞扬。应经常开窗通风，室内禁止吸烟，保持空气新鲜、温暖。安装空气清新器和取暖器，有吸氧装置。

（4）强身运动、早睡、早起，早晚进行 30 分钟左右的呼吸锻炼，可有效改善肺部功能。有如下两种简单有效的呼吸法。

①腹式呼吸法。伸开双臂，尽量扩张胸部，然后用腹部带动来呼吸，能增加肺容量，尤其有利于并发慢阻肺和肺气肿的矽肺患者。

②缩唇呼吸法。快速吸满一口气，呼气时像吹口哨一样慢慢"吹"出，目的是让空气在肺里停留时间长一些，让肺部气体充分交换更充分，合并支气管炎的矽肺患者可常做。

（5）平时经常搓手和脸部，按摩迎香穴，热水泡脚，练养生功和太极拳，也可提高免疫抗病能力。

2. 生活调理原则

（1）合理安排一日生活，注意多饮水，宜少量多次，促进毒素排泄。患者应戒烟酒，不饮浓茶、咖啡，少吃胡椒、辣椒等辛辣刺激和寒凉食物。

（2）多食富含优质蛋白质与维生素的食物和新鲜水果、蔬菜。

对水肿、尿量少,服用利尿药的患者应吃低钠、含钾量丰富的食物。含钾丰富的食物有豆类、香菇、黑枣、杏仁、核桃、花生、香蕉、鱼、橘子等。适当多吃百合、梨、萝卜、莲藕等润肺食物。

(3)多数矽肺患者有痰瘀阻滞的症状,因此食疗以化痰软坚为原则,可选食萝卜、荸荠、海藻、昆布、薏苡仁等,榨汁饮或加水煮食用。与此同时,如果还出现气阴亏虚,咳嗽有痰,咽中梗痛,声音嘶哑等症状,可多食些百合、梨、藕、罗汉果、枇杷、萝卜、胡萝卜等,有补肺益阴的功效。

(4)矽肺晚期,患者还会并发慢性支气管炎、肺气肿、反复呼吸道感染、肺结核、内发性气胸、肺源性心脏病等疾病,虚损明显,适宜补虚固本以求强身,适宜的食物包括百合党参炖猪肺、黄芪炖鸡、虫草烧鸭、桂圆参蜜膏等。

(5)矽肺平时注意多吃些富含高蛋白的食物,如牛肉、猪瘦肉、排骨、牛奶、鸡蛋、鸭肉、乌鱼、鳝鱼、鳗鲡、牡蛎肉、淡菜等;宜多吃些新鲜的瓜果和蔬菜,如青菜、黄豆芽、番茄、黄瓜、丝瓜、藕、桃子、大枣、栗子、甘蔗等;还宜吃灵芝、蜂王浆、红参、西洋参等补益食物。此外,矽肺病患者还应忌食辛辣食物等。

(六)预　防

控制和减少矽肺的关键在于预防,首先是要降低工作环境粉尘。

(1)加强行业管理,建立严格的卫生监督和环境监测制度。建立和健全防尘机构,包括定期监测粉尘制度,评价防尘措施效果。控制或减少矽肺发病,关键在于防尘。工矿企业应抓改革生产工艺、湿式作业、密闭尘源、通风除尘、设备维护检修等综合性防尘措施。我国国家标准规定车间空气中含50%～80%游离二氧化硅粉尘最高容许浓度为1.5毫克/立方米。车间空气中含

80％以上游离二氧化硅粉尘最高容许浓度为 1 毫克/立方米。为此,从技术措施人手,抓好工艺改革,从生产过程、工艺过程根本上消除粉尘的产生。

(2)用无矽物质代替石英,加强湿式作业,加强密闭、通风、除尘,使不能采用湿式作业的工序在密闭系统内进行,防止粉尘飞扬。

(3)加强个人防护,遵守防尘操作规程。对生产环境定期监测空气中粉尘浓度,并加强宣传教育。做好就业前体格检查,包括 X 线胸片。

(4)凡有活动性肺内外结核,以及各种呼吸道疾病患者,都不宜参加矽尘较多的工作。加强矽尘工人的定期体检,包括 X 线胸片检查,间隔时间根据接触二氧化硅含量和空气粉尘浓度而定。

(5)加强工矿区结核病的防治工作。对结核菌素试验阴性者应接种卡介苗,对阳性者应进行预防性抗结核化学治疗,以降低矽肺合并结核的发病。

(6)对矽肺患者应采取综合性措施,包括脱离粉尘作业,另行安排适当工作,加强营养和妥善的康复锻炼,以增强体质,预防呼吸道感染和合并症的发生。

(7)有密切矽尘接触史(如长期接触各种金属、煤粉、耐火材料、石粉、水泥、玻璃、陶瓷等工种)的工人要定期查体。